白话彩图典藏版

图解本草纲目

张文杰/主编

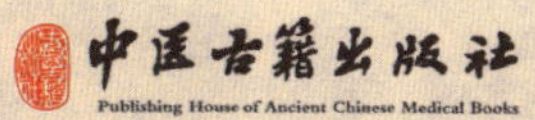

图书在版编目（CIP）数据

图解本草纲目 / 张文杰主编. -- 北京：中医古籍出版社, 2021.8（2025.9重印）
ISBN 978-7-5152-2236-3

Ⅰ. ①图… Ⅱ. ①张… Ⅲ. ①《本草纲目》—图解 Ⅳ. ①R281.3-64

中国版本图书馆CIP数据核字(2021)第084878号

图解本草纲目
主编 张文杰

策划编辑 姚强
责任编辑 张凤霞
封面设计 李荣
出版发行 中医古籍出版社
社 址 北京市东城区东直门内南小街 16 号（100700）
电 话 010-64089446（总编室）010-64002949（发行部）
网 址 www.zhongyiguji.com.cn
印 刷 三河市嵩川印刷有限公司
开 本 640mm × 910mm 1/16
印 张 11.5
字 数 170 千字
版 次 2021 年 8 月第 1 版 2025 年 9 月第 2 次印刷
书 号 ISBN 978-7-5152-2236-3
定 价 69.00 元

前言

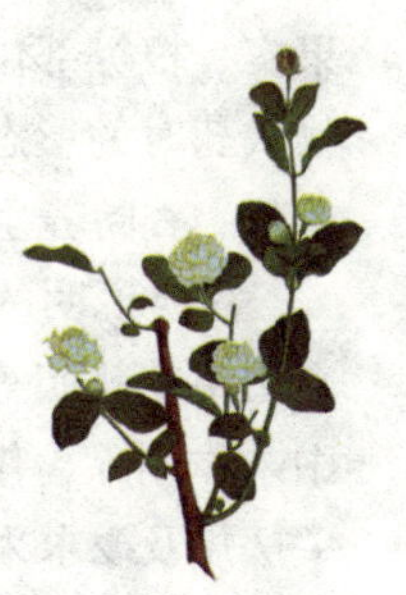

《本草纲目》是由明朝伟大的医药学家李时珍为修订古代医书中的错误而编写的。李时珍以毕生精力，亲历实践，广收博采，对本草学进行了全面的整理总结，历时29年编成《本草纲目》，全书共190多万字，共52卷，载有药物1892种，新载药物374种，收集医方11096个，书中还绘制了1160幅精美的插图，是我国医药宝库中的一份珍贵遗产。

《本草纲目》不仅是一部药物学巨著，而且还广泛涉及生物学、矿物学、化学、环境与生物、遗传与变异等诸多科学领域，可谓包罗万象，是我国古代一部伟大的百科全书。李时珍之子李建元曾在《进本草纲目疏》中指出："上自坟典，下至传奇，凡有相关，靡不收采，虽命医书，实该物理。"《本草纲目》这部药典，在世界范围内也有着极佳的声誉，被誉为"东方药物巨典"。

祖国医学博大精深，《本草纲目》更是一座取之不尽、用之不竭的医学宝库。我们本着学习、借鉴、介绍、传播的想法，编写了这本《图解本草纲目》。全书以常用、常见为原则，精心挑选了90多种中药，并按功效将这些中药列入解表药、清热药、祛风除湿药、温中理气药、开窍安神药、泻下消食药、止血活血药、止咳化痰药中。每种中药又从药用部分、医家名论、形态特征、成品选鉴、实用妙方和中药趣味文化等几个方面进行详细介绍，并配以珍贵的金陵古图、逼真细致的手绘彩图和纯实物照片，全方位立体地为读者展现出中草药的形态。其中，金陵古图是古刻本罕见的珍品，线条简洁、古朴大气，极具收藏价值；手绘彩图色彩逼真，将植物的细节展现得淋漓尽致，并配有浅显文字，对植物的花、叶、果实、根等部位进行了详细的说明；纯实物照片则向读者展现了植物入药时的形态，加上对药材成品的文字描述，可以为读者鉴赏中草药、查阅养生治病知识提供必要的参考。

需要说明的是，本书包含的古方等内容可能涉及虎骨、犀角、穿山甲、熊胆等国家保护动物的药材，为保持原貌，这类药材在文中未作删除，仅供广大读者了解参考，请读者遵守野生动物保护相关法规及要求采药用药。

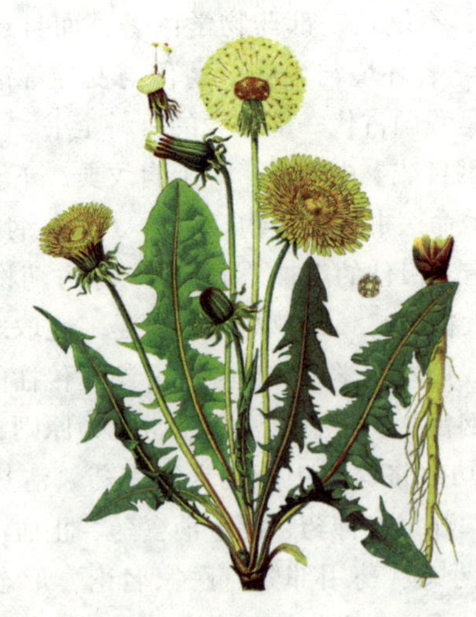

目录

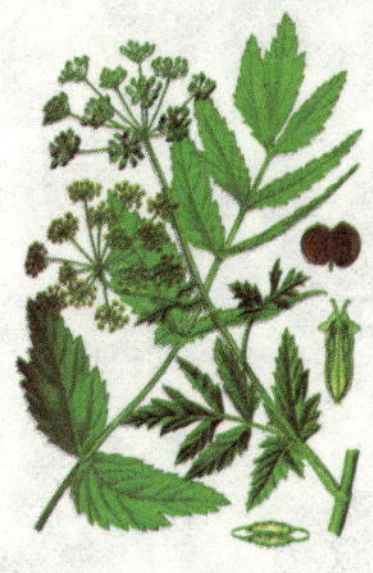

第一章 轻松读懂《本草纲目》/ 1

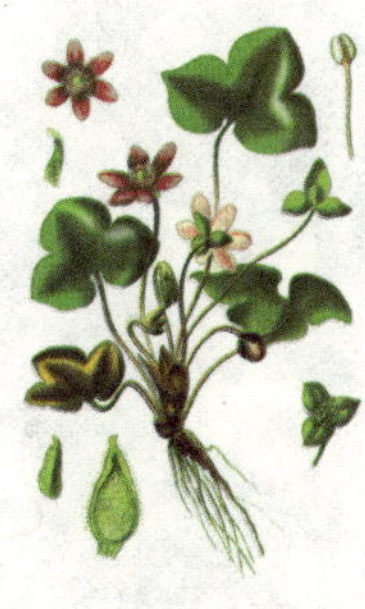

第二章 解表药 / 11

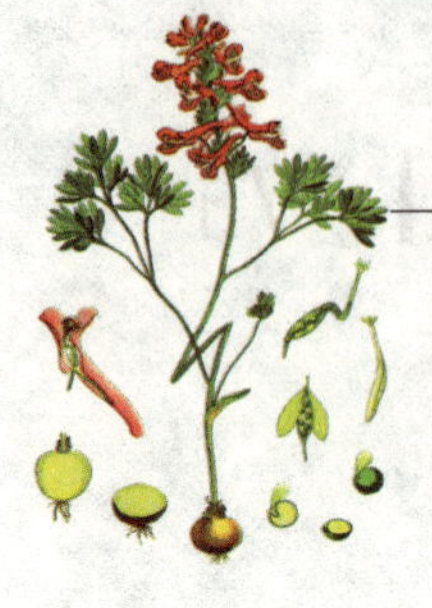

第三章 清热药 / 45

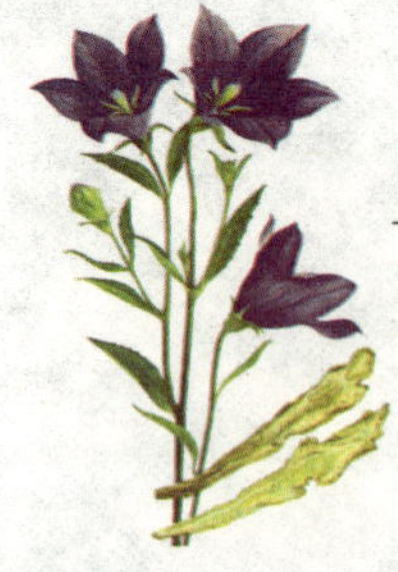

第四章 祛风除湿药 / 75

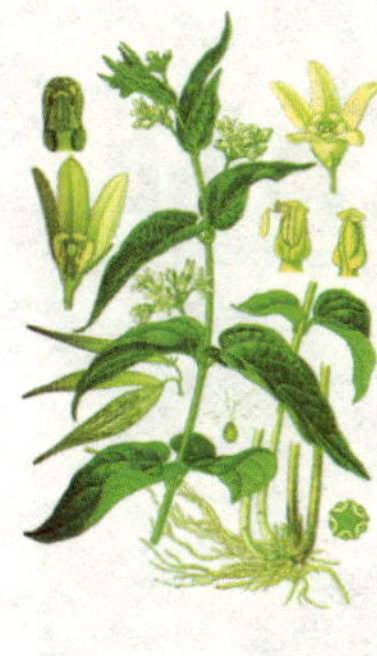

第五章 温中理气药、开窍安神药 / 93

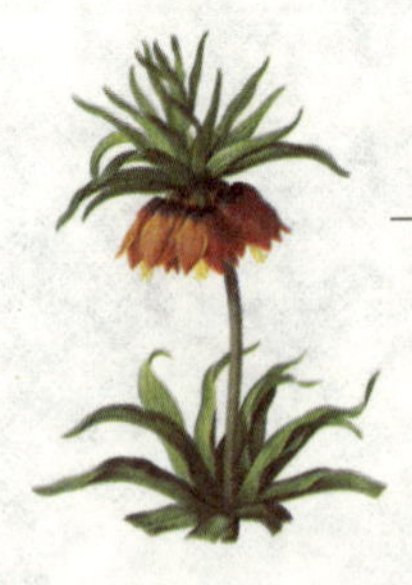

第六章
泻下消食药 / 119

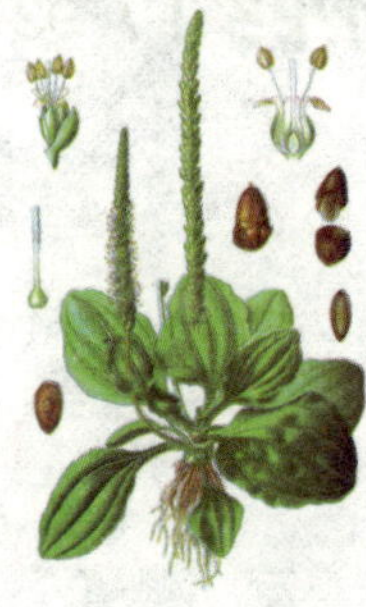

第七章
止血活血药 / 133

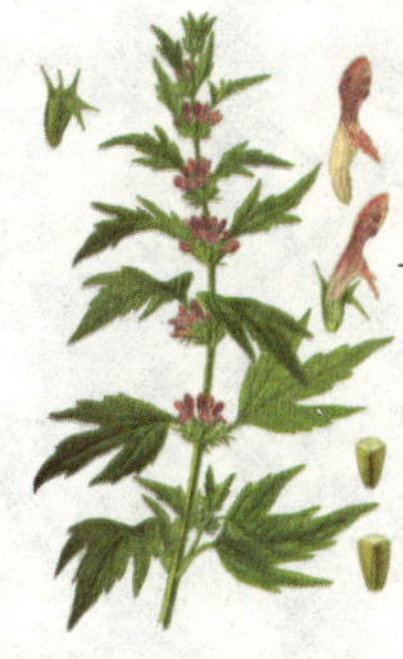

第八章
止咳化痰药 / 163

重量单位对照表

一厘	约等于0.03克
一分	等于十厘（约0.3克）
一钱	等于十分（约3克）
一两	等于十钱（约30克）

长度单位对照表

一丈	约等于3.33米
一尺	约等于33厘米
一寸	约等于3.3厘米
一分	约等于0.33厘米

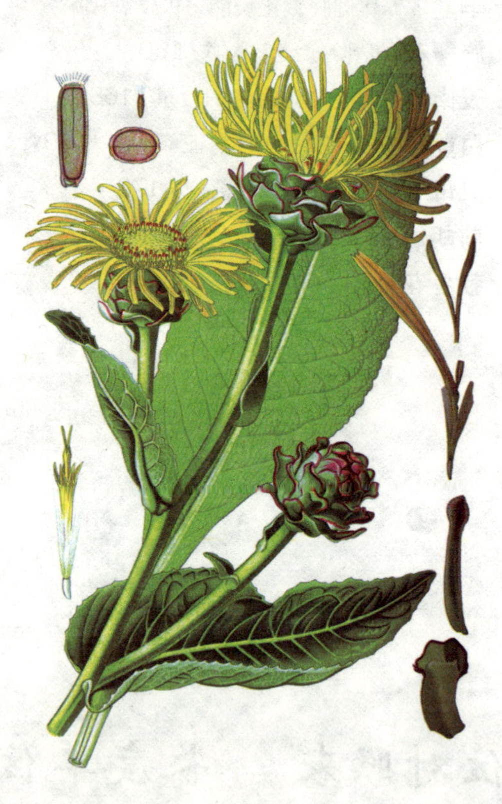

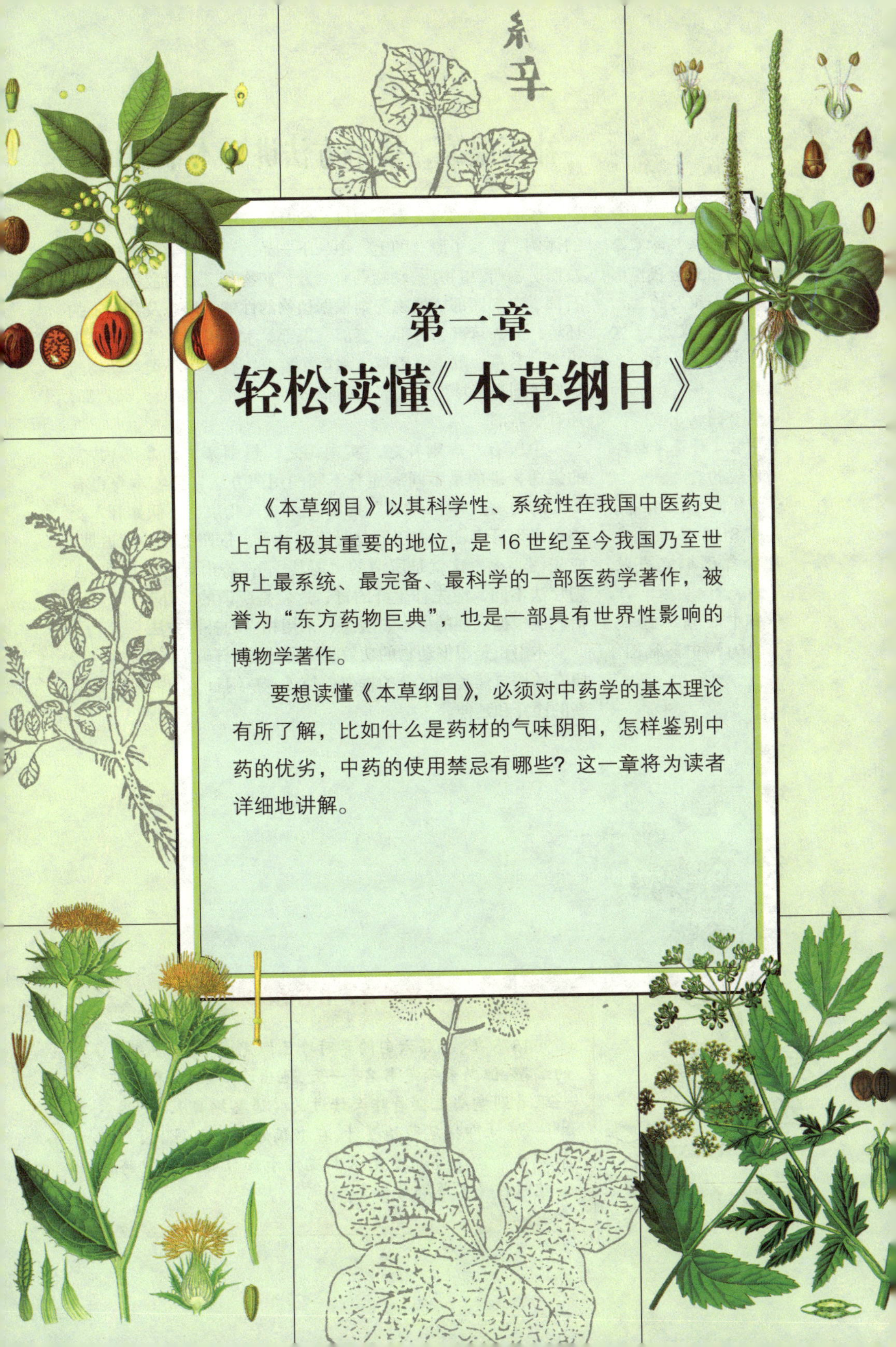

第一章
轻松读懂《本草纲目》

《本草纲目》以其科学性、系统性在我国中医药史上占有极其重要的地位，是16世纪至今我国乃至世界上最系统、最完备、最科学的一部医药学著作，被誉为“东方药物巨典”，也是一部具有世界性影响的博物学著作。

要想读懂《本草纲目》，必须对中药学的基本理论有所了解，比如什么是药材的气味阴阳，怎样鉴别中药的优劣，中药的使用禁忌有哪些？这一章将为读者详细地讲解。

补泻温凉，换个方法讲《本草纲目》

《本草纲目》

· 是明代医药学家李时珍为纠正古代医书的错误而编写的。

· 编写过程历时29年，共52卷、190多万字。

· 载有药物1892种，其中374种是李时珍新发现的。

· 收集医方11096个，其中8100多个是李时珍自己拟定或收集的。

· 书中还精心绘制了1160幅中药插图。

李时珍在编写《本草纲目》的时候，决定采用“以纲挈目”的体例，改变了原有的上、中、下三品的药物分类法，把药物按照矿物药、植物药、动物药来划分。矿物药又分为金部、玉部、石部、卤部四部。植物药则根据植物的性能、形态及其生长的环境，分为草部、谷部、菜部、果部、木部五部；草部又分为山草、芳草、隰草、毒草、水草、蔓草、石草等小类。动物药从低级到高级排列为虫部、鳞部、介部、禽部、兽部、人部六部，还有服器部。

中医有“虚则补之，实则泻之，热则寒之，寒则热之”的说法，讲的是不同病症有不同的用药方法，药物本身也有不同的功效。其中，“实”指实证，“虚”指虚证。假如肝木受心火出现肝实证，由于肝是母，心是子，依照上述治病道理，应先泻心火，这就是所谓的“泻其子”；若出现肝木虚弱证，则疗法不同，应先补生肝的肾，这就是所谓的“补其母”。故治病应根据病症的标本、缓急，采用相应的补泻方法。

本书正是根据药物的功效将中药分类，打破了《本草纲目》原有的按自然类别区分的框架，使《本草纲目》的内容得到全新的诠释和延伸。

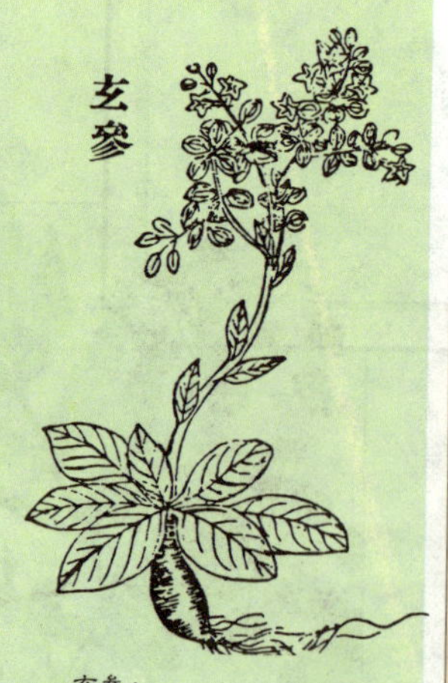

玄参：
根茎断面呈黑色，且像人参，所以得名玄参。有清热凉血、养阴生津之功效。

《本草纲目》书名的由来

1578年，年届六旬的李时珍已经完成了《本草纲目》的编撰，但尚未确定书名。一天，他出诊归来，坐在桌前，一眼看到案头上摆着昨天读过的《通鉴纲目》，突然心中一动，立即提笔蘸饱墨汁，在书稿的封面上写下了“本草纲目”四个字，于是这本流传于世数百年的中药巨著就叫作《本草纲目》了。

中药五味的补泻原则

中药中所谓“五味”，是指药物有酸、苦、甘、辛、咸五种不同的味道，它们的治疗效果也不相同。

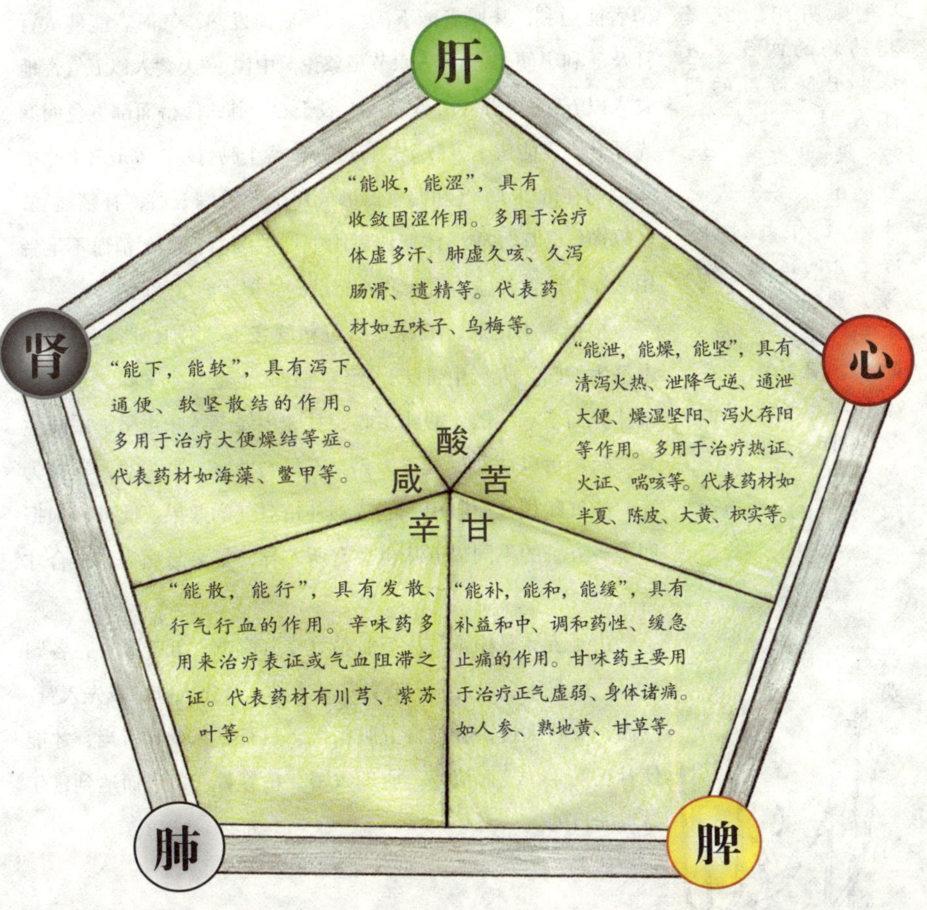

李时珍和《本草纲目》

李时珍（1518—1593）

字东璧，黄州府蕲州人。李时珍祖上世代行医，他在父亲的精心教导下，成为伟大的医学家、药物学家。一生著述颇丰，除《本草纲目》外，还著有《奇经八脉考》《濒湖脉学》《五脏图论》等著作。

李时珍

气味阴阳，了解中药的第一步

气味阴阳

“气味阴阳”就是指药物的四气、五味和升降浮沉的阴阳属性。药有温、凉、寒、热之气，辛、甘、酸、苦、咸之味。还有升、降、浮、沉的区别，厚、薄、阴、阳之间的不同。其中，四气的热、温属阳，寒、凉属阴。五味的辛、甘属阳，酸、苦、咸属阴。升、浮属阳，沉、降属阴。

金代李杲对药物的气味、阴阳做过明确的阐述，他认为味薄者能通利，味厚者能下泻。气厚者能发热，气薄者能使人冒汗及通利小便。《素问·六节藏象论》中说：“天食人以五气，地食人以五味。”五气由鼻吸入，藏于心、肺，使得面部五色明润光泽、音声能辨；五味则由口进入，藏于肠胃，以养五气（此指人类内在的气），气和而生，形成津液，滋润五脏，补精益髓，所以神气旺盛。故形体瘦弱者用气厚的药食温养，精血不足者用味厚的药食补益。后天营养充足，心神才能自然而生。

根据古书记载，五味是五脏精气之本，对五脏各有其利。木气生酸味，火气生苦味，土气生甘味，金气生辛味，水气生咸味。而辛味主散，酸味主收，甘味主缓，苦味主坚，咸味主软。药物可以祛邪，五谷为养，五果为助，五畜为益，五菜为充，故气味相合而服用，能达到补精益气的效果。此外，根据四季、五脏的不同，五味也会有所差异，且要与病症相配合才适宜。

由于五味是根本，故五脏精气受其影响。五味入胃，各归所喜。酸先入肝，苦先入心，甘先入脾，辛先入肺，咸先入肾。然而，五味太过，会损伤五脏精气。只有五味调和得当，才能使骨正筋柔，气血流畅，肌理致密，精养骨气，进而达到延年益寿的目的。

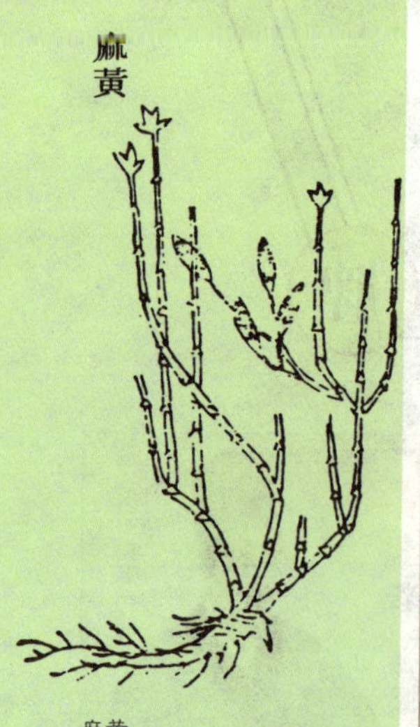

麻黄：
根皮黄赤色，长一尺，生于晋地及河东。据说因其味麻、色黄，故名麻黄。

五味的宜忌

五味之气生成阴精，阴精又靠气化生成。五味太过会损伤形体，元气太过则耗损阴精。阴精能化生人体的元气，饮食五味太过又耗伤人体的元气。脏腑对五味的需求、适合性味、禁忌、过度食用所造成的不良影响等，可分别用五欲、五宜、五禁、五走、五伤、五过来解释。

五味的五欲、五宜、五禁、五走、五伤、五过

五味	五宜	五禁	五走、五伤	五过
肝欲酸	青色宜酸，肝病宜食：麻、李、韭	脾病禁酸，宜食咸：大豆、栗	酸走筋，过酸伤筋，筋病不宜多食酸，酸令人小便不畅	味过于酸，肝气去滋养，脾气乃绝，因此肉坚厚、皱缩且唇裂
心欲苦	赤色宜苦，心病宜食：小麦、羊肉、杏	肺病禁苦，宜食甜：蜜、枣、山药	苦走骨，过苦伤气，骨病不宜多食苦，多食令人呕吐	味过于苦，脾气不能润泽，胃气便胀满留滞，因此皮肤枯槁而毛发脱落
脾欲甘	黄色宜甘，脾病宜食：粳米、牛肉、枣	肾病禁甘，宜食辛：黄黍、鸡、桃	甘走肉，过甘伤肉，肉病不宜多食甘，多食令人心中烦闷	味过于甘，令心气喘满，脸色黑，肾气不平，胃痛而毛发脱落
肺欲辛	白色宜辛，肺病宜食：黄黍、鸡肉、桃	肝病禁辛，宜食甘：粳米、牛肉、枣	辛走气，辛伤皮毛，气病不宜多食辛，多食令人辣心	味过于辛，筋脉阻绝，则精神耗伤，筋急而手足干枯
肾欲咸	黑色宜咸，肾病宜食：黑豆、黄卷、栗、桑葚	心病禁咸，宜食酸：麻、李	咸走血，过咸伤血，血病不宜多食咸，多食令人渴	味过于咸，大骨之气劳伤，肌肉瘦削萎缩，心气抑郁不舒，血脉凝涩而变色

升降浮沉，用药须顺应四时

升降浮沉

升降浮沉是指中药作用于人体的四种趋向。其中，升是指提升、上升，降是指下降、降逆，浮是指外行发散，沉是指内行泄利。解表、散寒、升阳的中药，其药性均属升浮并具有上行、向外作用；清热、泻下、利水、收敛、降逆的中药，其药性属沉降并具有下行、向里作用。

一般来说，药物的作用趋向可分升、降、浮、沉。升指上升，降指下降，浮指发散上行，沉指泻利下行。而药物可分升浮药与沉降药，前者上行而向外，具有升阳、发表、散寒等功效；后者下行而向内，具有潜阳、降逆、收敛、清热、渗湿、泻下的功效。凡阳性药物之气属于温热、味用于辛甘者，多有升浮作用，如麻黄、桂枝；而阴性药物之气属于寒凉、味用于苦酸咸者，多有沉降作用，如大黄、芒硝。

李时珍认为，酸、咸二味没有升的作用，甘、辛二味没有降的作用，寒无浮的作用，热无沉的作用，这是由各自的性质所决定的。治疗上升的病症，用气味咸、寒的药物引之，就能使其沉而直达肚脐以下至骨盆的器官，包含肾、小肠、大肠、肝、膀胱等；治疗沉降的病症，用酒引之，就能使其上浮至头顶。此外，亦有药物同时具备升降的特性，例如根主升而梢主降，生主散而熟主降，升降是药物的固有属性，因此会因患者症状不同，药物的使用部位与炮制有异。

药物的升、降、浮、沉、化可出现生、收、长、藏、成的反应，故服药应与四季相配合。由于春季主升，夏季主浮，秋季主收，冬季主藏，土居中主化，因而味薄者升而生，气薄者降而收，气厚者浮而长，味厚者沉而藏，气平者化而成。如果人们补之以辛、甘、温、热以及气味薄者，就能助春夏之升浮，同时也是泻秋冬收藏的药物。如果补之以酸、苦、咸、寒及气味厚的，就能助秋冬之降沉，同时也是泻春夏生长的药物。

前胡

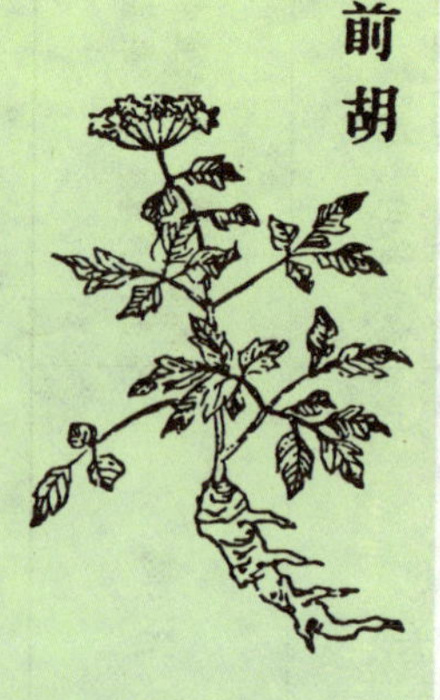

前胡：
苗高二尺，色似斜蒿，叶如野菊而细瘦，秋月开黪白花，其根皮黑肉白，有香气。

春夏秋冬的用药之法

春季宜加辛温之药，如薄荷、荆芥，以顺应春季上升之气；夏季宜加辛热之药，如香薷、生姜，以顺应夏季浮动之气；长夏季宜加甘苦、辛温之药，如人参、白术、苍术、黄柏，以顺应化成之气；秋季宜加酸温之药，如芍药、乌梅，以顺应秋季下降之气；冬季宜加苦寒之药，如黄芩、知母，以顺应冬季沉郁之气，以此规律顺时气而养天和。

中药的升降浮沉

	升	浮	沉	降
本义	指上升、提升	指上行、发散	指内行、泻利	指下降、降逆
性味	凡是温性、热性及味辛、味甘的中药，大多为升浮性中药		凡是凉性、寒性，以及苦味、酸味、咸味的中药，大多为沉降性中药	
功效	具有发表、散寒、升阳作用的中药，均药性升浮并具有上行向外的作用		具有清热、泻下、利水、收敛、降逆作用的中药，均药性沉降并具有下行向内的作用	
对症	病势下陷的，应使用药性升浮的药物		病势逆上的，应使用药性沉降的药物	

四季的用药选择

四时用药要先顺应时令，不能杀伐天地间的祥和之气，故药物的升、降、浮、沉要顺应其气。

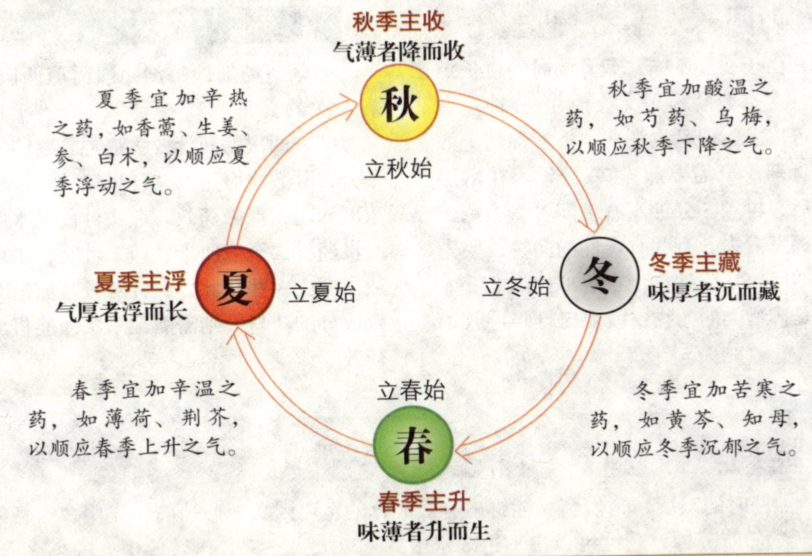

影响药性的因素

影响药性升降浮沉的主要因素是炮制和配伍。例如，药物用酒炒则升，姜汁炒则散，醋炒则收敛，盐炒则下行。在复方配伍中，药性升浮的药物在和较多药性沉降药配伍时，其升浮之性会受到一定的制约；反之，药性沉降的药物也会受到较多的药性升浮药物的制约。

煎煮服用小常识

煎药给药法在中医历史上得到了最广泛的应用，它已有两千多年的历史。煎药的目的，是把药物中的有效成分，经过物理、化学作用（如溶解、扩散、渗透和脱吸附等）转入汤里。煎煮药材时，其用具、水质、时间、次数和温度都有一定的规矩和讲究。

用具

中药汤剂的质量与煎药的器具有着密切关系。目前以砂锅煎煮的质量比较好，砂锅的材质稳定，不会与药物成分发生化学反应，这是使用铁锅或铜锅做不到的。此外，也可以用陶瓷锅、不锈钢锅和玻璃容器等。

水质

煎药首先要注意的是水质，现在多用自来水，甚至是山泉水来煎药，其实只要水质洁净就可以了。在煎药之前，要先把水加到淹过药物，然后依药材的药性不同再调整水量。不要用矿泉水来煎煮中药，因为矿泉水硬度较高，会降低中药药效。

时间

由于药性不同，煎煮的时间也长短不一。一般的药用文火煎30分钟左右就可以了，但是发汗药、挥发性药（如感冒药）只需要煎煮20分钟（在水沸腾后，再煮5分钟左右）即可，避免药效挥发散去。有些有毒性的药物，要先煎20～30分钟，让它的毒性降低。如果是矿物类的药物，就要先打碎再煎。

次数

中草药汤剂，每剂一般需煎两次，第一次的药液称“头汁”，第二次称“二汁”，两次的药汁要去渣混合之后再平分，分数次服用，这样可以让药汁的浓度相同，保障药效。煎头汁前，水应浸没药材二至三厘米；煎二汁时，水可适当减少一些。此外，针对较难煎出有效成分的药材，则需煎至三次才能析出药效。

温度

煎药时的温度，是使药材能析出有效成分的重要因素。煎药前，先用冷水将中草药浸泡15分钟，药性可以渗透进入水中。先以大火煮沸，再转成中火或小火熬，这样可以让药物的有效成分慢慢析出，药性也不会被破坏。煎药时不要频繁打开锅盖查看，以避免有效成分的散失。花叶类的药材可以直接用热水冲泡，但其他药材还是需要先煎煮，否则难以析出药材的有效成分。依据药性的不同，火候还要随之调整，有芳香的药物，要用武火急煎，煮沸一到两次，就可以服用；质地厚重、不容易煮出有效成分的根茎类药物，要用文火久煎。

“十八反”和“十九畏”

某些药物合用会产生剧烈的毒副作用或降低和破坏药效，因而应该避免合用。目前医药界共同认可的配伍禁忌，有“十八反”和“十九畏”。

十八反歌谣	十八反
本草明言十八反，半蒌贝蔹及攻乌。	乌头与半夏、瓜蒌、川贝母、白蔹、白及相反。
藻戟遂芫俱战草，	甘草与海藻、大戟、甘遂、芫花相反。
诸参辛芍叛藜芦。	藜芦与人参、丹参、玄参、南沙参、苦参、细辛、芍药相反。

乌头

甘草

藜芦

十九畏歌谣	十九畏
硫黄原是火中精，朴硝一见便相争。	硫黄畏朴硝
水银莫与砒霜见，狼毒最怕密陀僧。	水银畏砒霜，狼毒畏密陀僧
巴豆性烈最为上，偏与牵牛不顺情。	巴豆畏牵牛
丁香莫与郁金见，牙硝难合京三棱。	丁香畏郁金，牙硝畏三棱
川乌草乌不顺犀，人参最怕五灵脂。	川乌、草乌畏犀角，人参畏五灵脂
官桂善能调冷气，若逢石脂便相欺。	官桂畏石脂
大凡修合看顺逆，炮爁炙煿莫相依。	

中药使用禁忌

中药禁忌

中药的作用最注重的是对症，而且使用的药量和搭配都是有一定标准的，要遵照医嘱使用。如果随意更改组方或者改变使用的量，不仅会影响药效，甚至可能会引起副作用和中毒。因此，在使用中药时，要注意中药的配伍禁忌、服法用量、饮食禁忌等诸多方面。

中药配伍禁忌

某些药物因组方后可发生相反、相恶的关系，使彼此的药效降低，甚至引起毒副反应。《本经·序例》指出：“勿用相恶、相反者。”相恶配伍可使药物某些方面的功效减弱，但同时是一种可以利用的配伍关系，并非绝对禁忌。而“相反为害，深于相恶”，是指相反的药物一起使用可能会危害健康，甚至危及生命。故相反的药物原则上禁止配伍应用。

孕妇用药禁忌

某些药物具有损害胎元以致堕胎的作用，所以应作为妊娠禁忌的药物。根据对于胎元损害程度的不同，药物一般可分为慎用与禁用两大类。慎用的药物包括通经祛瘀、行气破滞及辛热滑利之品，如桃仁、红花、牛膝、大黄、枳实、附子、肉桂、干姜、木通、冬葵子、瞿麦等；禁用的药物是指毒性较强或药性猛烈的药物，如巴豆、牵牛、大戟、商陆、麝香、三棱、莪术、水蛭、斑蝥、雄黄等。凡禁用的药物绝对不能使用，慎用的药物可以根据病情的需要斟酌使用。

服药期间饮食禁忌

在服药期间，一般应忌食生冷、油腻、腥膻、有刺激性的食物。此外，根据病情的不同，饮食禁忌也有区别。

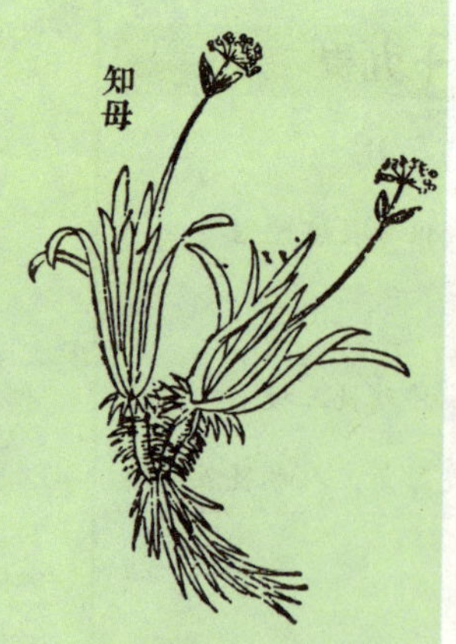

知母：
老根旁初生的子根，形状像蚳虻，所以叫蚳母，后来讹传为知母、蝭母。

中药不可过量使用

虽然中药都是天然成分，但绝不能因此而认为中药没有副作用，是绝对安全的。有些中药是有毒的，如果过量使用会引起中毒，甚至危及生命。有一些中药虽然没有毒性，但大剂量使用后可能会产生副作用。因此，中药的使用一定要遵循医嘱，不能随意改变剂量。

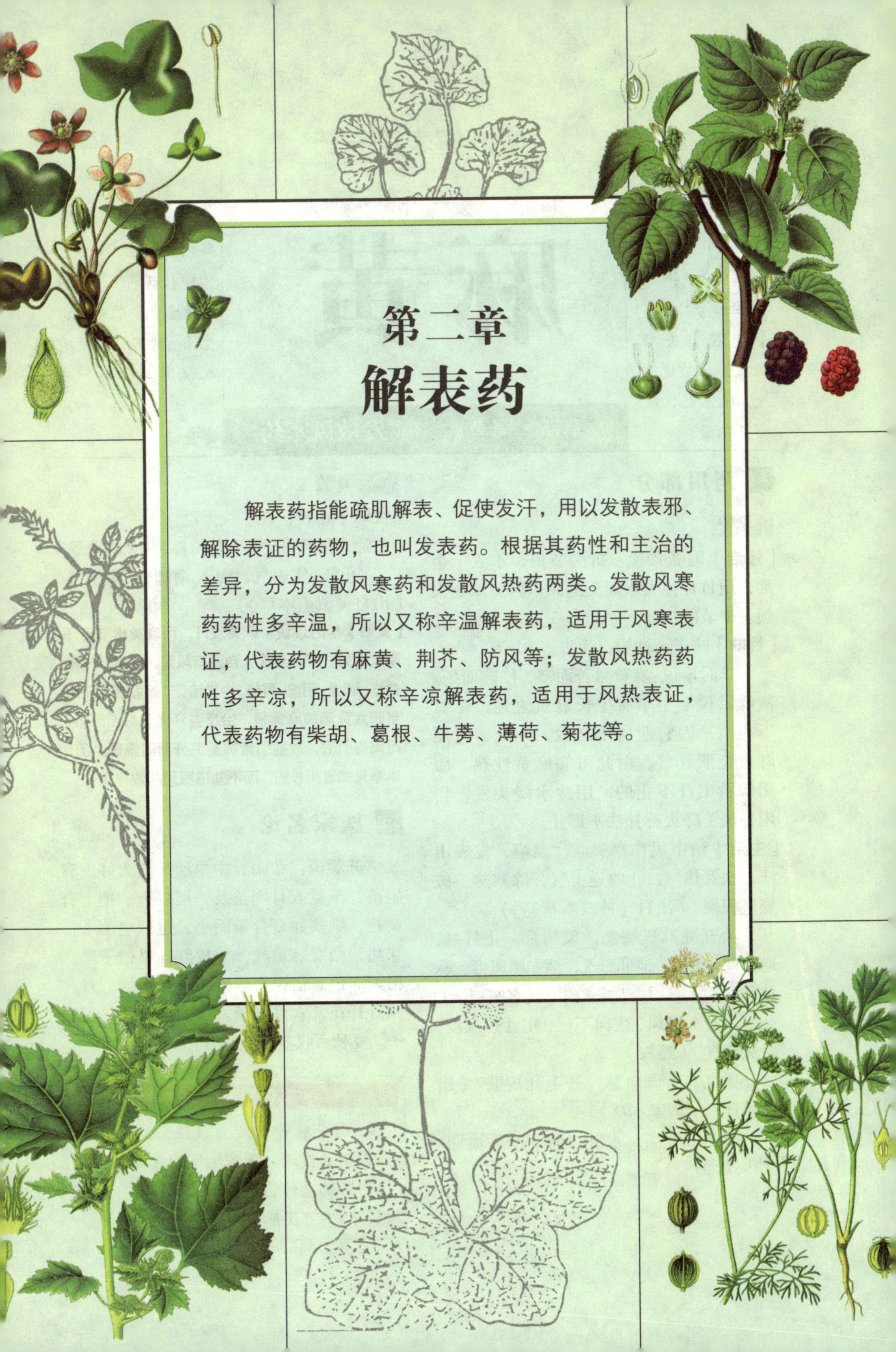

第二章 解表药

解表药指能疏肌解表、促使发汗，用以发散表邪、解除表证的药物，也叫发表药。根据其药性和主治的差异，分为发散风寒药和发散风热药两类。发散风寒药药性多辛温，所以又称辛温解表药，适用于风寒表证，代表药物有麻黄、荆芥、防风等；发散风热药药性多辛凉，所以又称辛凉解表药，适用于风热表证，代表药物有柴胡、葛根、牛蒡、薄荷、菊花等。

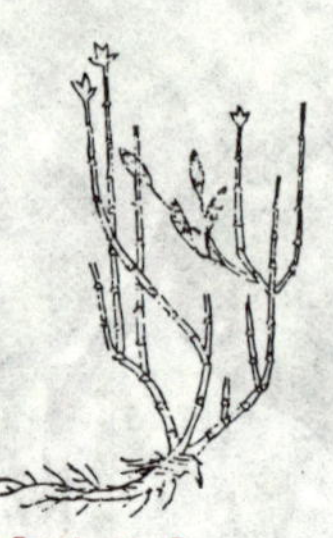

【功效】去邪热气，止咳逆上气，除寒热，破癥坚积聚。

发汗解表第一药

麻黄

草部·隰草类　发散风寒药

又名：龙沙、卑相、卑盐，始载于《神农本草经》。根皮黄赤色，长一尺，生于晋地及河东。有人说因其味麻，色黄，故名麻黄，但没有查证。

药用部分

麻黄茎

[修治] 陶弘景说：折去节根，水煮十余沸，用竹片掠去水面上的沫，因为沫令人烦。根节能止汗。

[性味] 味苦，性温，无毒。

李时珍说：麻黄微苦而辛，性热而扬。僧继洪说：中牟有生长麻黄之地，冬日不积雪，因它泄内阳之故。因此，过用麻黄会泄真气。由此可知麻黄性热。服用麻黄出汗不止的，用冷水浸头发，仍用扑法（降火称扑法）即止。

[主治] 治中风伤寒头痛，温疟，发表出汗，祛邪热气，止咳逆上气，除寒热，破癥坚积聚。（出自《神农本草经》）

治五脏邪气缓急，风胁痛，止好唾，通腠理，解肌，泄邪恶气，消赤黑斑毒。麻黄不可多服，多服令人虚。（出自《名医别录》）

治身上毒风，皮肉不仁，主壮热温疫，山岚瘴气。（甄权）

通九窍，调血脉，开毛孔皮肤。（出自《日华子诸家本草》）

散赤目肿痛，水肿风肿，产后血滞。（李时珍）

麻黄根节

[性味] 味甘，性平，无毒。

[主治] 能止汗，夏季杂粉扑之。（陶弘景）

止汗，实表气，固虚，消肺气、梅核气。（出自《滇南本草》）

【发明】李时珍说：麻黄发汗，而麻黄根节止汗，事物之妙，不可测度。自汗有风湿、伤风、气虚、血虚、脾虚、阴虚、胃热、中暑诸证，都可随证使用。当归六黄汤加麻黄根，治疗盗汗尤其好。因为它行周身肌表，故能引诸药至卫分而固腠理。历代本草只知道用扑法，而不知道服用的效果更好。

医家名论

苏颂说：荥阳、中牟所产的为好。春生苗，至夏五月则长及一尺以上。梢上有黄花，结实如百合瓣而小，也似皂荚子，味甜，微有麻黄气，外皮红，里仁子黑。根紫赤色。俗说有雌雄二种：雌的三月、四月开花，六月结子。雄的没有花，不结子。立秋后收茎阴干备用。

使用禁忌

由于麻黄发汗力较强，故表虚自汗或阴虚盗汗、肾不纳气的虚喘者均应慎用。肺虚作喘，外感风热、痈、疖等症，均不可用麻黄。

形态特征

草本状灌木，高20~40厘米，木质茎匍匐卧于土中，小枝直伸或微曲，绿色，长圆柱形，细纵槽纹不明显，梢上有黄花，呈鳞球花序，通常雌雄异株，结实如百合瓣而小，味甜。种子外皮红，里仁子黑红色或灰褐色，表面有细皱纹。根紫赤色。

茎
［性味］味苦，性温，无毒。
［主治］治中风伤寒头痛，温疟。
根、节
［性味］味甘，性平，无毒。
［主治］能止汗，夏季用杂粉扑上。

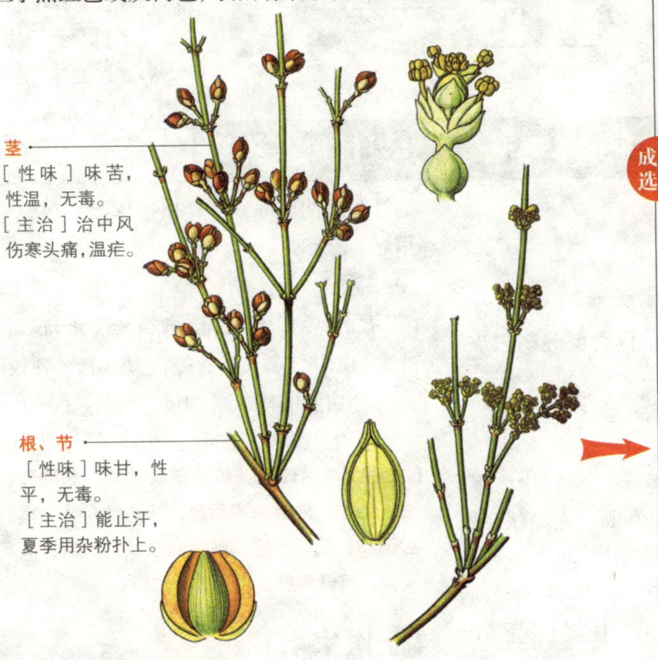

产地分布

主要分布于华北南部、西北东部及辽宁、山东等地，以西北地区最为习见。

成熟周期

植株：多年生草本
栽种：3~5月（提前3年）
花期：5~6月
采收：9~10月（根）

成品选鉴

根茎表面黄绿色，触之微有粗糙感。体轻，质脆，易折断，断面略呈纤维性，髓部红棕色，近圆形。气微香，味涩、微苦。

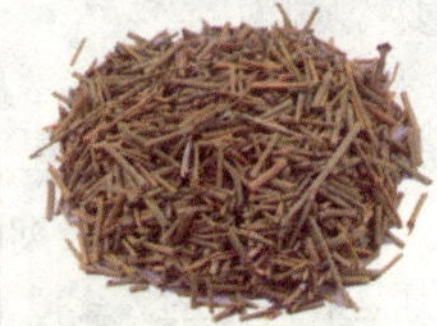

主要药用部分

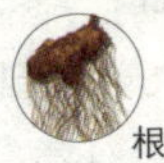

根

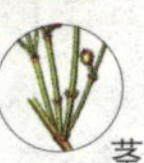

茎

实用妙方

• **流行热病，初起一二日：**用麻黄（去节）一两，加水四升煎至半干，去渣留汁，加米及豉，煮成粥。先用热水洗完澡，然后喝粥，盖被取汗，汗出即愈。

• **一身面目黄肿、脉沉、小便不利，用甘草麻黄汤：**用麻黄四两，加水五升煮，去沫，再加甘草二两，煮成三升。每服一升。盖厚被让出汗。不汗，须再次服药。注意避风寒。

• **风痹冷痛：**用麻黄（去根）五两、桂心二两，共研为末，加酒二升，以慢火熬成糖稀。每服一匙，热酒调下，汗出见效。注意避风。

中药趣味文化

麻黄的由来

秦代，有个挖药的老人，收了一个徒弟。这个徒弟很是狂妄，才学会一点皮毛，就看不起师父了，自立了门户独自卖药。因学艺不精，没过几天，就用『无叶草』治死了一个人，被判刑三年。出狱后，他找到师父认错，表示要痛改前非。师父见他有了转变，这才把他留下。从此之后，徒弟再用『无叶草』时就十分小心了。因为这种草给他惹过麻烦，就起名叫作『麻烦草』。

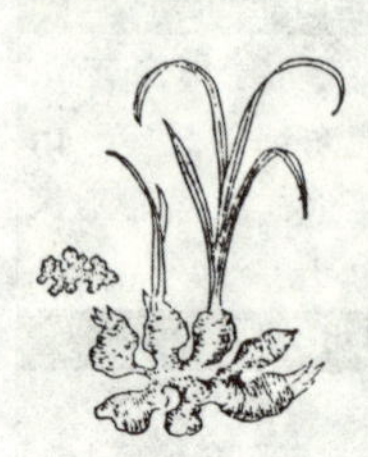

【功效】治嗽温中，治胀满，霍乱不止，腹痛，冷痢。

朝含三片姜，不用开药方

生姜

又名：姜根、百辣云，宜在微湿沙地种植。许慎的《说文解字》中把姜称为"御湿之菜"。王安石认为姜能御百邪。

菜部·荤辛类　发散风寒药

药用部分

生姜根

［性味］味辛，性微温，无毒。

陈藏器说：生姜性温，要热则去皮，要冷则留皮。

徐之才说：与秦椒相使。解半夏、莨菪毒。恶黄芩、黄连。

李时珍说：长期吃姜，易积热伤眼。凡是有痔疮的人多吃姜和酒，立刻就会发作。患痈疮的人多吃姜，会长恶肉。

［主治］归五脏，除风邪寒热、伤寒头痛鼻塞、咳逆气喘，止呕吐，祛痰下气。（出自《名医别录》）

去水胀，疗时令外感咳嗽。与半夏同用，治胃脘部急痛。捣汁与杏仁煎服，治急痛气实，心胸冷热壅膈。捣汁调蜜服，治中暑呕吐不能下食。（甄权）

散烦闷，开胃气。（孟诜）

久服去臭气，通神明。（出自《神农本草经》）

能破血调中，去冷气。姜汁能解药毒。（陈藏器）

除壮热，治痰喘胀满、冷痢腹痛、转筋胸闷，去胸中臭气、狐臭，杀腹内寄生虫。（张鼎）

解菌蕈等各种菌毒。（吴瑞）

姜生用发散，熟用和中。能解吃野禽中毒而致的喉痹。浸汁点眼，可治红眼病。捣汁与黄明胶同熬，贴风湿疼痛处，效果很好。（李时珍）

干生姜

［主治］治嗽温中，治胀满，霍乱不止，腹痛，冷痢，血闭。病人虚而冷，宜加用。（甄权）

姜屑和酒服，治偏风。（孟诜）

干生姜为肺经气分之药，益肺。（王好古）

【发明】李时珍说：姜味辛而不荤，能祛邪辟恶，生吃，熟食，或用醋、酱、糟、盐、蜜煎后调和，无所不宜。既可做蔬菜、调料，又可入药，可做果脯，用途非常广泛。

医家名论

李时珍说：生姜宜种在微湿沙地中。四月取母姜栽种，五月就长出苗，像初生的嫩芦，只是叶稍宽像竹叶，对生，叶也辛香。秋季前后新芽迅速长出，像裂指状。此时的嫩姜采食无筋，称为子姜。秋分后次之，下霜后姜就老了。姜性恶湿而畏日，所以夏天很热就不会长姜。

使用禁忌

凡阴虚火旺、目赤内热者，或患有痈肿疮疖、胃溃疡、胆囊炎、肾盂肾炎、痔疮者，都不适合长期食用生姜。夏季天气炎热时不可多吃。

形态特征

多年生草本，高40～100厘米，根茎肉质，肥厚，扁平，有芳香和辛辣味。叶互生，两列，无柄，有长鞘，基部狭，先端渐尖，平滑无毛。花茎自根茎抽出，花柱单生丝状，花序穗状椭圆形，花冠绿黄色。种子黑色。

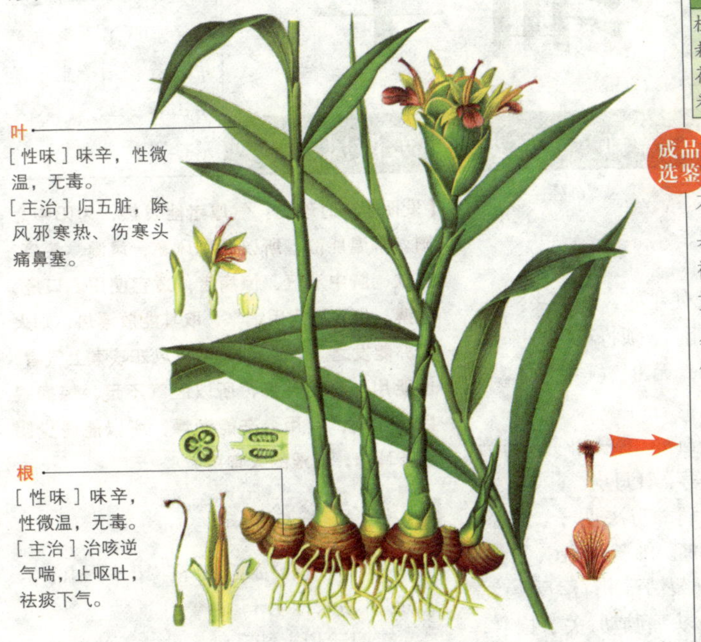

产地分布

主要分布于华中、华南、西南，山东莱芜、安丘亦有出产。

成熟周期

植株：多年生草本
栽种：3~5月
花期：7~8月
采收：9~10月（根）

成品选鉴

不规则块状，略扁，具指状分枝，表面黄褐色，有环节，分枝顶端有茎痕。质脆，易折断，断面浅黄色，气香特异，味辛辣。

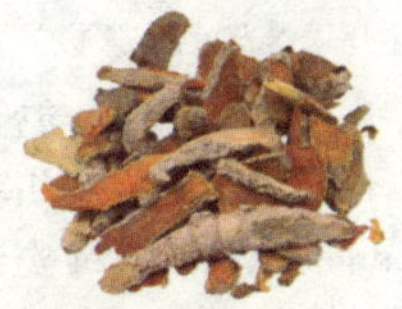

主要药用部分

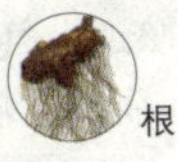

实用妙方

• **胃虚风热：**取姜汁半杯，生地黄汁少许，加蜜一匙、水二合，调匀服。

• **干呕：**频嚼生姜即可。

• **伤寒汗后，胃阳虚弱：**生姜、黄芩、人参（去芦）、干姜（炮），各二钱；半夏、黄连、大枣（三枚），水二盅，煎至一盅，不拘时服。

• **湿热发黄：**用生姜随时擦身体，加茵陈蒿擦，效果更好。盖厚被让出汗。不汗，须再次服药。注意避风寒。

• **解各种药毒：**饮生姜汁可解。

• **刀斧伤：**生姜嚼烂敷伤处。

• **两耳冻疮：**用生姜自然汁熬膏涂搽。

中药趣味文化

神农和生姜

“生姜”是神农氏发现并命名的。一次，神农氏在山上采药，误食了一种毒蘑菇，肚子疼得像刀割一样，晕倒在一棵树下。等他苏醒过来时，发现自己躺倒的地方有一丛尖叶子青草，香气浓浓的。原来是它的气味使自己苏醒过来的。神农氏拔了一棵，挖出它的块根放在嘴里嚼，又香又辣又清凉。过了一会儿，身体全好了。他想这种草能够起死回生，要给它取个好名字。因为神农姓姜，就把这尖叶草取名“生姜”。

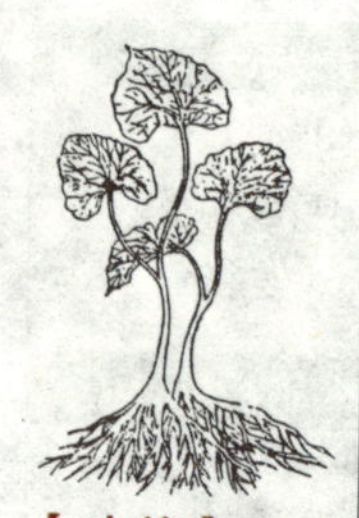

【功效】祛风散寒，通窍止痛，温肺化饮。

不再鼻塞流涕，还你畅快呼吸

细辛

草部·山草类　发散风寒药

又名：小辛、少辛。苏颂说，华州产的真细辛，根细而味极辛，所以称之为细辛。《名医别录》中记载，细辛生于华阴山谷，二月、八月采根阴干。

药用部分

细辛根

[修治] 雷敩说：凡使细辛，切去头、土，用瓜水浸一夜，晒干用。必须将双叶的拣去。

[性味] 味辛，性温，无毒。（《中华本草》记载“有小毒”）

徐之才说：与曾青、枣根相使。与当归、芍药、白芷、川芎、牡丹皮、藁本、甘草同用，治妇科疾病；与决明子、鲤鱼胆、青羊肝同用，治目痛。细辛恶黄芪、狼毒、山茱萸。忌生菜、狸肉。畏消石、滑石。反藜芦。

[主治] 治咳逆上气，头痛脑动，关节拘挛，风湿痹痛死肌。久服明目利九窍，轻身延年。（出自《神农本草经》）

能温中下气，破痰利水道，开胸中滞结，除喉痹、鼻息肉，治鼻不闻香臭，风痫癫疾，下乳结，治汗不出，血不行，能安五脏，益肝胆，通精气。（出自《名医别录》）

添胆气，治咳嗽，去皮风湿痒，疗见风流泪，除齿痛，血闭，妇人血沥腰痛。（甄权）

主风寒湿头疼，痰歇气壅。（出自《本草通玄》）

含之，能去口臭。（陶弘景）

治口舌生疮，大便燥结，起目中倒睫。（李时珍）

治咳，消死肌疮肉、胸中结聚。（出自《日华子诸家本草》）

【发明】李时珍说：气厚者能发热，为阳中之阳。辛温能散，所以各种风寒、风湿、头痛、痰饮、胸中滞气、惊痫者，适宜使用。口疮、喉痹、齿痛等病用细辛，取其能散浮热，则火郁亦能发之。辛能泄肺，所以风寒咳嗽上气者，也能用。辛能补肝，所以胆气不足、惊痫眼目等疾病，宜用。辛能润燥，所以能通少阴经及耳窍，便涩的人宜用。

医家名论

《名医别录》载：细辛生于华阴山谷，二月、八月采根阴干。

李时珍说：能乱细辛的，不止杜衡，应从根苗、色味几方面来仔细辨别。叶像小葵，柔茎细根，直而色紫，味极辛的是细辛。叶像马蹄，茎微粗，根弯曲而呈黄白色，味也辛的是杜衡。叶像小桑，根像细辛，微粗长而呈黄色，味辛而有臊气的是徐长卿。

使用禁忌

凡病内热及火生炎上，上盛下虚，气虚有汗，血虚头痛，阴虚咳嗽，法皆禁用。风热阴虚禁用。恶狼毒、山茱萸、黄芪。畏滑石、消石，反藜芦，忌生菜。

形态特征

多年生草本，根茎直立或横走，细长芳香，顶部有分枝。叶片心形或卵状心形，先端渐尖，有短毛，基部呈心形，仅脉上被毛。花单生，从两叶间抽出，贴近地面，通常紫黑色，管钟状。果实接近球状，径10～15毫米，六月成熟。

花
[性味]味辛，性温，无毒。
[主治]治头痛脑动，风湿痹痛。
叶
[性味]味辛，性温，无毒。
[主治]润肝燥，治督脉为病，脊强而厥。
根
[性味]味辛，性温，无毒。
[主治]治咳逆上气。

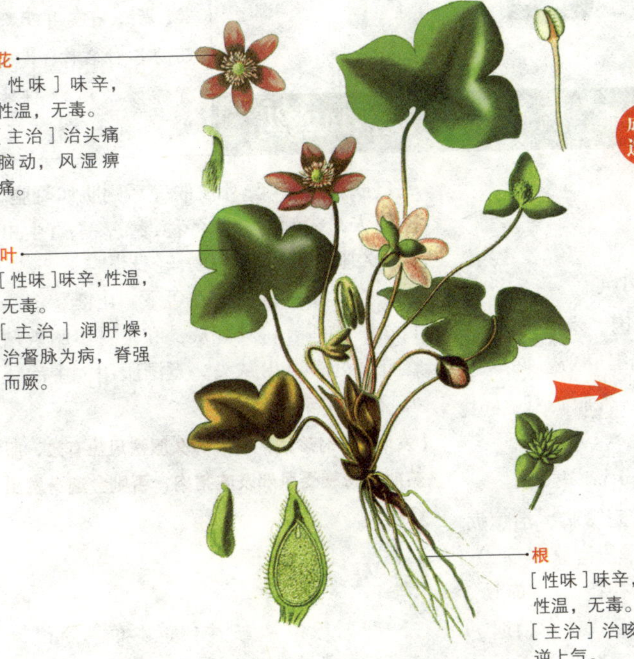

产地分布

主要分布于吉林、辽宁、陕西、四川、湖北、安徽、江西、浙江、广西等地。

成熟周期

植株：多年生草本
栽种：3~4月（提前3年）
花期：4~5月
采收：9~10月（根）

成品选鉴

表面灰黄色，平滑或具纵皱纹，质脆易折断，断面黄白色。有的可见花果，花钟形，暗紫色，果实半球形。气辛香，味辛辣、麻舌。

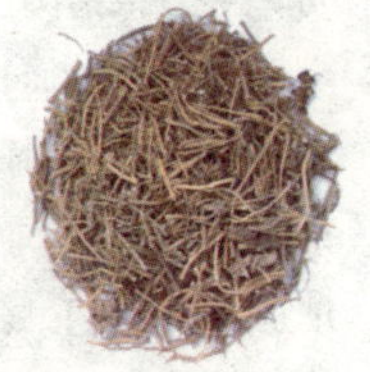

主要药用部分

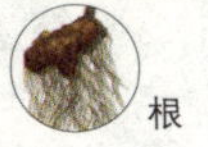

根

实用妙方

• **中风突然昏倒，不省人事：** 用细辛末吹入鼻中。

• **小儿口疮：** 细辛末用醋调贴敷肚脐。

• **虚寒呕哕，饮食不下：** 细辛去叶半两，丁香二钱半，共研为末，每次用柿蒂汤送服一钱。

• **各种耳聋，用聪耳丸：** 将细辛末溶在黄蜡中，团成鼠屎大小丸，棉裹一丸塞耳中。须戒怒气。

中药趣味文化

『和尚仙』与细辛汤

很久以前，有一个和尚，他在修行期间一面云游四海，一面行医治病。后来还俗之后，他开了一家医馆，免费给穷人看病。因为他医术高明，又心地善良，乐善好施，当地的百姓们都很敬仰他，称他为『和尚仙』。可是他的儿子从小就有哮喘病，他翻遍医书，也没有找到医治的方法。后来，他到另外一个地方出诊，偶然听说了细辛汤的方子，回去试了试，还真治好了儿子的病。之后，他又用细辛汤治好了很多人。

路边拾来的风寒头痛药

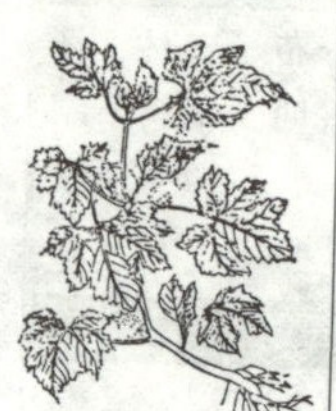

苍耳

【功效】清热解毒，祛风杀虫，通窍止痛。

草部·隰草类　发散风寒药

又名：常思、卷耳、猪耳、地葵、野茄。李时珍说，其叶形像枲麻，又像茄，所以有枲耳及野茄的各种名称；其味滑像葵，所以叫地葵，与地肤同名。

药用部分

苍耳实

［性味］味苦，性温，有小毒。

苏恭说：忌猪肉、马肉、米泔，害人。

［主治］主风寒头痛，风湿麻痹，四肢拘挛痛，恶肉死肌及膝痛。久服益气。（出自《神农本草经》）

清肝热，明目。（甄权）

治一切风气，填髓，暖腰脚，治瘰疬疥癣及瘙痒。（出自《日华子诸家本草》）

炒香浸酒服，能祛风补益。（李时珍）

浸酒祛风，补益。（出自《本草拾遗》）

善发汗，散风湿，上通脑顶，下行足膝，外达皮肤。治头痛、目暗、齿痛、鼻渊、去刺。（出自《本草备要》）

苍耳茎、叶

［性味］味苦、辛，性微寒，有小毒。

苏恭说：忌猪肉、马肉、米泔。伏硇砂。

［主治］主治中风伤寒头痛。（孟诜）

治疗麻风癫痫，头痛湿痹，毒在骨髓腰膝风毒。夏季采来苍耳茎、叶晒干研为末，用水送服一二钱，冬天用酒送服。也可以做成丸子，每次服二三十丸，每日三次。服满一百天，症状如疥疮，或发痒，流脓汁，或皮肤斑驳错起，死皮脱完后则肌如凝脂。能使人减少睡意，除各种毒螫，杀寄生虫毒。久服益气，耳聪目明，轻身强志。（苏恭）

把叶子揉搓后放在舌下，出涎，能治目黄、嗜睡。将其烧灰，和腊月猪脂敷贴在疔肿处，可出脓头。煮酒服用，主治狂犬咬毒。（李时珍）

【发明】李时珍说：苍耳叶久服祛风热有效，服药期间忌感受风邪及吃猪肉，否则会遍身发出红赤。

医家名论

李时珍说：按《救荒本草》所说，苍耳的叶为青白色，类似于黏糊的菜叶。在秋天结果实，比桑葚短小而多刺。嫩苗炸熟，用水浸淘拌来吃，可以充饥。其果实炒去皮，研成面，可做成饼吃，也可熬油点灯。

使用禁忌

全株有毒，幼芽和果实的毒性最大，茎叶中都含有对神经及肌肉有害的毒素，可损害心、肝、肾及引起出血。不宜做苍耳饼吃，更不得随意生食嫩叶或果实。若要作为药用，应严格遵照医嘱。

形态特征

一年生草本，高30～90厘米。根纺锤状，茎直立，粗糙，有短毛。叶互生，三角状卵形，先端锐尖，基部心形，边缘有缺刻或浅裂，有不规则粗锯齿，粗糙或被短白毛。花序聚生头状，外有倒刺。果实卵形或椭圆形，绿色，淡黄色或红褐色。

花
[性味]味甘，性温，有小毒。
[主治]风寒头痛，风湿麻痹，四肢拘挛痛。
叶
[性味]味苦、辛，性微寒，有小毒。
[主治]中风，伤寒头痛。
茎
[性味]味苦、辛，性微寒，有小毒。
[主治]中风，伤寒头痛。

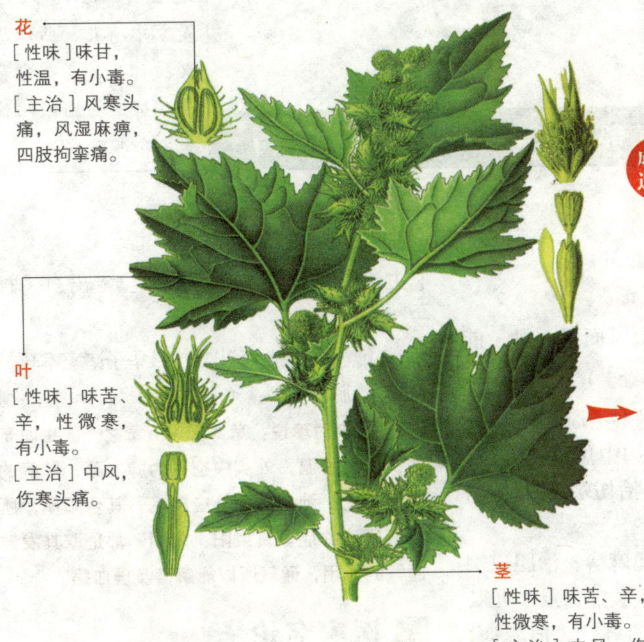

产地分布

主要分布于东北、华北、华东、华南、西南及陕西、甘肃等地。

成熟周期

植株：一年生草本
栽种：3~4月
花期：7~8月
采收：9~10月（种子）

成品选鉴

种子纺锤形或椭圆形，表面黄棕色或黄绿色，全身有钩刺，质硬而韧，灰黑色，具纵纹。种皮膜质，浅灰色，有油性。气微，味微苦。

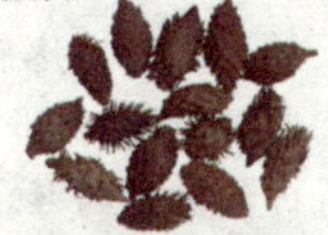

主要药用部分

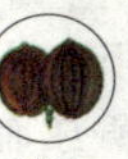

种子

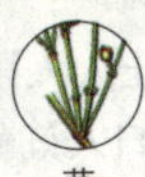

茎

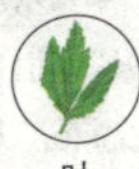

叶

实用妙方

• **久疟不愈：**用苍耳子或根、茎，焙过，研为末，加酒调糊做成如梧桐子大的丸子。每服三十丸，酒送下，一天服两次。用生苍耳捣汁服也可以。

• **大腹水肿，小便不利：**用苍耳子灰、葶苈末各等份，每服二钱，水送下，一天服两次。

• **毒蛇、沙虱、射工等所伤：**用苍耳嫩苗一把，取汁，和温酒灌入，并将滓厚厚地敷在伤处。

中药趣味文化

苍耳子的由来与趣闻

传说唐宣宗以中药名『白头翁』为上联求对。国子助教温庭筠当即对出了下联，也是三个字的中药名：『苍耳子』。这副对联不仅对仗工整得体，而且雅俗共赏，饶有风趣，体现了中医药的文化意蕴。苍耳子原名为『菜耳实』，始见于《神农本草经》。『苍耳子』的称呼最早出现在唐代孙思邈的《备急千金要方》中，因其果实成熟干燥后会变成黄褐色，所以在名字中加了一个『苍』字。清代以后，沿用至今。

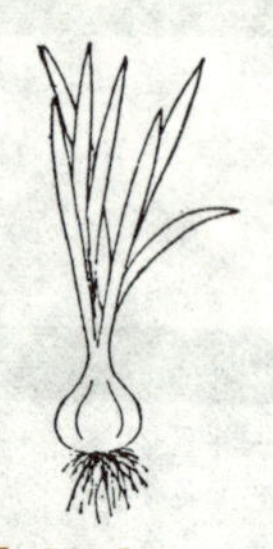

【功效】发汗解表，散寒通阳。

发汗解表，散寒通阳

葱

菜部 · 荤辛类　发散风寒药

又名：芤、菜伯、和事草、鹿胎。葱外直中空，有囱通之象，所以葱通囱；芤的意思是草中有孔，所以葱又被称为芤。因它和诸物皆宜，所以叫菜伯、和事草。

药用部分

葱茎白

[性味] 味辛，性平，无毒。

[主治] 治伤寒寒热，中风面目浮肿，能发汗。（出自《神农本草经》）

治伤寒骨肉疼痛，喉痹不通，能安胎，益眼睛，除肝中邪气，调中焦，利五脏，解各种药物的药毒。根：治伤寒头痛。（出自《名医别录》）

除风湿，治全身疼痛麻痹，治胆道蛔虫，能止大人阳脱、阴毒腹痛，及小儿肠绞痛，妇人妊娠尿血，通乳汁，散乳痈，治耳鸣。局部外敷可治狂犬咬伤，制蚯蚓毒。（李时珍）

葱叶

[性味] 性温，无毒。

[主治] 煨后研碎，敷外伤化脓处。将叶加盐研，用来敷在被毒蛇、毒虫咬伤的部位。（出自《日华子诸家本草》）

利五脏，益精明目，发散黄疸病。（孙思邈）

葱须

[主治] 治饮食过饱和房事过度，大便带血、痢疾和痔疮。将葱须晒干，研成末，每次服二钱，用温酒送下。（李时珍）

葱实

[性味] 味辛，性大温，无毒。

[主治] 明目，补中气不足。（出自《神农本草经》）

能温中益精。（出自《日华子诸家本草》）

养肺，归头。（孙思邈）

【发明】李时珍说：葱为佛家五荤之一。生时辛散，熟后甘温，外实中空，为肺之菜，肺病的人适宜吃。肺主气，外应皮毛，其合阳明，所以葱所治的症多属太阳、阳明，都是取其发散通气的作用，通气所以能解毒及理血病。

医家名论

李时珍说：冬葱即慈葱，又叫太官葱。因它的茎柔软细弱且有香味，冬天也不枯萎，适宜太官拿去上供，所以有“太官葱”等名字。

使用禁忌

患有胃肠道疾病特别是溃疡病的人不宜多食。由于葱对汗腺有较强的刺激作用，在夏季有腋臭的人应慎食。表虚、多汗者也应忌食。大葱不可过食，否则会损伤视力。大葱不宜与蜂蜜共同内服。

形态特征

一般高25～70厘米，茎圆柱状，单生或簇生，外表有膜质白皮。叶片管状，中空，绿色，先端尖，叶鞘圆筒状，抱合成为假茎，色白，通称葱白。花序伞形球状，位于总苞中，花梗纤细，花白色。子小，有6棱，黑色。

叶
[性味] 性温，无毒。
[主治] 毒蛇、毒虫咬伤。
茎
[性味] 味辛，性平，无毒。
须
[主治] 风寒头痛。
实
[性味] 味辛，性大温，无毒。
[主治] 明目，补中气不足。

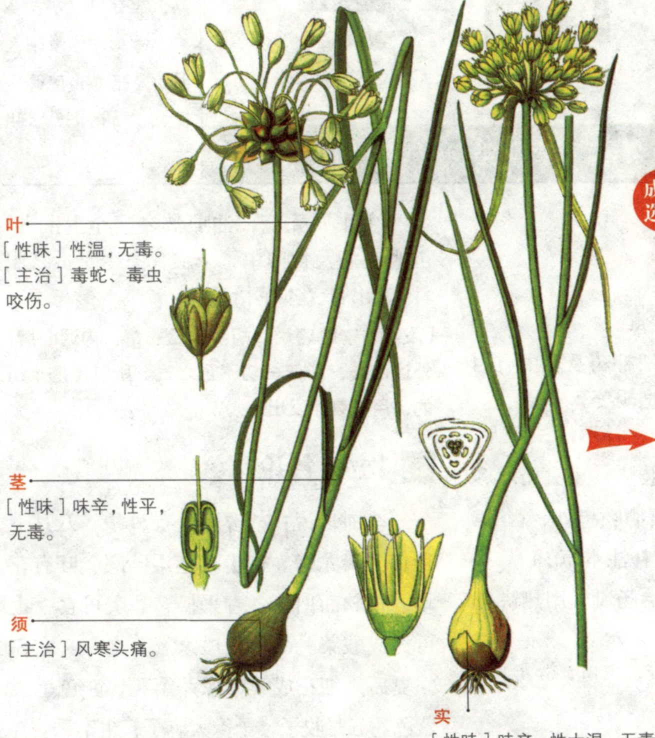

产地分布

全国各地均有种植。

成熟周期

植株：多年生草本
栽种：2~3 月
花期：4~5 月
采收：3–5 月（嫩苗）

成品选鉴

鳞茎圆柱状，单生或簇生；外皮白色，膜质，不破裂，叶圆筒状，中空；伞形花序近球形，花白色；种子具6棱，黑色。

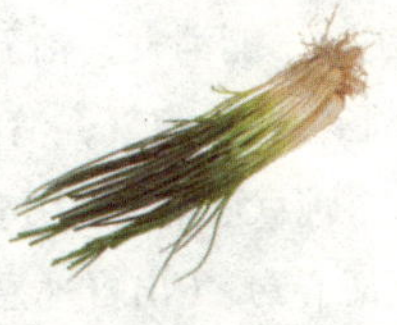

主要药用部分

葱白

实用妙方

- **感冒风寒初起：** 取葱白一把、淡豆豉半合，泡汤服，取汗。
- **伤寒头痛欲裂：** 用连须葱白半斤、生姜二两，水煮温服。
- **霍乱烦躁，坐卧不安：** 用葱白二十根、大枣二十枚，水三升煎成二升，分次服用。

中药趣味文化

葱治癃闭症的故事

古时候，有一位员外得了癃闭症，小便点滴不通，腹胀如鼓，十分难受，吃什么吐什么，家里人已经为他准备后事了。这时仆人忽然听见门外有拨浪鼓声，出门一看，是位江湖郎中，虽有些风尘仆仆，但掩不住其仙风道骨的卓然之姿。仆人忙把郎中请入府上。郎中望、闻、问、切四诊之后，让仆人拿葱来，吩咐把葱洗净，插入尿道。员外立时排出小便。之后按郎中的方子服药调理。没过多久病就好了。

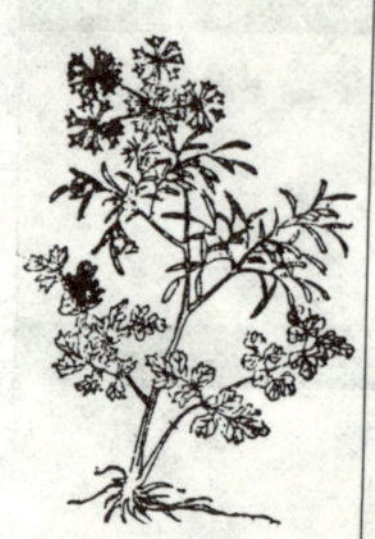

【功效】发表透疹，消食开胃。

赶走身体里的不正之气

胡荽

菜部·荤辛类 发散风寒药

又名：香荽、胡菜、芫荽。《说文解字》中将荽归为姜属，能香口。胡荽茎柔、叶细、根多须，因为是张骞出使西域带回来的，故称胡荽，俗称芫荽。

药用部分

胡荽根、叶

[性味] 味辛，性温，微毒。

李时珍说：凡服一切补药及药中有白术、牡丹皮的，都不能吃胡荽。

[主治] 能消食，治五脏，补不足，利大、小肠，通小腹气，清四肢热，止头痛。痧疹、豌豆疮不出，用胡荽酒喷患处，立出。能通心窍。（出自《嘉祐补注本草》）

补筋脉，助食欲。治肠风，用热饼裹食胡荽，效果很好。（孟诜）

与各种菜同吃，气香，爽口，辟毒虫。（吴瑞）

解鱼、肉毒。（宁源）

利五脏，补筋脉，主消谷能食，治肠风，热饼裹食。（出自《食疗本草》）

升散阴气，辟邪气，发汗，托疹。（出自《医林纂要》）

胡荽子

[性味] 味辛、酸，性平，无毒。炒用。

[主治] 主消食开胃。（孙思邈）

解蛊毒、五痔，及食肉中毒，吐血，下血，可煮汁冷服。又可以用油煎，涂小儿秃疮。（陈藏器）

能发痘疹，除鱼腥。（李时珍）

主小儿秃疮，油煎敷之。亦主虫毒、五野鸡病及食肉中毒下血，煮令子拆，服汁。（出自《本草拾遗》）

【发明】李时珍说：胡荽辛温香窜，内通心脾，外达四肢，能辟一切不正之气。所以痘疮难出的，用胡荽能发出来。

医家名论

李时珍说：胡荽到处都种植。八月下种，阴天尤好。初生时茎柔叶圆，叶有花歧，根软而白。冬春采摘，香美可食，也可做成酸菜。胡荽是道家五荤之一。它在立夏后开细花成簇，像芹菜花，颜色呈淡紫色。五月收子，子像大麻子，也辛香。

使用禁忌

不可久食，否则伤眼睛，根发痼疾。凡服一切补药及药中有白术、牡丹皮者，不可食此。香菜耗气，气虚的人不宜食用。疹痘出不快，患口气臭、䘌齿者，不宜食用。

形态特征

一年生或二年生草本，高30～100厘米。全株无毛，有强烈香气。根细长，有众多纤细的支根。茎直立，多分枝，有条纹。叶呈羽状，广卵形或扇形，边缘有锯齿。伞形花序顶生或与叶对生，花白色或带淡紫色，花瓣倒卵形。果实近球形，背面有棱。

产地分布

原产于地中海地区，现我国各地多有栽培。

成熟周期

植株：一年或二年生草本
栽种：3~5 月
花期：5~6 月
采收：7~8 月（全草）

叶
［性味］味辛，性温，微毒。
［主治］补筋脉，助食欲。
子
［性味］味辛、酸，性平，无毒。
［主治］主消食开胃。
根
［性味］味辛，性温，微毒。
［主治］消食，治五脏，补不足，利大、小肠。

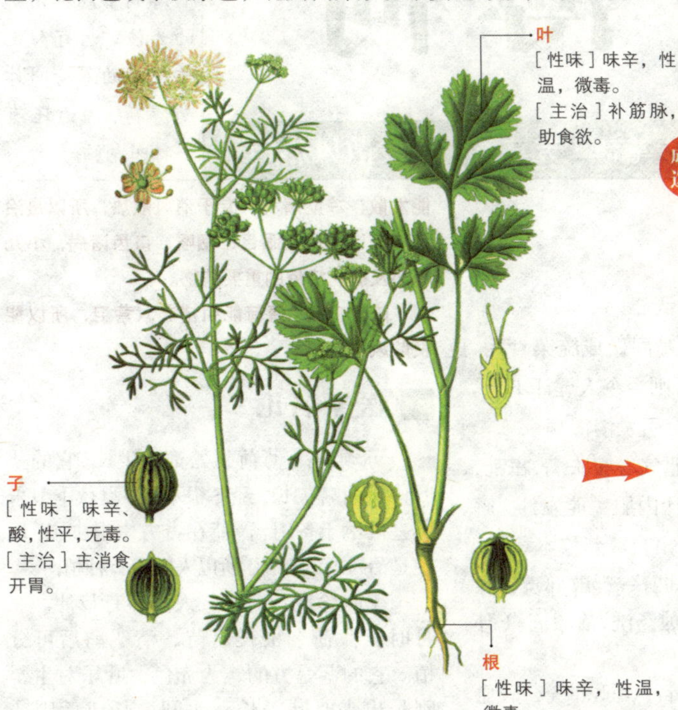

成品选鉴

全株无毛，有强烈香气。根细长，果实近球形。其品质以色泽青绿，香气浓郁，质地脆嫩，无黄叶、烂叶者为佳。

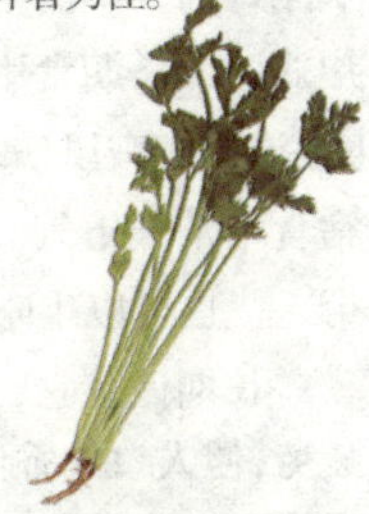

主要药用部分

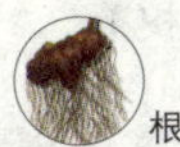

根

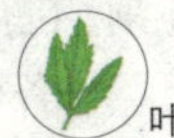

叶

实用妙方

• **痘疹不快：**胡荽二两，切碎，加酒两大盏煎沸，盖严勿令漏气。待冷后去渣，含酒轻喷病孩，从颈背直至两足，勿喷头面。

• **小儿出疹痘：**可取胡荽制成胡荽酒擦皮肤，或水煎，趁热熏鼻，或蘸汤擦面及颈部，可以加速疹痘发出，如已出者则应停止使用。

中药趣味文化

胡荽的由来

胡荽原产自中亚和南欧。西汉时张骞出使西域，带回了很多中原没有的物种，胡荽就是其中之一。古时中原人对边陲地区的少数民族皆称胡人，因此从西域传入的很多物种的名字都被冠以『胡』字。南北朝时，后赵的建立者明帝石勒是羯族人，他因为自己被称为胡人，就觉得胡荽听起来不顺耳，下令改为『蒝荽』，后来演变为『芫荽』。因带有刺激的特殊清香气味，被道家列为『五荤』之一。

清新口气，让你神清气爽

薄荷

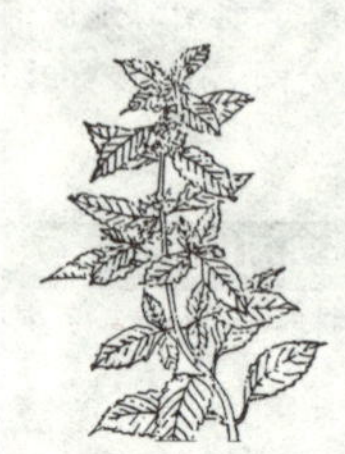

【功效】疏风，散热，辟秽，解毒。

草部·芳草类　发散风热药

又名：菝荷（音跋活）、蕃荷菜、吴菝蔄、南薄荷、金钱薄荷。入药的薄荷多以苏州产的为佳。也有人把这里说的薄荷叫作南薄荷，因为还有一种叫龙脑薄荷。

药用部分

薄荷茎、叶

［性味］味辛，性温，无毒。

甄权说：适宜与薤同做成腌菜食用。病刚好的人不能吃，否则会令人虚汗不止。瘦弱的人长期食用，会引发消渴病。

［主治］主贼风伤寒，恶气心腹胀满，霍乱，宿食不消，下气。煮汁内服，能发汗，解劳乏，也可以生吃。（出自《新修本草》）

长期做菜吃，能却肾气，辟邪毒，除疲劳，使人口气香洁。煎汤洗，治漆疮。（孙思邈）

能通利关节，发毒汗，驱邪气，破血止痢。（甄权）

主各种伤风、头风以及小儿风涎，为要药。（苏颂）

榨汁服，可祛心脏风热。（孟诜）

清头目，除风热。（李杲）

利咽喉，疗口齿诸病。治淋巴结核疮疥、风瘾疹。捣成汁含漱，去舌苔语涩。用叶塞鼻，止衄血。外涂治蜂虿蛇伤。（李时珍）

【发明】张元素说：薄荷味辛，性凉，气味都薄，浮而升，属阳，所以能祛人体上部、头部以及皮肤的风热。

李时珍说：薄荷入手太阴、足厥阴经，辛能发散，凉能清利，专于消风散热，所以是治疗头痛、头风及眼目、咽喉、口齿诸病，小儿惊热及瘰疬疥疮的重要药物。

陈士良说：薄荷能引诸药入营卫，所以能发散风寒。

医家名论

苏颂说：薄荷到处都有生长。它的茎叶像荏而略尖长，经冬根不死，夏秋季节采其茎叶晒干备用。薄荷在古方中很少用，现在是治风寒的要药，所以人们多有种植。

李时珍说：薄荷，人们多有栽种。二月时，薄荷老根长出苗，清明前后可分植。它的茎是方的，为赤色，叶子对生，刚长出来时叶子长而头圆，长成后则变尖。吴、越、川、湖等地的人多用它来代替茶叶。苏州所产的，茎小而且气味芬芳，江西产的稍粗，川蜀产的更粗。入药用，以苏州所产的薄荷为好。

使用禁忌

本品芳香辛散，发汗耗气，多服损肺伤心，故体虚多汗者不宜使用。多服久服，令人虚冷。阴虚发热，咳嗽自汗者勿施。薄荷脑、油有较强的麻痹作用，过量服用会导致呼吸麻痹而死亡。

形态特征

多年生芳香草本，茎直立，高30～80厘米。根茎横生地下，质脆，易折断。茎为方柱形，多分枝，四侧无毛或略具倒生的柔毛。叶对生，刚长出来时长而头圆，长成后则变尖。花序球形，花小，淡紫色，花后结暗紫棕色的小粒果。

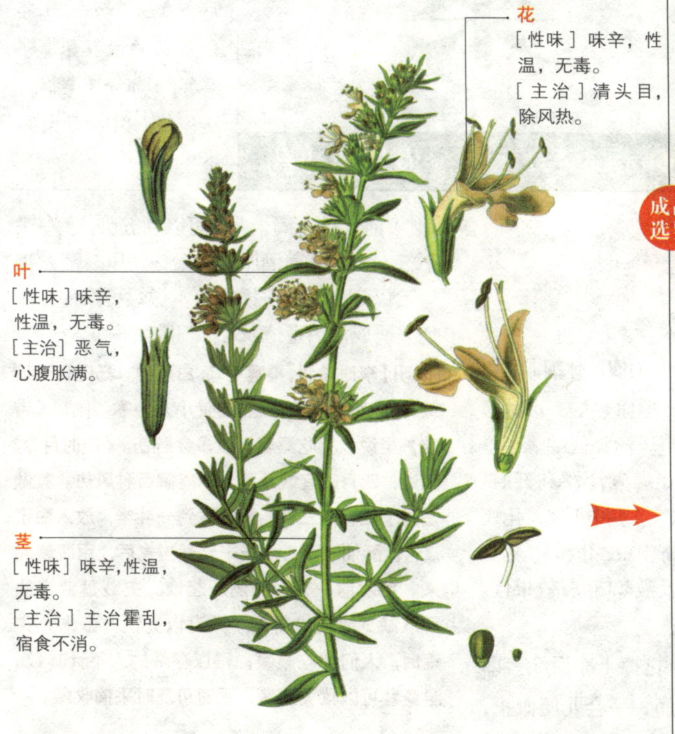

产地分布

广泛分布于全国各地，其中江苏、安徽为传统道地产区。

成熟周期

植株：多年生草本
栽种：3~4 月或 9~10 月
花期：7~9 月或次年 3~4 月
采收：3~4 月或 7~8 月（全草）

成品选鉴

干燥全草，茎方柱形黄褐色带紫，或绿色，质脆而易折断，断面类白色，中空；叶具有白色绒毛。以身干、无根、叶多、色绿、气味浓者为佳。

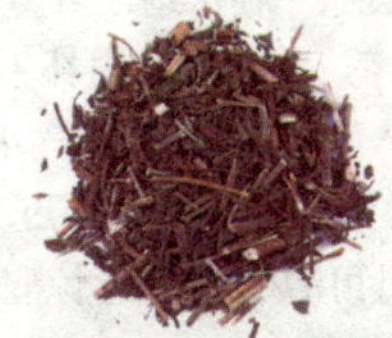

主要药用部分

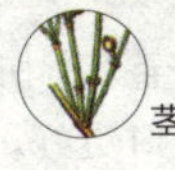
茎

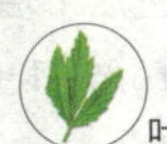
叶

实用妙方

- **清上化痰，利咽膈，治风热：** 用薄荷末炼蜜丸，丸子如芡子大，每次含服一丸。用白砂糖来和丸也可以。
- **风气瘙痒：** 用大薄荷、蝉蜕等份，同研末，每次用温酒调服一钱。
- **鼻出血不止：** 用薄荷汁滴鼻，或者用干薄荷煮水，棉球蘸汁塞鼻。

中药趣味文化

希腊神话中的薄荷

传说薄荷的原名出自希腊神话。冥王哈迪斯爱上了美丽的精灵曼茜，冥王的妻子佩瑟芬妮十分嫉妒。为了使冥王忘记曼茜，佩瑟芬妮将她变成了小草，长在路边任人踩踏。可是内心坚强善良的曼茜变成小草后，她身上却拥有了迷人的芬芳。虽变成了小草，她却被更多的人喜爱。人们把这种草叫薄荷。薄荷有极强的杀菌抗菌作用，常喝它能预防病毒性感冒、口腔疾病，使口气清新。

清热祛火的明目良药

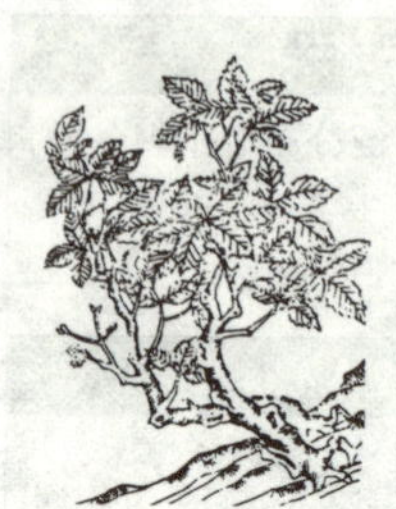

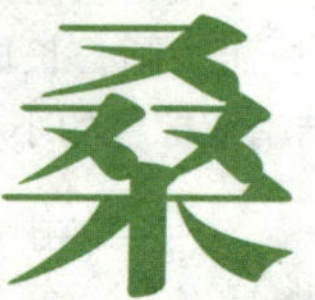

【功效】疏散风热，清肺润燥，清肝明目，滋补肝肾。

木部 · 灌木类 发散风热药

桑子名葚。桑是一个象形字，以桑树的形态为根据而成，上部分是桑的聚花果，即桑葚，下部分是桑树。桑种类繁多，功效大同小异。

药用部分

桑根白皮

[性味] 味甘，性寒，无毒。

[主治] 治伤中五劳六极，消瘦，脉细弱，可补虚益气，去肺中水气，唾血热渴，水肿腹满腹胀，利水道，敷金疮。治肺气喘满，虚劳客热和头痛，内补不足。煮汁饮利五脏。加入散用，下一切风气水气。调中下气，化痰止渴，开胃下食，杀肠道寄生虫，止霍乱吐泻。研汁可治小儿天吊、惊痫及敷鹅口疮，效果佳。

皮中汁

[主治] 治小儿口疮白，拭擦干净后涂上即愈。另外涂金刃所伤燥痛，一会儿便血止，用白皮裹伤口更好。涂蛇、蜈蚣、蜘蛛蜇伤有效。取树枝烧汤，治大风疮疥，生眉发。

桑葚

[主治] 单独吃可消渴，利五脏关节，通血气。晒干制成末，做成蜜丸每天服，使人不感到饥饿，还可以镇魂安神，令人聪明，头发不白，延年益寿。捣汁饮可解酒毒。酿成酒服，利水气消肿。

叶

[性味] 味苦、甘，性寒，有小毒。

[主治] 主除寒热出汗。汁能解蜈蚣毒。煎浓汁服，可除脚气水肿，利大小肠。炙热后煎饮，能代茶止渴。煎饮可以利五脏，通关节，下气。而嫩叶煎酒服，能治一切风。蒸熟捣烂治风痛出汗及扑损瘀血。揉烂可涂蛇虫咬伤。研成汁治金疮及小儿口腔溃疡。

【发明】李时珍说，桑葚有乌、白两种。杨氏《产乳》载，不能给孩子吃桑葚，会使小儿心寒。陆玑《诗疏》里说，鸠吃桑葚，过多会醉伤。《四时月令》里说，四月适宜饮桑葚酒，能解百种风热。其做法是：桑葚汁三斗，重汤煮到一斗半，放入白蜜二合，酥油一两，生姜一合适当煮后，用瓶装起来。每次服一合，和酒一起饮。史载魏武帝的军队缺乏食物，得到干桑葚以充饥。金末大灾荒时，人们都吃桑葚，得以存活的人不计其数。湿桑葚可以救灾度荒，平时可及时采摘收藏。

医家名论

李时珍说，桑有好多种：白桑，叶大似掌而厚；鸡桑，叶和花较薄；子桑，先长葚而后生叶；山桑，叶尖而长。用种子栽种的，不如压条分栽的。桑若产生黄衣，称作金桑，是树木将要干枯的表现。

使用禁忌

桑叶药性平和，但风寒感冒、口淡、咳嗽痰稀白者不宜服用。肺胃虚寒者忌服。

形态特征

落叶灌木或小乔木，高3~15米。树皮灰白色，有条状浅裂。根皮黄棕色或红黄色，纤维性强。叶片卵形或宽卵形，边缘有粗锯齿。花单性，雌雄异株，穗状花序。果实多数密集成一卵圆形或长圆形的聚合果，初时绿色，成熟后变肉质，黑紫色或红色。

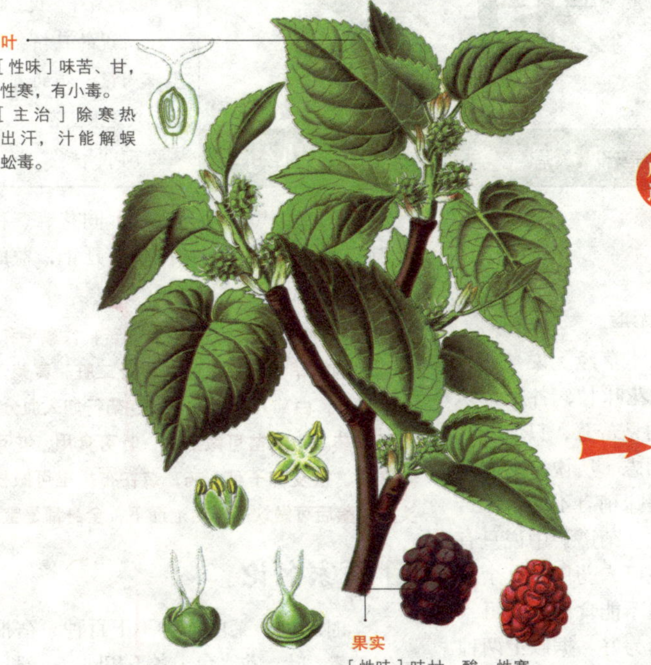

叶

[性味] 味苦、甘，性寒，有小毒。

[主治] 除寒热出汗，汁能解蜈蚣毒。

果实

[性味] 味甘、酸、性寒。

[主治] 单独吃可消渴，利五脏关节，通血气。

产地分布

原产于我国中部和北部，现西南各省、新疆均有栽培。

成熟周期

植株：落叶灌木或小乔木

栽种：2~4 月

花期：4~5 月

采收：5~6 月（桑叶）

成品选鉴

桑叶多皱缩、破碎。完整者有柄，叶片展平后呈卵形或宽卵形，上表面黄绿色，下表面颜色稍浅，叶脉突出。质脆。气微，味淡、微苦涩。

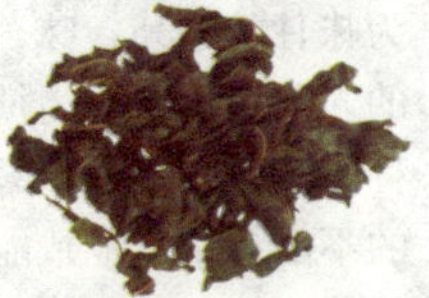

主要药用部分

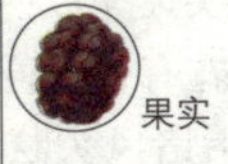

果实

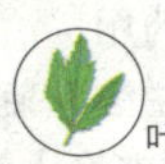

叶

实用妙方

- **青盲：** 取青桑叶焙干研细，煎汁乘热洗目，坚持必见效。有患此病二十年者，照此洗浴，双目复明。
- **风眼多泪：** 取冬季不落的桑叶，每日煎汤温洗。
- **眼红涩痛：** 桑叶研末，卷入纸中烧烟熏鼻，有效。
- **水肿胀满：** 用桑白皮切细，加水二斗，煮至一斗，放入桑葚，再煮取五升，和糯米饭五升酿酒饮服。此方叫作“桑葚酒”。

中药趣味文化

治盗汗的良药

相传宋代时，某日严山寺来了一位游僧，身体瘦弱且胃口极差，每夜一上床入睡就浑身是汗，醒后衣衫、被单尽湿，多年来四处求医都没能治好。后来，住持知道了游僧的病情，说自己有一祖传验方保证可以治好他的病。第二天，天刚亮，住持就带着游僧来到桑树下，趁晨露未干，采了一把桑叶带回寺中，叮嘱游僧焙干研末后，每次空腹时用二钱，米汤冲服，每日一次。连服三日后，二十多年的顽疾竟然痊愈了。

夏季泡茶清凉消暑

菊花

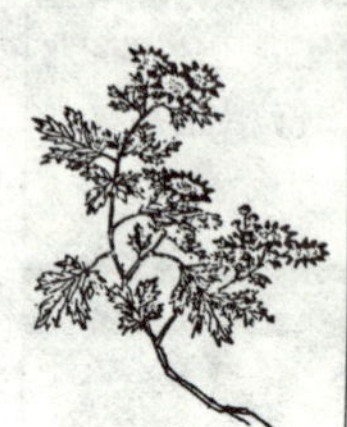

【功效】散风清热，平肝明目。

草部 · 隰草类　发散风热药

又名：节华、日精、更生、周盈。节华之名，取其与节候相应。《抱朴子》说，仙方中所说的日精、更生、周盈，指的都是菊，只是根、茎、花、实的不同叫法。

药用部分

花、叶、根、茎、实

[性味] 味苦，性平，无毒。

李时珍说：《神农本草经》说菊花味苦。《名医别录》载菊花味甘，各家都认为味甘的是菊，味苦的是苦薏，只取味甘的入药。按张华《博物志》所说，菊有两种，苗、花一样，只是味稍有不同，味苦的不能食用。范致能在《菊谱》中说只有甘菊一种可以食用，也可入药用。其余黄菊、白菊都味苦，虽然不能食用，却可入药用，治头风尤以白菊为好。据以上两种说法，菊花有甘、苦两种。

[主治] 治诸风头眩肿痛，流泪，皮肤死肌，恶风及风湿性关节炎。长期服用利血气，抗衰老。(出自《神农本草经》)

治腰痛无常，除胸中烦热，安肠胃，利五脉，调四肢。(出自《名医别录》)

治头目风热、晕眩倒地、脑颅疼痛，消身上一切游风，利血脉。(甄权)

用菊做枕头可明目，菊叶也能明目，生熟都可食。(出自《日华子诸家本草》)

养肝血，去翳膜。(张元素)

白菊

[性味] 味苦、辛，性平，无毒。

[主治] 治风眩，能令头发不白。(陶弘景)

可用来染黑胡须和头发。同芝麻、茯苓制成蜜丸服用，能祛风眩，延年，益面色。(陈藏器)

【发明】李时珍说：菊，味兼甘、苦，性禀平和，得金水的精华尤其多，能补肺肾二脏。黄菊入金水阴分，白菊入金水阳分，红菊行妇人血分，都可入药。它的苗可做蔬菜，叶可食用，花可做糕饼，根及种子可入药，装在布袋里可做枕头，蜜酿后可做饮品，自上而下，全身都是宝。

医家名论

李时珍说：菊的品种不下百种，宿根自生，茎、叶、花、色，各不相同。一般只用单叶味甘的入药，如《菊谱》中所载的甘菊、邓州黄、邓州白之类。甘菊原产于山野，现在人们都有栽种。它的花细碎，品位不太高，花蕊像蜂巢，内有细小的子。

吴瑞说：花大而香的，为甘菊；花小而黄的，为黄菊；花小而气味不好的，是野菊。

使用禁忌

菊花性微寒，长期服用或用量过大，可伤脾胃阳气，会有胃部不适、肠鸣便溏等胃肠道反应，因此孕妇及脾胃虚寒者不宜用，另外痰湿型、血瘀型高血压病患者也不宜用菊花降压。

形态特征

多年生草本植物，株高20～200厘米，通常30～90厘米。茎直立，被柔毛，嫩绿或褐色。叶互生，卵圆至长圆形，边缘有缺刻及锯齿，下端被白色短柔毛。头状花序顶生或腋生，一朵或数朵簇生，花序大小和形状各有不同，色彩丰富。

花
[性味]味苦，性平，无毒。
[主治]治诸风头眩肿痛。

叶
[性味]味苦，性平，无毒。
[主治]治恶风及风湿性关节炎。

产地分布

广泛分布于全国各地，尤以杭菊、滁菊、亳菊、怀菊、济菊、川菊最为道地。

成熟周期

植株：多年生草本
栽种：3~4月
花期：9~10月
采收：9~10月（花）

成品选鉴

总苞由4～5层苞片组成，外表面无毛。黄色舌状花，皱缩卷曲；管状花多数，深黄色。干燥体轻，气芳香，味苦。

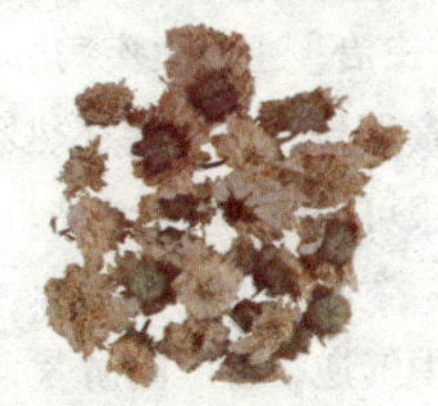

主要药用部分

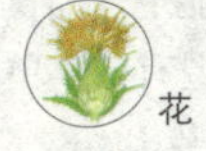
花

实用妙方

• **风热头痛：** 菊花、石膏、川芎各三钱，同研末，每服一钱半，茶调下。

• **膝风疼痛：** 用菊花、陈艾叶做护膝，久则自除。

• **病后生翳：** 白菊花、蝉蜕等份，研为末，每次取二三钱，加蜜少许，水煎服。

中药趣味文化

八仙畅饮菊花酒

传说很早以前，八仙中的何仙姑游历人间，在河阳（今张家港市港口镇）喝过一种菊花酒，香甜醇厚，如瑶池仙酒一般。之后八仙相约共同下凡品尝此酒。打了酒后行至文峰塔下，何仙姑从口袋里掏出一块石子，变出一张可以让八人围坐的石桌。于是，八仙就围桌而坐，兴高采烈地喝起菊花酒来。直到酒醉八九分，才腾云回洞府。如今，河阳山顶的八仙石还在，这一带把跟八仙石一样大小的桌子叫八仙桌。

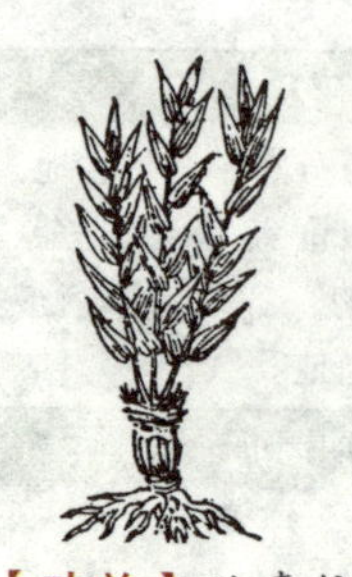

【功效】败毒抗癌，解热透邪，疏肝解郁。

防治风寒感冒效果好

柴胡

草部·山草类　发散风热药

又名：地薰、芸蒿、山菜、茹草、茈胡。它生长在山中，嫩时可食，老的则采来当柴，所以苗有芸蒿、山菜、茹草等名称，而根名叫作柴胡。

药用部分

柴胡根

[性味] 味苦，性平，无毒。

李时珍说：柴胡入手、足少阳经，须佐黄芩同用；入手、足厥阴经，则佐黄连同用。

[主治] 主心腹疾病，祛胃肠中结气，及饮食积聚，并能除寒热邪气，推陈致新。久服可轻身，明目，益精。（出自《神农本草经》）

除伤寒心下烦热，各种痰热壅滞，胸中气逆，五脏间游气，大肠停积水胀及湿痹拘挛。也可煎汤洗浴。（出自《名医别录》）

治热痨骨节烦痛，热气肩背疼痛，劳乏羸瘦，还能下气消食，宣畅气血，治流行病的发热不退有效，单独煮服，效好。（甄权）

补五劳七伤，除烦止惊，益气力，消痰止咳，润心肺，添精髓，治健忘。（出自《日华子诸家本草》）

除虚劳，散表热，去早晨潮热，寒热往来，胆热口苦，妇人胎前产后各种发热，心下痞满，胸胁痛。（张元素）

治阳气下陷，平降肝胆、三焦、心包络的相火，及头痛眩晕，目昏赤痛、障翳，耳鸣耳聋，各种疟疾及痞块寒热，妇人热入血室，月经不调，小儿痘疹余热，五疳羸热。（李时珍）

【发明】李时珍说：劳有五劳，病在五脏。如果劳在肝、胆、心及心包有热，或少阳经寒热往来者，柴胡为手、足厥阴少阳必用之药。劳在脾胃有热或阳气下陷，则柴胡为引清气、退热的必用之药，只有劳在肺、肾的，不能用柴胡。李东垣说肺疟、肾疟、十二经疮疽及发热者都可用柴胡。但用药时必须认真分析疾病的原因，辨证施治，合理地加减用药。

医家名论

李时珍说：银州产的柴胡长一尺多，色微白且柔软，不易得到。北方所产的，像前胡而柔软，是现在人们称的北柴胡，入药也很好。南方产的，不像前胡，却像蒿根，坚硬不能入药。柴胡的苗像韭叶或者竹叶，以像竹叶的为好。

苏颂说：现在关陕、江湖间近道都有，以银州所产的最好。此胡二月生苗，很香。它的茎青紫坚硬，微有细线；叶像竹叶而稍紧小，也有像斜蒿的，还有像麦门冬叶而短的。此胡在七月开黄色花，根淡赤色，像前胡而强。

使用禁忌

肝阳上亢，阴虚火旺及气机上逆者忌用或慎用。体虚而气升者忌之，呕吐及阴虚火炽炎上者不宜使用。恶皂荚，畏女菀、藜芦。不可与有毒的大叶柴胡混淆。

形态特征

多年生草本，高40～70厘米，主根粗大坚硬。茎单一或丛生，上部多分枝，青紫色，微有细线。叶互生，为宽或窄的披针形，背面有明显突起的纵脉，像竹叶而稍紧小，叶片上常有白霜。伞形花序，花瓣淡黄色。果呈椭圆形，棕色，两侧略扁。

产地分布

主要分布于东北、华北、华东、西北以及湖北、四川等地。

成熟周期

植株：多年生草本
栽种：11月或3月（提前2年）
花期：7~9月
采收：2月或8月（根）

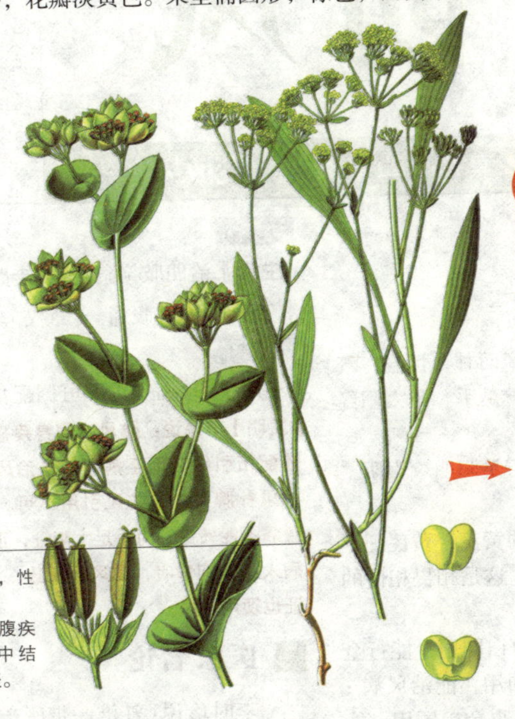

根

[性味] 味苦，性平，无毒。

[主治] 主心腹疾病，祛胃肠中结气及饮食积聚。

成品选鉴

表面黑褐色或浅棕色，具纵皱纹、支根痕及皮孔。质硬而韧，不易折断，断面显纤维性，木部黄白色。气微香，味微苦。

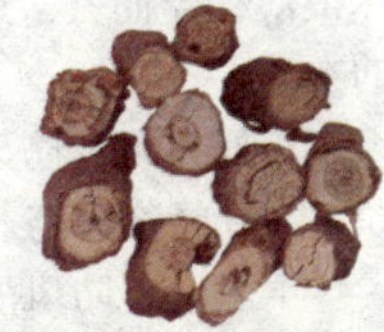

主要药用部分

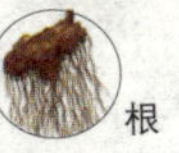

根

实用妙方

• **伤寒余热，伤寒之后，邪入经络，体瘦肌热：** 柴胡四两、甘草一两，每次用三钱，加水一盏，煎服。

• **虚劳发热：** 柴胡、人参等份，每次取三钱，加姜、枣同水一起煎服。

• **湿热黄疸：** 柴胡一两、甘草二钱半，白茅根一小把，加水一碗，煎至七分，时时服用，一日服完。

中药趣味文化

柴胡的由来

从前有个胡进士，家里一位长工得了寒热病，一时觉得如被火烧，一时像掉进冰窖里。胡进士怕被传染，就把他赶走了。长工在一条小溪边晕倒了。醒来时非常饥饿，就挖了一些草根吃。几日后，他的病竟不治而愈。后来胡家少爷也得了寒热病，胡进士听说了长工病愈的事，请他回来救治儿子，长工便挖了溪边的草根回来煎药给少爷服用。之后，胡少爷也痊愈了。人们为了纪念此草治疗胡少爷有功，取名为『柴胡』。

帮助身体抵御风邪的屏障

防风

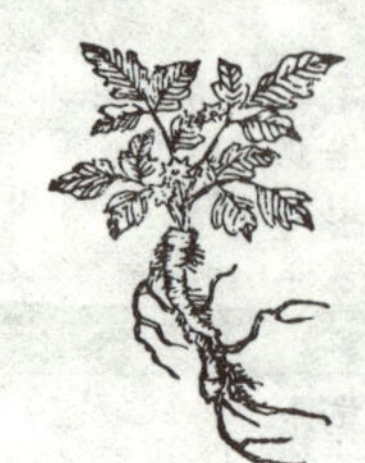

【功效】解表祛风，胜湿，止痉。

草部·山草类　发散风寒药

又名：铜芸、茴芸、茴草、屏风。防，是御的意思。它的作用以治风为要，所以叫防风。称芸、茴，是因为它的花像茴香，气味像芸蒿。

药用部分

防风根

[性味]味甘，性温，无毒。

张元素说：防风味辛而甘，性温，气味俱薄，浮而升，属阳，是手、足太阳经的本药。

王好古说：防风又行足阳明、太阴二经，为肝经气分药。

李杲说：防风能制约黄芪，黄芪配上防风同用，其功效愈大，这是相畏相使的配伍。

徐之才说：防风与葱白同用，能行全身气血；与泽泻、藁本同用，能治风病；与当归、芍药、阳起石、禹余粮同用，能治疗妇人子宫虚冷。防风畏萆薢，能解附子毒，恶藜芦、白蔹、干姜、芫花。

[主治]主大风，恶风、头痛、眩晕及风邪所致的视物不清，风行周身，骨节疼痛，烦满，久服身轻。（出自《神农本草经》）

疗胁痛，肝风，头风，四肢挛急，破伤风。（出自《名医别录》）

治上焦风邪，泻肺实，散头目中滞气，经络中留湿。主上部出血证。（张元素）

防风叶

[主治]中风出热汗。（出自《名医别录》）

防风花

[主治]治四肢拘急，不能走路，经脉虚羸，骨节间痛，心腹痛。（甄权）

防风子

[主治]治风症力强，可调配食用。（苏恭）

【发明】李杲说：防风治周身疼痛，药效较弱，随配伍引经药而至病所，是治风药中的润剂。如果补脾胃，非防风引用不可。凡项背强痛，腰痛不能转身，为手足太阳证，正应当用防风。病人身体拘挛者，属风邪所致，各种疮痈见此证也须用防风。

医家名论

李时珍说：江淮一带所产的大多是石防风，生长在山石之间。二月采其嫩苗做菜，味辛甘而香，称作珊瑚菜。它的根粗、外形丑，子可做种子。吴绶说，凡入药以黄色润泽的防风为好，白的多沙条，不好用。

苏颂说：现在汴东、淮浙各州郡都有防风生长。

使用禁忌

血虚痉急或头痛不因风邪者忌服。二便秘涩、气升作呕、火升发嗽、阴虚盗汗、阳虚自汗等病禁用。恶干姜、藜芦、白蔹、芫花。

形态特征

多年生草本，高30～80厘米，全草无毛。根呈长圆柱形，粗壮有分枝，淡黄色，茎单生。叶丛生，有扁长形叶柄，叶片卵形或长圆形，花在茎和分枝顶端，多数为伞形花序，花瓣倒卵形，白色。果实狭圆形或椭圆形，9～10月可采摘。

花
［主治］治四肢拘急，不能走路，经脉虚羸，骨节间痛，心腹痛。
子
［主治］治风症力强，可调配食用。
叶
［主治］中风出热汗。

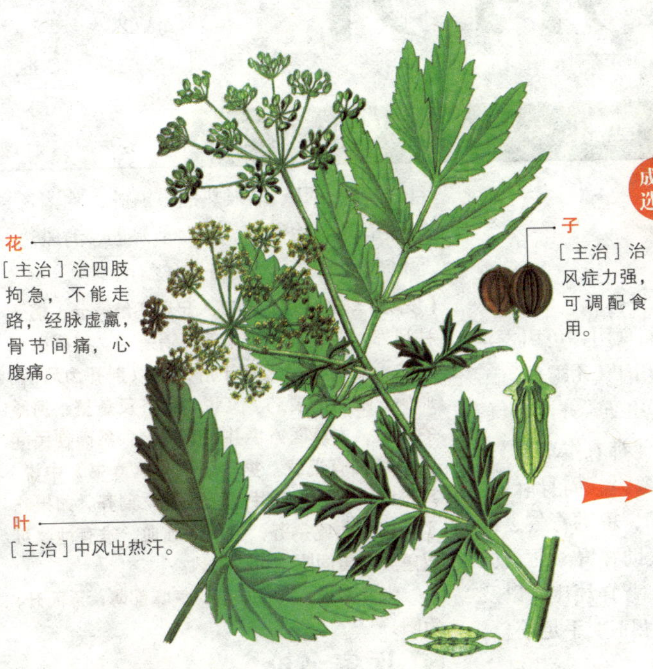

产地分布

主要分布于黑龙江、吉林、辽宁、内蒙古、河北、宁夏、甘肃、陕西、山西、山东等地。

成熟周期

植株：多年生草本

栽种：3月或10月

花期：9月或次年5月

采收：9~10月（根）

成品选鉴

表面黄棕色有裂隙，断面有棕色环。质松而软，易折断，条粗壮、皮细而紧、无毛头、中心色淡黄，气微香，味微甘者为佳。

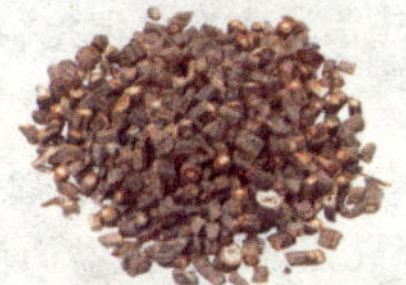

主要药用部分

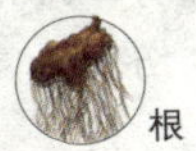

根

实用妙方

• **自汗不止：** 防风（去芦）研为末，每次用浮小麦煎汤送服二钱。又方：防风用麸炒过，用猪皮煎汤送服。注：芦头是指接近根部的叶柄残基。

• **盗汗：** 防风二两、川芎一两、人参半两，共研为末，每次服三钱，临睡时服。

• **偏正头痛：** 防风、白芷等份，研为末，蜜调制成弹子大的丸子。每次嚼服一丸，用清茶送服。

中药趣味文化

防风与大禹治水的故事

古时大禹治水，会诸侯于会稽，论功行赏。浙江的防风氏途中因治水耽搁，到达会稽时就迟了一天。大禹认为防风氏居功自傲，看不起自己，一怒之下，杀了他。防风氏死时，脑中喷出一股股白色的液体，散落在山间。后来当地乡民因为治水，多数都得了风寒病。有病人梦见防风氏指引他们去采摘山里的一种草治病。服用了这种草之后，乡民的风寒病就好了。他们认为这是防风神留下的神草，所以就叫它『防风』。

流行感冒，不用烦恼

荆芥

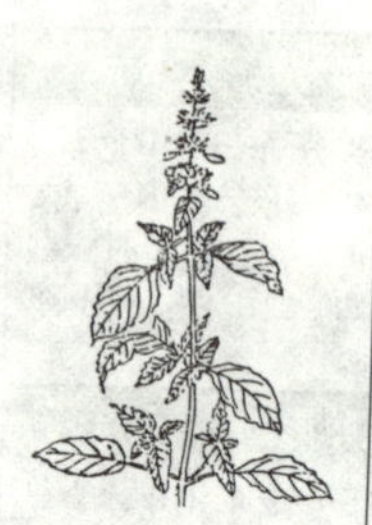

【功效】解表祛风，理血散瘀，止痛安神。

草部·芳草类　发散风寒药

又名：姜芥、假苏、鼠蓂。据《吴普本草》载，荆芥叶细像落藜，蜀地人生食。之所以叫它苏、姜、芥，都是因它的气味辛香，像苏、姜、芥。

药用部分

荆芥茎、穗

［性味］味辛，性温，无毒。

孟诜说：当作菜长期食用，可引发消渴，熏扰五脏之神。反驴肉、无鳞鱼。

［主治］主寒热鼠瘘，瘰疬生疮，并能破气，下瘀血，除湿痹。（出自《神农本草经》）

治恶风贼风、口面歪斜、周身麻痹、心气虚健忘，能益力添精，辟邪毒气、通利血脉、补五脏不足之气助脾胃。（甄权）

主血劳、风气壅满、背脊烦疼，以及阴阳毒之伤寒头痛，头旋目眩，手足筋急。（陈士良）

利五脏，消食下气，醒酒。做菜食用，生、熟都可，也可以煎汤代茶饮。用豉汁煎服，治突然患伤寒，能发汗。（出自《日华子诸家本草》）

治妇人血风以及疮疥的要药。（苏颂）

产后中风身强直，将其研末用酒送服。（孟诜）

祛邪，除劳渴出虚汗，将其煮汁服用。捣烂用醋调，外敷疗肿肿毒。（陈藏器）

散风热，清头目，利咽喉，消疮肿，治项强，眼花以及吐血衄血，下血血痢，崩中痔漏。（李时珍）

荆芥穗，上清头目诸风，止头痛，明目，解肺、肝、咽喉热痛，消肿，除诸毒，发散疮痈。治便血，止女子暴崩，消风热，通肺气鼻窍塞闭。（出自《滇南本草》）

【发明】李时珍说：荆芥入足厥阴经气分，擅于祛风邪，散瘀血，破结气，消疮毒。因厥阴属风木，主血，相火寄于肝，所以荆芥为风病、血病、疮病的要药。又说：荆芥反鱼蟹、河豚的说法，本草医方中并没有说到，然而在民间书中往往有记载。据李延飞《延寿书》中说，凡是吃一切没有鳞甲的鱼，忌吃荆芥。如果吃了黄鳝后再吃荆芥，会使人吐血，唯有地浆可以解。与蟹同吃，可以动风。

张元素说：荆芥辛苦，气味都薄，浮而升，为阳。

医家名论

李时珍说：荆芥原是野生，因现在多为世人所用，所以栽种的较多。二月份播下种子，长出的苗茎方叶细，像扫帚叶而窄小，为淡黄绿色。八月开小花，作穗状花房，花房像紫苏房。花房里有细小的子，像葶苈子一样，色黄赤，连穗一同采收入药用。

使用禁忌

病人表虚有汗者忌之；血虚寒热而不因于风湿风寒者勿用；阴虚火炎面赤，因而头痛者不宜使用。凡服荆芥风药，忌食鱼，久服则动渴疾。

形态特征

一年生草本，有香气。茎方柱形，长50～80厘米，被短柔毛，基部略带紫色，上部多分枝。叶对生，呈羽状深裂，裂片条形或披针形，两面被柔毛，下面具腺点。花冠穗状，长2～9厘米，浅红紫色，花瓣较小。果实三棱形，棕褐色，表面光滑。

产地分布

人工栽培主要分布于安徽、江苏、浙江、江西、湖北、河北等地。

成熟周期

植株：一年生草本
栽种：3~4 月
花期：7~9 月
采收：9~10 月（茎、花）

叶
[性味]味辛，性温，无毒。
[主治]能破气，下瘀血。

茎
[性味]味辛，性温，无毒。
[主治]主寒热鼠瘘、瘰疬生疮。

成品选鉴

鲜嫩芽表面为淡黄绿色或淡紫红色，有短柔毛；体轻质硬而脆，断面白色。花穗内藏棕黑色小坚果，气芳香，味微涩而辛凉。

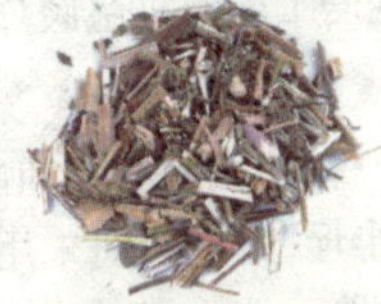

主要药用部分

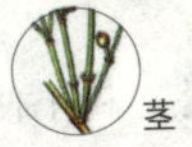
茎

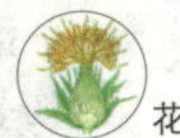
花

实用妙方

· **头项风强痛：**在八月后以荆芥穗做枕以及铺于床头下，立春后去掉。	· **风热头痛：**用荆芥穗、石膏等份研为末。每次用茶水调服二钱。	· **中风口噤，用荆芥散：**将荆芥穗研为细末，用酒送服二钱。	· **脚丫湿烂：**取荆芥叶捣烂外敷。

中药趣味文化

荆芥与慈禧太后

清光绪年间，慈禧太后得了一场怪病，终日倦怠慵懒，精神很差，情绪低落，看到山珍海味也毫无食欲。出身御医世家的马培之经过诊断，确定慈禧太后的病是肝郁气滞所致，就开了一方『荆防逍遥散』。慈禧太后用了几服药就痊愈了。这『荆防逍遥散』乃是中医名方，疏肝效果一流，名字也很有意境。意思就是能让肝气活泼畅通，心情也会随之开朗，烦恼抛诸脑后，好像神仙一样逍遥快活。而其中的一味主药就是荆芥。

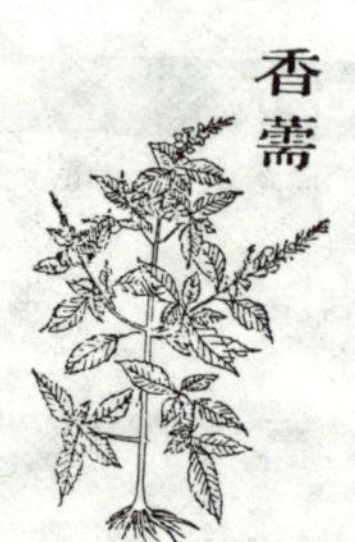

【功效】发汗解表，和中利湿，能利水消肿。

暑天贪凉生病就用它

香薷

草部·芳草类　发散风寒药

又名：香菜、香茸、香菜、蜜蜂草。《玉篇》中认为，它是因为气味香、叶片柔，所以名香薷。此草初生时名茸，因它又像蜜蜂的花房，所以俗称为蜜蜂草。

药用部分

香薷全株

[修治]李时珍说：八九月间香薷开花成穗状时，采来阴干备用。

[性味]味辛，性微温，无毒。

[主治]治疗霍乱腹痛吐泻，消水肿。(出自《名医别录》)

祛热风。突然抽筋的，取香薷煮汁顿服半斤，即止。研末用水送服可止鼻出血。(孟诜)

治霍乱不可阙也，用之无不效。(出自《本草衍义》)

治伤暑，利小便。(出自《本草衍义补遗》)

主脚气寒热。(李时珍)

解表除邪，治中暑头疼，暑泻肚肠疼痛，暑热咳嗽，发汗，温胃，和中。(出自《滇南本草》)

主下气，除烦热，定霍乱，止呕吐，疗腹痛，散水肿，调中温胃，最解暑气。(出自《药性解》)

【发明】李时珍说：凡医生治暑病，以香薷饮为首选药方。然而，暑病中若是因乘凉饮冷，以致阳气被阴邪阻遏，症见头痛、发热恶寒、烦躁口渴，或吐或泻，或霍乱者，适宜用香薷散以发越阳气，散水和脾。如果是因饮食不节、劳累过度、悲伤太过而伤暑者，症见高热口渴、汗出如雨、烦躁喘促，或吐或泻的，这是劳倦内伤之症，必须使用李东垣的清暑益气汤、人参白虎汤之类，以泻火益元。如果用香薷来治疗，会使表更虚而热更盛。因香薷为夏季解表的药物，正如冬季用麻黄一样，气虚者尤其不可多服。另外，香薷性温，不宜热饮，否则反而会导致吐逆，应以冷服为好。

医家名论

李时珍说：香薷有野生，有家种。中州人在三月栽种它，叫作香菜，用来充当蔬菜。朱丹溪认为只取大叶的为好，但是小叶的香气更加浓烈，现在人多用。它的茎是方的，叶尖有齿痕，很像黄荆叶但稍小些，九月开紫色的花，呈穗状。另外有一种细子、细叶的，高只有几寸，叶像落帚叶，是石香薷。

寇宗奭说：香薷生长在山野间，荆湖南北、二川都有，汴洛有栽种，暑天也当作蔬菜食用。它的叶像茵陈，花茸紫，连成穗，四五十房为一穗，像荆芥穗，带有一种香气。

使用禁忌

香薷性温，不宜热饮，内服宜凉饮，热饮易致呕吐。表虚者禁服。忌鲫鱼、海藻、菘菜、桃、李、雀肉。

形态特征

多年生草本，高30～40厘米。茎直立，通常呈棕红色，单一或有两个分枝，四棱形有灰白色卷曲柔毛。叶对生，叶片呈披针形，边缘有锯齿，上面黄绿色，被白色柔毛，下面颜色较淡，有腺点。花序密集成穗状，淡紫色，或少有白色。

叶
［性味］味辛，性微温，无毒。
［主治］能下气，除烦热，治疗呕逆冷气。

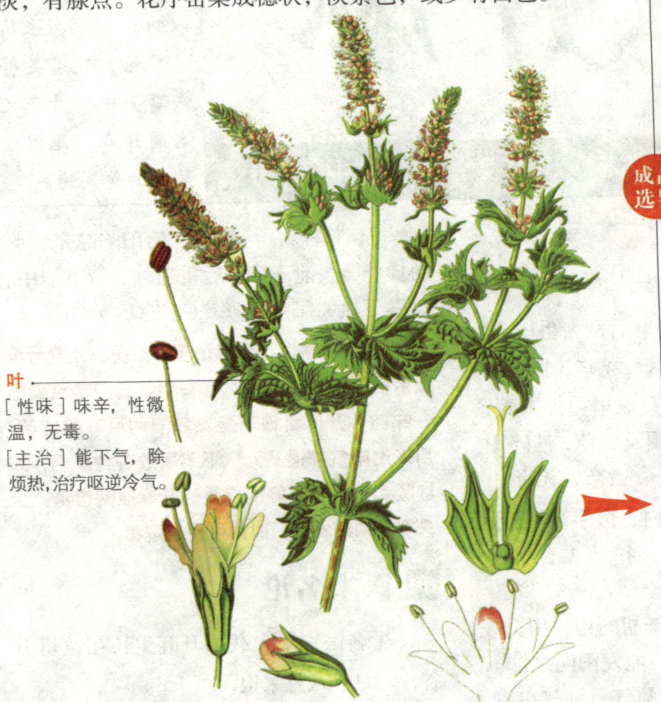

产地分布

主要分布于华东、华南等地，人工栽培以江西新余等地为主。

成熟周期

植株：多年生草本
栽种：3~4月
花期：8~9月
采收：9~10月（全草）

成品选鉴

全株被有白色茸毛，质脆，易折断。叶对生，皱缩破碎或已脱落，茎顶带有穗状花序，呈淡黄色或淡紫色，有浓烈香气，味辛，微麻舌。

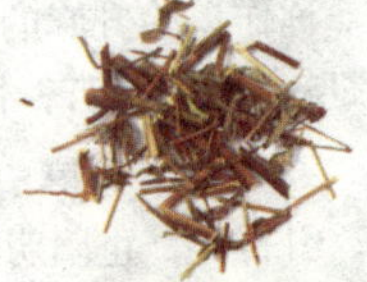

主要药用部分

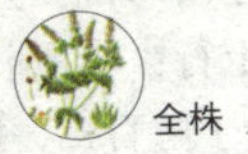

全株

实用妙方

- **一切伤暑，用香薷饮：** 香薷一斤，厚朴（姜汁炙）、白扁豆（微炒）各半斤，锉末。每次取五钱，加水二盏、酒半盏，煎取一盏，放水中待冷后服下，连服两剂有效。凡暑天卧湿当风，或生冷不节致吐痢，或发热头痛、体痛，或心腹痛，或转筋，或干呕，或四肢逆冷，或烦闷等，都可用。
- **口中臭气：** 用香薷一把，加水煎汁含漱。
- **心烦胁痛：** 用香薷捣汁一二升饮服。
- **鼻衄不止：** 将香薷研末，用白开水冲服一钱。

中药趣味文化

林黛玉与香薷饮

《红楼梦》中第二十九回讲到林黛玉到了清虚观后，因为天气炎热，便寻那阴凉所在的地方多待了一会儿，因身子骨虚弱，受了寒，得了阴暑之疾。回去之后喝了『香薷饮』，才觉得好些。『香薷饮』是中医有名的方剂，由『香薷散』演变而来，用药仅三味：香薷、炒扁豆、姜厚朴。若在夏季受暑热侵袭，然后贪凉饮冷、外感风寒，导致头重头痛、神疲倦怠、四肢困乏等症状就是中医理论上的阴暑。一般多用『香薷饮』。

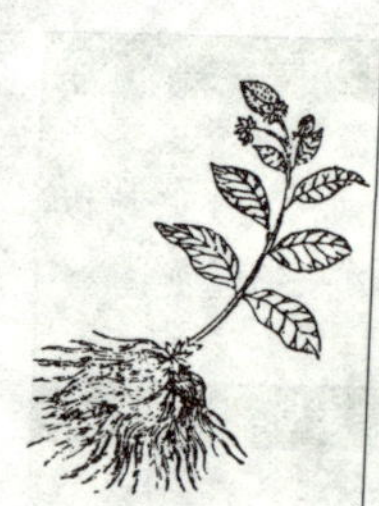

【功效】发表透疹，清热解毒，升举阳气。

轻身益寿解百毒

升麻

草部·山草类　发散风热药

又名：周麻。李时珍说，此物叶像麻，性上升，所以叫升麻。在张揖《广雅》及《吴普本草》中，升麻又名周升麻。此周应该指的是周地。

药用部分

升麻根

[修治] 雷敩说：采得升麻后刮去粗皮，用黄精汁浸泡一夜，晒干，锉碎蒸后再晒干用。

李时珍说：现在人只取里白外黑而紧实，称作鬼脸升麻的去须及头芦，锉碎用。

[性味] 味甘、苦，性平、微寒，无毒。

李杲说：升麻引葱白，散于阳明经风邪；引石膏，止阳明经齿痛；人参、黄芪，不用升麻引，不能上行。

李时珍说：升麻与柴胡同用，引升发之气上行；与葛根同用，能发阳明之汗。

[主治] 解百毒，辟瘟疫瘴气、邪气蛊毒，入口皆吐出，治中恶腹痛，流行疾病，头痛寒热，风肿诸毒，喉痛口疮。久服不夭，轻身长年。

小儿惊痫，热壅不通，疗痈肿豌豆疮，煎汤用棉沾拭疮上。（甄权）

治阳明头痛，补脾胃，祛皮肤风邪，解肌肉间风热，疗肺痿咳唾脓血，能发浮汗。（张元素）

治牙根浮烂恶臭，太阳鼻衄，是疮家的圣药。（王好古）

治小儿痘疹，解疮毒，咽喉肿，喘咳音哑；肺热，止齿痛；乳蛾，痄腮。（出自《滇南本草》）

能消斑疹，行瘀血，治阳陷眩晕，胸胁虚痛，久泄下痢，后重遗浊，带下崩中，血淋下血，阳痿足寒。（李时珍）

【发明】李时珍说：升麻是禀赋素弱、元气亏虚及劳役饥饱生冷内伤，脾胃引经药中最重要的一味药。升麻葛根汤是发散阳明风寒的方药，用来治阳气郁遏及元气下陷所致各种疾病，如红眼病，都有很好的疗效。升麻能解痘毒，但只有在初起发热的时候可用来解毒。

医家名论

《名医别录》载：升麻生长在益州山谷，二月、八月采根，晒干。

苏颂说：现在蜀汉、陕西、淮南州郡都产升麻，以蜀川所产的为好。升麻春天生苗，高三尺多；叶像麻叶，为青色；四五月开花，像粟穗，白色；六月以后结实，黑色；根像蒿根，紫黑色，多须。

使用禁忌

如有阴虚阳浮，喘满气逆及麻疹已透等症者忌服。升麻不可一次使用过多，服用过量可导致头晕、震颤、四肢拘挛等症状。若有上实气壅、诸火炎上的症状，皆不宜用。

形态特征

多年生草本，根茎呈不规则块状，须根多而长。茎直立，有分枝，被疏柔毛。羽状复叶，叶柄密被柔毛，叶片卵形或披针形，边缘有深锯齿，上面绿色，下面灰绿色，两面被短柔毛。花序生于叶腋或枝顶，圆锥形，白色。果长矩圆形，略扁。

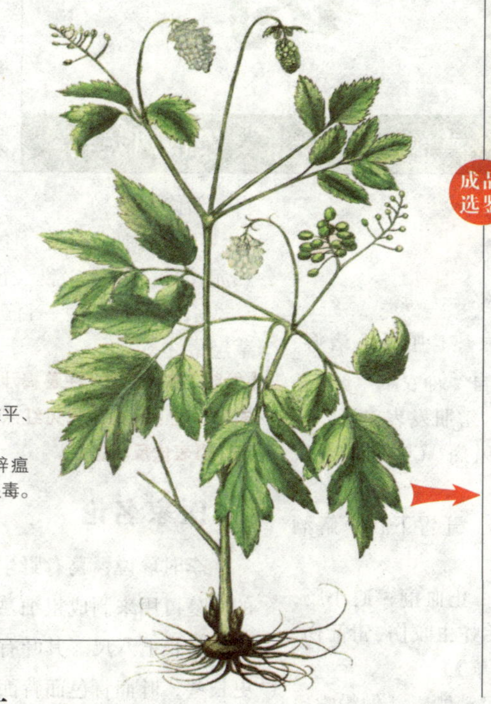

根

[性味]味甘、苦，性平、微寒，无毒。

[主治]解百毒，辟瘟疫、瘴气、邪气、蛊毒。

产地分布

主要分布于西藏、云南、四川、青海、甘肃、陕西、河南、山西、内蒙古等地。

成熟周期

植株：多年生草本

栽种：3~4月或10~11月

花期：7~9月

采收：9~10月（根）

成品选鉴

表面黑褐色或棕褐色，粗糙不平，具须根痕。体轻，质坚硬，不易折断，断面黄绿色或淡黄白色，纤维性，有裂隙。气微，味微苦而涩。

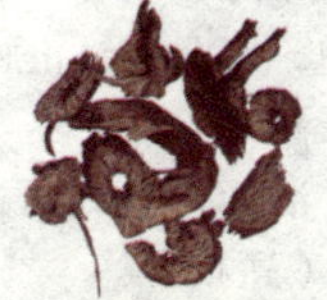

主要药用部分

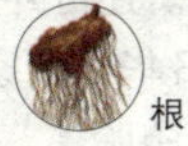

根

实用妙方

- **豌豆斑疮，由头面传及躯体，状如火烧疮，都有白浆，此为恶毒之气所致：**用蜜煎升麻，随时取食。并以水煮升麻，用棉花蘸药汁拭洗疮。
- **清瘴明目，用七物升麻丸：**升麻、犀角、黄芩、朴硝、栀子、大黄各二两，豆豉二升，微熬后同捣为末，蜜调做成梧桐子大的药丸。如果觉得四肢发热，大便困难时，即服三十丸，取微利为度。如果四肢小热，只需在饭后服二十丸。

中药趣味文化

青梅竹马

西周时有一户人家，妻子得了子宫脱垂病，久治不愈，渐入膏肓。父女二人束手无策。最后女儿青梅贴出了治病招亲的告示。当地有一位以采药为生的穷苦青年，梦见一位老神仙说：『竹马送来日，洞房花烛时』。第二天，他就听说了青梅家的事，于是，他上山去找竹马，最后终于找到了竹马，为青梅娘治好了病。青梅和那位青年成了亲。人们由此知道了竹马的神奇功效，后来竹马被传成了『升麻』。

适合“三高”人群的保健良药

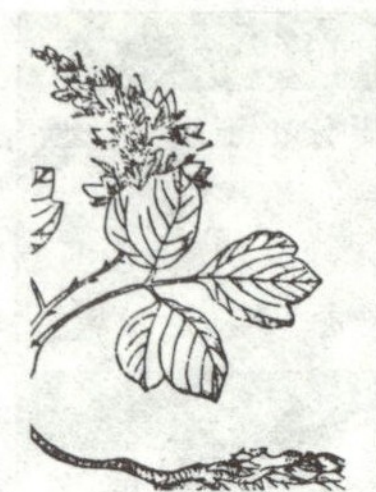

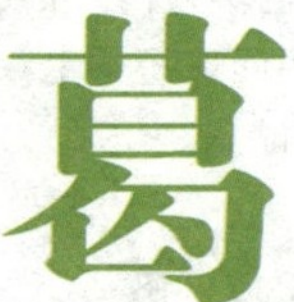

【功效】解肌发表出汗，开腠理，疗金疮，止胁风痛。

草部 · 蔓草类　　发散风热药

又名：鸡齐、鹿藿、黄斤。产于我国东北、华北及江南地区，其藤蔓可制布，称为葛布，质地细腻，多用来做衣服。魏晋以后常用来做巾。

药用部分

葛根

[性味] 味甘、辛，性平，无毒。

[主治] 主消渴、身大热、呕吐、诸痹、起阴风，解诸毒。（出自《神农本草经》）

疗伤寒中风头痛，解肌发表出汗，开腠理，疗金疮，止胁风痛。（出自《名医别录》）

治天行上气呕逆，开胃下食，解酒毒。（甄权）

治胸膈烦热发狂，止血痢，通小肠，排脓破血。还可外敷治蛇虫咬伤、毒箭伤。（出自《日华子诸家本草》）

生可堕胎。蒸食可消酒毒。做粉吃更妙。（陈藏器）

做粉可止渴，利大小便，解酒，祛烦热，压丹石，外敷治小儿热疮。捣汁饮，治小儿热痞。（出自《开宝本草》）

散郁火。（李时珍）

鼓舞胃气上行，生津液，又解肌热，治脾胃虚弱泄泻。（李杲）

生者捣取汁饮之，解温病发热。葛根为屑，疗金疮断血，亦疗疟及疮。（陶弘景）

发散表邪，发散小儿疮疹难出。（张元素）

为末服之，主猘狗啮，并饮其汁良。（出自《新修本草》）

生者破血，合疮，堕胎，解酒毒，身热赤，酒黄，小便赤涩。（出自《本草拾遗》）

杀野葛、巴豆、百药毒。（出自《本草经集注》）

【发明】陶弘景说：生葛捣汁饮，解温病发热。朱震亨说：凡癍痘已见红点，不可用葛根升麻汤，恐表虚反增斑烂。

医家名论

李时珍说：葛有野生、家种两种。它的藤蔓可用来制成粗细葛布。其根外紫而内白，长七八尺。其叶有三尖，像枫叶而更长些，叶面青色而背面为淡青色。其开花成穗，累累相缀，为红紫色。其荚像小黄豆荚，也有毛。其子绿色，扁扁的像盐梅子核，生嚼有腥气，八九月份采集，也就是《神农本草经》中所说的葛谷。花晒干后，也可以炸来吃。

使用禁忌

其性凉，易于动呕，胃寒者所当慎用。不可多服，恐损胃气。夏日表虚汗多尤忌。凡中气虚而热郁于胃者，应慎用。

形态特征

多年生落叶藤本，长达10米。全株被黄褐色粗毛。块根圆柱状，肥厚，外皮灰黄色，内部粉质，富纤维。藤茎基部粗壮，上部分枝，长数米，植株全被黄褐色粗毛。叶互生，具长柄，有毛，项生叶片菱状卵圆形，先端渐尖，边缘有时浅裂。

叶

[性味] 味辛，性平，无毒。

[主治] 主诸痹、起阴风，解诸毒。

根

[性味] 味甘、辛，性平，无毒。

[主治] 主消渴、呕吐。

产地分布

除新疆、青海、西藏外，广泛分布于全国各地。

成熟周期

植株：多年生藤本

栽种：3~4月

花期：9~10月

采收：12~次年2月（根）

成品选鉴

呈纵切的长方形厚片或小方块，外皮淡棕色，有纵皱纹，粗糙。切面黄白色，纹理不明显。质韧，纤维性强。无臭，味微甜。

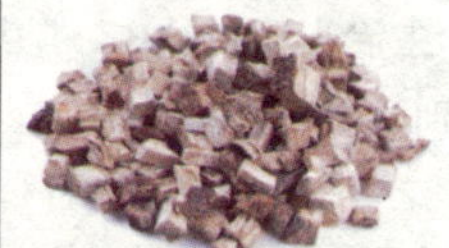

主要药用部分

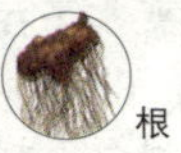

根

实用妙方

• **时气头痛，壮热：** 生葛根洗净，捣汁一大盏，加豉一合，煎成六分，去滓分次服，汗出即愈。如不出汗，再服。若心热，加栀子仁十枚。

• **热毒下血，因食热物而发：** 生葛根二斤，捣汁一升，加藕汁一升，服下。

• **酒醉不醒：** 取生葛根汁二升，服下。

• **妊娠热病心闷：** 葛根汁二升，分作三服。

中药趣味文化

葛根的传说

从前，有一位姓葛的员外，受朝臣陷害，被满门抄斩，只有最小的儿子逃了出去。这孩子孤苦无依，机缘巧合被一个挖药的老人收留。从此他便每天跟着老人上山采药。老人常采一种药草，用它的块根给乡亲们治发热口渴、泄泻等病。过了几年，老人死了，葛员外的小儿子继续用这种药草治病救人。一个病人让他给这草取个名字。他联想到自己的身世，就将这种草叫作『葛根』，以感谢老人家为葛家留住了最后的根。

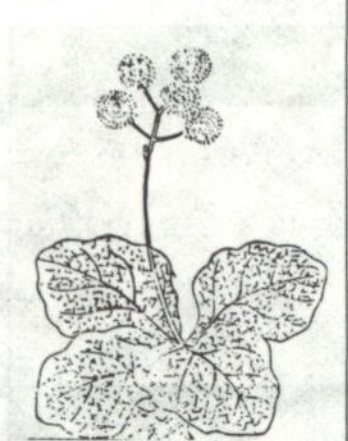

【功效】疏散风热，宣肺祛痰，利咽透疹，解毒消肿。

风靡全球的高档蔬菜

牛蒡

草部·隰草类　发散风热药

又名：鼠粘、恶实、大力子、蒡翁菜、便牵牛、蝙蝠刺。入药的部分是牛蒡子，也被称为恶实。全国各地到处都有，根非常粗大，可以做菜吃，对人体有益。

药用部分

牛蒡子

[修治] 雷敩说：凡用拣净，以酒拌蒸，等到有白霜重出，用布拭去，焙干后捣粉用。

[性味] 味辛，性平，无毒。

[主治] 明目补中，除风伤。（出自《名医别录》）

治疗风毒肿，各种瘘管。（陈藏器）

研末浸酒服，每日服二三盏，能除各种风症，去丹石毒，利腰脚。又在吃饭前揉捏三枚恶实子吞服，可散各种结节、筋骨烦热毒。（甄权）

润肺散气，利咽膈，去皮肤过敏，通十二经。（张元素）

消斑疹毒。（李时珍）

牛蒡根、茎

[性味] 味苦，性寒，无毒。

陈藏器说：根须蒸熟曝干用，不然的话，会让人想吐。

[主治] 主伤寒寒热出汗、中风面肿、口渴、尿多。久服会轻身耐老。（出自《名医别录》）

根主牙齿痛，劳疟，各种风症引起的双脚无力，痈疽，咳嗽伤肺，肺脓疡及腹内积块，冷气积血。（苏恭）

根浸酒服，可祛风及恶疮。将根与叶同捣碎，能外敷杖疮、金疮。（陈藏器）

主面目烦闷，四肢不健，能通十二经脉，洗五脏恶气。（甄权）

将茎叶煮汤，用来洗浴，可消除皮肤瘙痒。还可加入盐、花生同捣烂，外敷一切肿毒。（孟诜）

【发明】李杲说：鼠粘子功用有四种，治风湿瘾疹，咽喉风热，散诸肿疮疡之毒，利凝滞腰膝之气。苏颂说：根做成果脯食用，很好。茎叶宜煮汁酿酒服。冬天采根，蒸晒后入药。

医家名论

李时珍说：古人种牛蒡子，用肥沃的土壤栽培。剪嫩苗淘洗干净当蔬菜吃，挖根煮后晒干做成果脯，说是对人很有好处，现在的人已经很少吃了。三月长苗，茎高的有三四尺。四月开花成丛状，淡紫色，结的果实像枫梂但要小些，花萼上的细刺百十根攒聚在一起，一个有几十颗子。它的根粗如手臂，长的近一尺，浅青灰色。在七月采子，十月采根。

使用禁忌

该品能滑肠，气虚便溏者忌用。若气虚色白、大便自利或泄泻者，慎勿服之。痈疽已溃，非便秘不宜服。牛蒡苷有轻度利尿、泻下作用，过量使用会因呼吸和肢体麻痹而引起死亡。

形态特征

二年生草本，高1～2米。茎直立，上部多分枝。叶丛生，广卵形或心形，边缘微波状或有细齿，下面密被白色短柔毛。花成丛状，淡紫色，果实像枫梂但要小些，花萼上的细刺百十根攒聚在一起，一个有几十颗子。根粗大，浅青灰色。

产地分布

主要分布于东北、西北及河北、山西、山东、江苏、安徽、浙江、江西、广西等地。

成熟周期

植株：二年生草本
栽种：3~4月
花期：6~8月
采收：10~11月（根）

子

［性味］味辛，性平，无毒。
［主治］明目补中，除风伤。

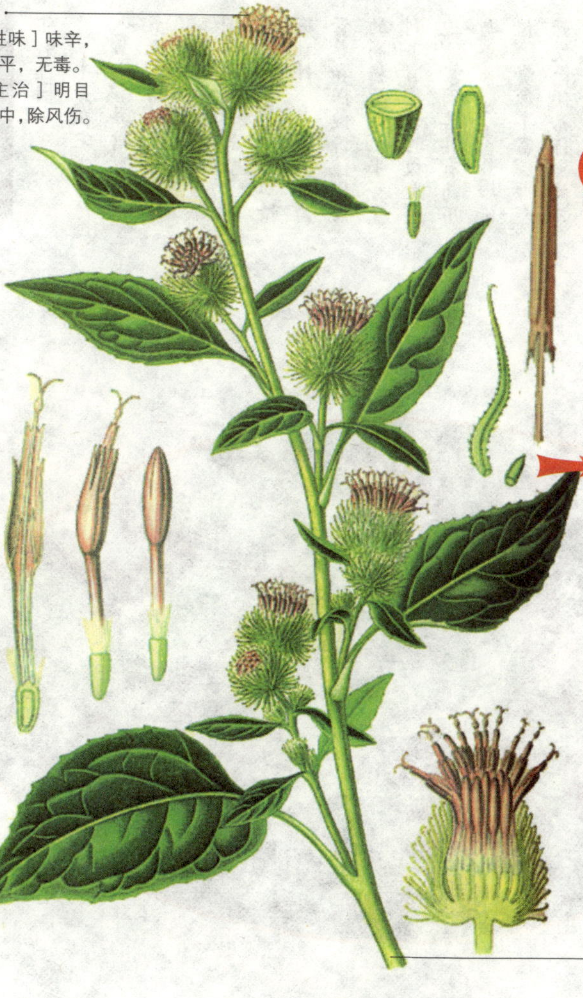

成品选鉴

根呈纺锤状，皮部黑褐色，有皱纹，肉质而直，内呈黄白色，味微苦而性黏。牛蒡子长倒卵形，略扁，微弯曲，表皮褐色。

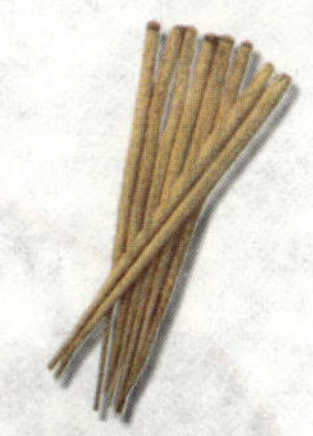

主要药用部分

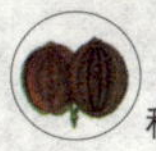
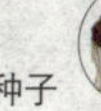
种子
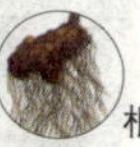
根

茎

［性味］味苦，性寒，无毒。
［主治］主伤寒寒热出汗，中风面肿，口渴，尿多。

实用妙方

- **风热浮肿，咽喉闭塞：** 牛蒡子一合，炒至半生半熟，研成末，每次用热酒送服一钱匕。
- **痰厥头痛：** 牛蒡子（炒）、旋覆花等份，研为末，用清茶送服一钱，一天两次。
- **一切风疾，年久不愈：** 牛蒡根一升，生地黄、枸杞子、牛膝各三升。装在袋子里，泡在三升酒中，每天饮适量。

中药趣味文化

牛蒡在日本

牛蒡在宋代时传入日本，并培育出很多优良品种。现在日本等东亚国家因受我国传统医学影响，对牛蒡的药用价值情有独钟，并将其奉为营养和保健价值极佳的高档蔬菜。牛蒡受到了消费者的极大欢迎，又因其具有药用与食用双重利用价值，资源丰富，综合开发简便易行，被日本卫生部认定为『新资源食品』。牛蒡不仅风靡东亚、东南亚，还引起了西欧和美国有识之士的关注，可与人参媲美，有『东洋参』的美誉。

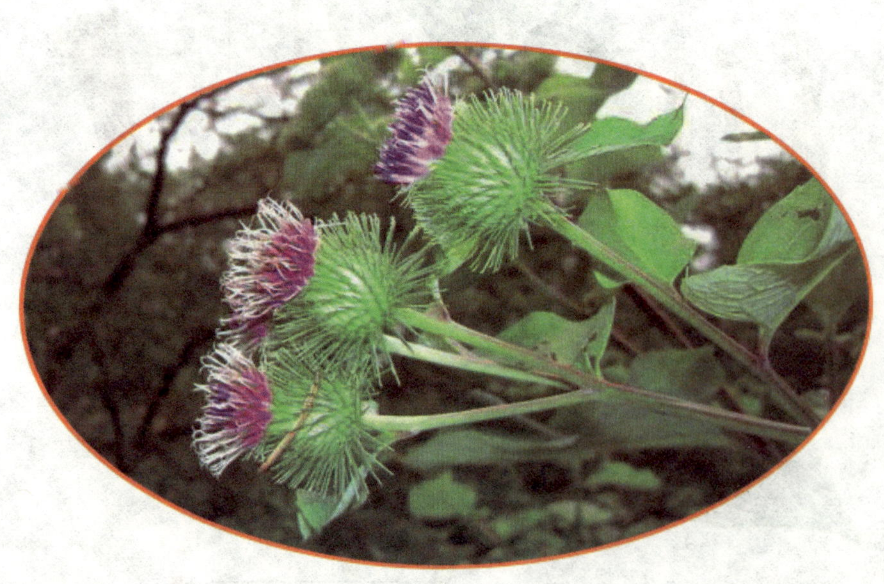

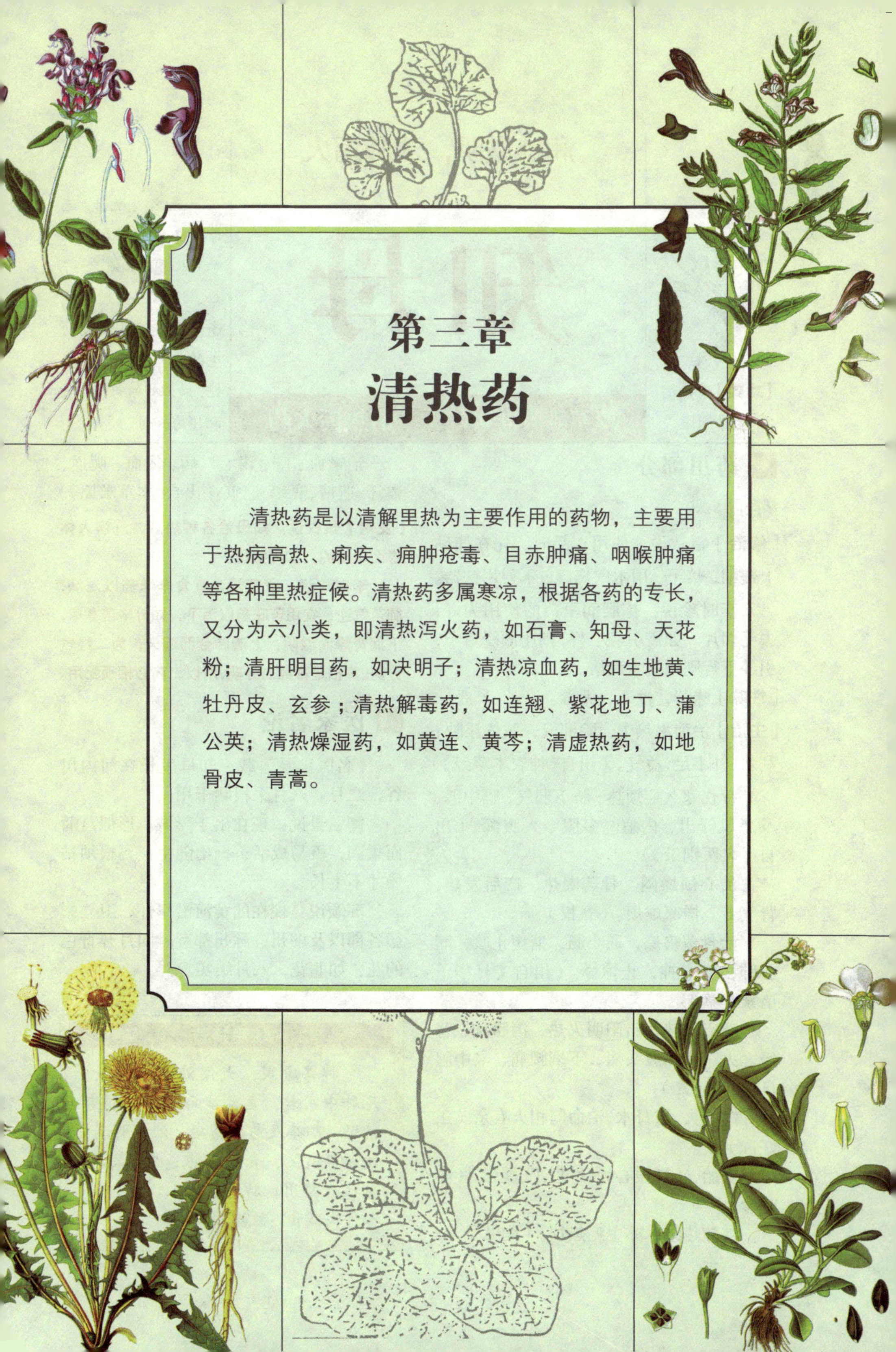

第三章
清热药

清热药是以清解里热为主要作用的药物，主要用于热病高热、痢疾、痈肿疮毒、目赤肿痛、咽喉肿痛等各种里热症候。清热药多属寒凉，根据各药的专长，又分为六小类，即清热泻火药，如石膏、知母、天花粉；清肝明目药，如决明子；清热凉血药，如生地黄、牡丹皮、玄参；清热解毒药，如连翘、紫花地丁、蒲公英；清热燥湿药，如黄连、黄芩；清虚热药，如地骨皮、青蒿。

润肺滋阴，清肺泻火

知母

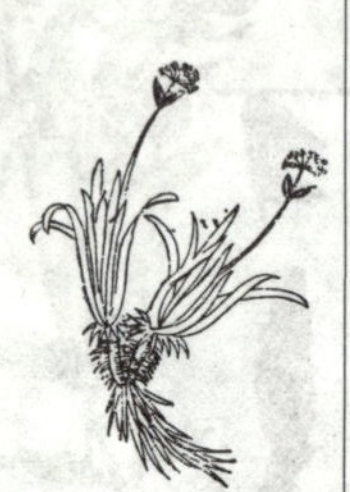

【功效】清热泻火，生津润燥。

草部 · 山草类　清热泻火药

又名：蚳母、连母、蝭母、地参、水参（水浚、水须）、苦心、儿草、女理、韭逢。因为老根旁边初生的子根，形状像蚳虻，所以叫蚳母，后来讹传为知母、蝭母。

药用部分

知母根

［**修治**］雷敩说：使用本品时，先在槐砧上锉细，焙干，用木臼捣碎，不要用铁器。

李时珍说：拣肥润里白的使用为好，去毛切片。如需引经上行，则用酒浸焙干，引经下行则用盐水润焙。

［**性味**］味苦，性寒，无毒。

［**主治**］治消渴热中，除邪气，肢体浮肿；利水，补不足，益气。（出自《神农本草经》）

疗伤寒久疟烦热、胁下邪气，膈中恶，及恶风汗出、内疸。多服令人腹泻。（出自《名医别录》）

治心烦燥闷、骨蒸潮热、产后发热，肾气劳，憎寒虚烦。（甄权）

治骨蒸痨瘵，通小肠，消痰止咳，润心肺，安心神，止惊悸。（出自《日华子诸家本草》）

清心除热，治阳明火热，泻膀胱、肾经之火。疗热厥头痛、下痢腰痛、喉中腥臭。（张元素）

泻肺火，滋肾水，治命门相火有余。（王好古）

安胎，止妊娠心烦，辟射工、溪毒。（李时珍）

甚疗热结，亦主疟热烦。（陶弘景）

治嗽血、喘、淋、口病、尿血、呃逆、盗汗、遗精、痹痿、瘛疭。（出自《本草求原》）

【**发明**】甄权说：知母治各种热劳，凡病人体虚而口干的，加用知母。

李时珍说：肾苦燥，宜食辛味药以滋润，肺苦气逆，宜用苦味药以泻下，知母辛苦寒凉，下润肾燥而滋阴，上清肺金而泻火，为二经气分药。黄柏是肾经血分药，所以二药必相须配用。

医家名论

《名医别录》载：知母生长在河内川谷，二月、八月采根晒干用。

陶弘景说：现在出于彭城。形似菖蒲而柔润，极易成活，掘出随生，要根须枯燥才不生长。

苏颂说：现在的黄河沿岸怀、卫、彰德各郡以及解州、滁州都有。四月开青色的花，如韭花，八月结实。

使用禁忌

脾胃虚寒，大便溏泄者忌服。凡肺中寒嗽，无火症而尺脉微弱者禁用。阳痿及易举易痿、泄泻脾弱、饮食不消化、食欲不振、肾虚溏泄等症者禁用。脾胃虚热人误服，令人作泻减食，故虚损大忌。

形态特征

多年生草本，全株无毛。根状茎横生于地面，上有许多黄褐色纤维，下生许多粗而长的须根。叶呈线形，质稍硬。花茎直立，花序穗状，稀疏狭长，花为绿色或紫堇色。果长卵形，成熟后有裂纹，种子三棱形，两端尖，黑色。

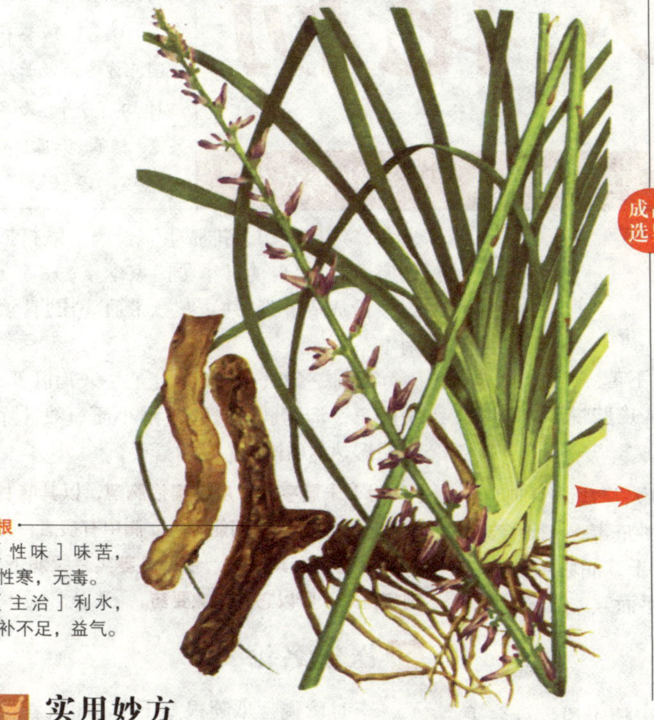

根

[性味] 味苦，性寒，无毒。

[主治] 利水，补不足，益气。

产地分布

全国各地均有栽培，最主要的产地在河北。

成熟周期

植株：多年生草本

栽种：3~4 月（提前 3 年）

花期：6~9 月

采收：3~4 月或 9~10 月（根）

成品选鉴

呈长条状，表面黄棕色至棕色，具紧密排列的环状节，质硬，易折断，断面黄白色。气微，味微甜、略苦，嚼之带黏性。

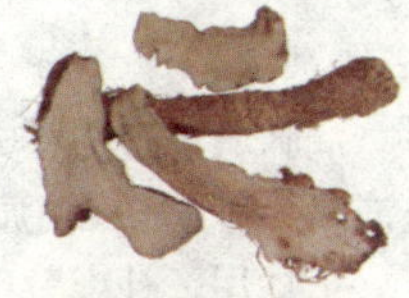

主要药用部分

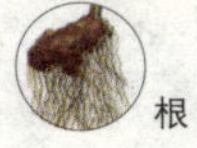

根

实用妙方

· **新久痰嗽：** 知母、贝母各一两，研细，巴豆三十枚，去油，研匀。每次服一合，用生姜三片，两面蘸上药末，放在口里细嚼咽下，服完即睡。第二天早晨大便一次，则痰嗽渐止，体质壮实者才可用。

· **久咳气急：** 知母五钱（去毛切片，隔纸炒），杏仁五钱（姜水泡后去皮尖，焙干），加水一盅半，煎取一盅，饭后温服。再用萝卜子、杏仁等份，研末，加米糊做成丸子，每次姜汤送服五十丸，以绝病根。

中药趣味文化

知母的传说

三国时有位老婆婆靠挖药为生，她想把认药的本事传给一个厚道人。后来她碰到一个樵夫，樵夫看老人可怜就收留了她，并认作干妈。三年后的一天，老人让樵夫背她上山，找到了白中带紫条纹状花朵的野草。『这草能治肺热咳嗽发烧。你知道为什么现在我才教你认药吗？』樵夫说：『妈是想找个厚道的人传他认药，怕居心不良的人拿这本事去坑害百姓！』老婆婆点了点头：『这种药还没有名字，就叫它「知母」吧！』

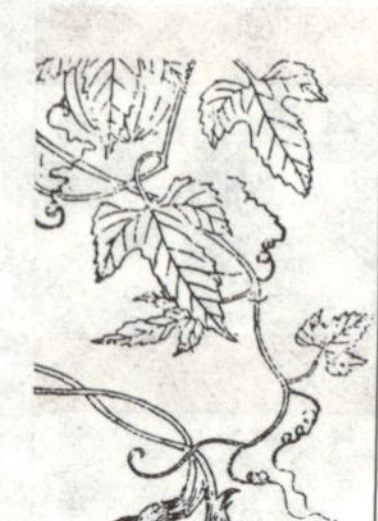

【功效】清热泻火，生津止渴，消肿排脓。

让你的火气烟消云散

天花粉

草部·蔓草类 清热泻火药

天花粉是瓜蒌的根制成的粉状物，因其洁白如雪，又名白药、瑞雪。瓜蒌在我国北方各地及长江流域均有分布，又名果裸、栝蒌、天瓜、黄瓜、地蒌、泽姑。

药用部分

瓜蒌实

[性味]味苦，性寒，无毒。

李时珍说：味甘，不苦。

[主治]治胸痹，能使人皮肤悦泽。（出自《名医别录》）

润肺燥，降火，治咳嗽，涤痰结，利咽喉，止消渴，利大肠，消痈肿疮毒。（李时珍）

子炒用，补虚劳口干，润心肺，治吐血，肠风泻血，赤白痢，手面皱。（出自《日华子诸家本草》）

瓜蒌根（天花粉）

[修治]周定王（明代朱橚）说：秋冬采根，去皮切成寸许大，用水浸，逐日换水，四五天后取出。捣成泥状，用绢袋滤汁澄粉，晒干用。

[性味]味苦，性寒，无毒。

李时珍说：味甘、微苦、酸，性微寒。

徐之才说：与枸杞相使，恶干姜，畏牛膝、干膝，反乌头。

[主治]主消渴身热，烦满大汗，能补虚安中，续绝伤。（出自《神农本草经》）

除肠胃中痼热，八疸身面黄，唇干口燥短气，止小便利，通月经。（出自《名医别录》）

治热狂时疾，通小肠，消肿毒，乳痈发背，痔瘘疮疖，排脓生肌长肉，跌打损伤瘀血。（出自《日华子诸家本草》）

治痈疮肿毒，并止咳嗽带血。（出自《滇南本草》）

补肺，敛气，降火，宁心，兼泻肝郁，缓肝急，清膀胱热，止热淋小便短数，除阳明湿热。（出自《医林纂要》）

【发明】朱震亨说：瓜蒌实治胸痹，以其味甘性润。甘能补肺，润能降气。胸中有痰者，乃肺受火逼，失其降下。今得瓜蒌实甘缓润下，则痰自降。所以它是治嗽要药。

医家名论

李时珍说：瓜蒌根直下生，年久者长数尺。秋后挖的结实有粉，夏天挖的有筋无粉，不能用。它的果实圆长，青的时候像瓜，黄时如熟柿，山上人家小儿常食。果实内有扁子，大小如丝瓜子，壳色褐，仁色绿，多脂，有青气。炒干捣烂，水熬取油，可点灯。

使用禁忌

脾胃虚寒作泄者勿服。胃虚湿痰，亡阳作渴，病在表者禁用。阴虚火动，津液不能上承而作渴者，不宜使用。凡痰饮色白清稀者，忌用。孕妇及不孕症者禁用。

形态特征

攀缘藤本，长可达10米。块根肥大，圆柱形。茎较粗，多分枝，有纵棱和槽，被白色柔毛。叶互生，有纵条纹，叶片轮廓近圆形或近心形。花白色，雌雄异株，雄花成总状花序，雌花单生于叶腋。果实近球形，成熟时金黄色。种子扁长椭圆形。

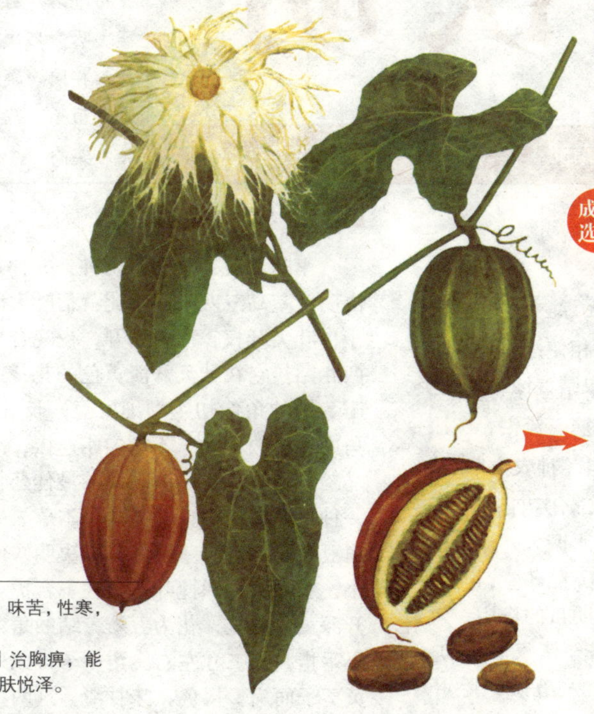

果实

［性味］味苦，性寒，无毒。

［主治］治胸痹，能使人皮肤悦泽。

产地分布

主要分布于河南、山东、江苏、安徽、广西、贵州等地，尤以河南安阳花粉最为道地。

成熟周期

植株：多年生草本

栽种：2~3月（提前3~4年）

花期：5~8月

采收：9~10月（天花粉）

成品选鉴

块根呈纺锤形或瓣块状，表面黄白色或淡棕黄色，质坚实，断面白色或淡黄色，富粉性，可见黄色条纹状木质部。无臭，味微苦。

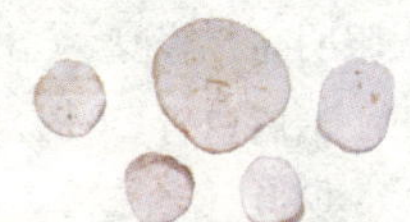

主要药用部分

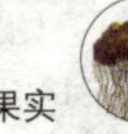

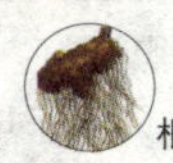

果实　根

实用妙方

• **天泡湿疮：** 天花粉、滑石等份，研为末，用水调匀外搽。

• **痰咳不止：** 瓜蒌仁一两、文蛤七分，同研末，用浓姜汁调成弹子大的丸子，噙口中咽汁。

• **干咳无痰：** 熟瓜蒌捣烂绞汁，加蜜等份，再加白矾一钱，同熬成膏，频含咽汁。

中药趣味文化

天花粉名字的由来

天花粉是瓜蒌的根研磨之后的粉状物，它的名字据说来源于佛教的一个传说。相传，当初，佛祖为普度众生，连续多日不眠不休，讲述佛法。众神感动于佛祖『我不入地狱，谁入地狱』的悲悯之心，纷纷落泪。诸神的泪水变成各色鲜花，自空中飘舞而下，凡间一时下起缤纷的花雨，众生叹为观止。『六欲诸天来供养，天华乱坠偏虚空。』这里的『华』同『花』，『天华』即『天花』，天花粉的名字也是从了这两个字。

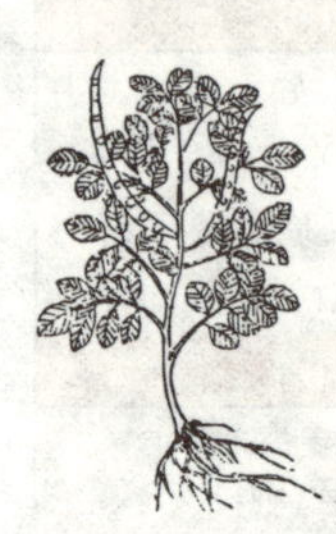

【功效】清肝明目，降压润肠。

明目润肠，眼病的克星

决明

草部 · 隰草类　清热泻火药

决明的种类很多，这里指的是马蹄决明，以其明目的功效而命名。另外还有草决明、石决明，功效都相同。草决明就是青葙子，陶弘景称其为萋蒿。

药用部分

决明子

[性味] 味咸，性平，无毒。

徐之才说：与蓍实相使，恶大麻子。

[主治] 治视物不清，眼睛混浊，结膜炎，白内障，眼睛发红、疼痛、流泪，久服令人眼明亮，轻身。（出自《神农本草经》）

治唇口青。（出自《名医别录》）

助肝气，益精。用水调末外涂，消肿毒。熏太阳穴，可治头痛。贴印堂，止鼻洪。做枕头，可治头风且有明目的作用，效果比黑豆好。（出自《日华子诸家本草》）

治肝热风眼赤泪，利五脏，除肝家热。（甄权）

益肾、解蛇毒。（朱震亨）

叶当蔬菜食用，利五脏，明目，效果好。

解蛇毒。（出自《本草衍义补遗》）

治小儿五疳，擦癣癞。（出自《生草药性备要》）

泻邪水。（出自《医林纂要》）

明目，利尿。治昏眩，脚气，浮肿，肺痈，胸痹。（出自《湖南药物志》）

【发明】李时珍说：《物类相感志》载，在园中种决明，蛇不敢入。丹溪说决明解蛇毒即源于此。

医家名论

李时珍说：决明有两种，一种是马蹄决明，茎高三四尺，叶比苜蓿叶大而叶柄小，叶尖开杈，白天张开，夜晚合拢，两两相贴。它在秋天开淡黄色的花，花有五瓣。结的角像初生的细豇豆，长五六寸。角中有子数十颗，不均匀相连接，形状像马蹄，青绿色，是治眼疾的最佳药物。另一种是茳芒决明，即《救荒本草》中的山扁豆。它的苗和茎都像马蹄决明，但叶柄小，末端尖，像槐叶，夜晚不合拢。秋天开深黄色的花，花为五瓣，结的角大小如小手指，长二寸左右。角中子排成列，像黄葵子而扁，褐色，味甘滑。这两种的苗叶都可以做酒曲，俗称独占缸。但茳芒的嫩苗及花、角子，都可食用或泡茶饮，而马蹄决明的苗和角都苦、硬，不能吃。

使用禁忌

决明子药性寒凉，有明显的泄泻和降血压作用，因此脾胃虚寒、脾虚泄泻及低血压等患者不宜服用。决明子主要含有一些刺激肠道的化合物，长期服用可引起肠道病变。

形态特征

一年生半灌木状草本，高0.5 ~ 2米。茎直立，上部多分枝，全株被短柔毛。叶互生，羽状，叶片倒卵形或倒卵状长圆形，下面及边缘有柔毛。花成对腋生，花瓣倒卵形或椭圆形，黄色。果实细长，近四棱形。种子菱柱形或菱形，略扁，淡褐色，有光亮。

产地分布

主要分布于安徽、浙江、广东、广西、贵州、四川等地，北方一些省份也有栽培。

成熟周期

植株：一年生半灌木状草本
栽种：3~4月
花期：8~9月
采收：10月（子实）

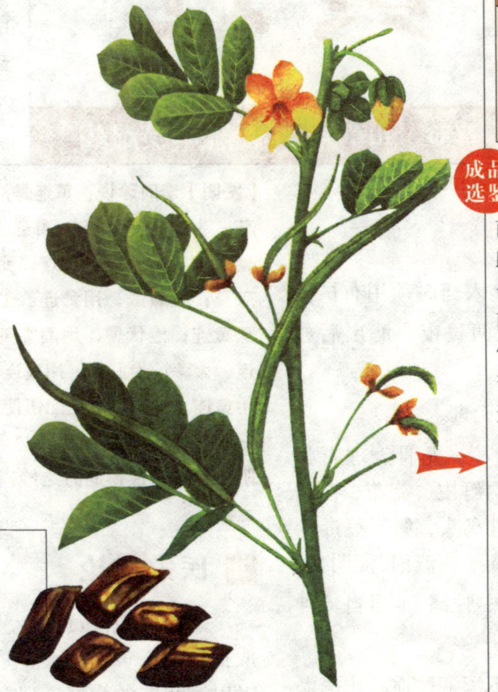

子
[性味] 味咸，性平，无毒。
[主治] 治视物不清，眼睛混浊。

成品选鉴

两端平行倾斜，形似马蹄。表面绿棕色或暗棕色，平滑有光泽，背腹两侧各有一条突起的线性凹纹。质坚硬。味微苦。小决明子为短圆柱形，两端平行倾斜。

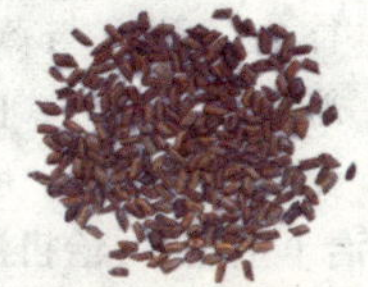

主要药用部分

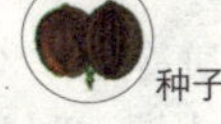

种子

实用妙方

· **青盲、雀目：** 决明一升，地肤子五两，同研末，加米汤做成梧桐子大的丸子，每次用米汤送服二三十丸。注：青盲是外观正常，但不见物；雀目是夜盲。

· **目赤肿痛、头风热痛：** 决明子炒后研细，用茶调匀敷两侧太阳穴，药干即换，一夜肿消。

中药趣味文化

老秀才和决明子

明代时，有个老秀才不到六十岁就得了眼病。一天，一个南方药商从他门前过，见有几株野草，就问这草卖不卖。老秀才心想：这肯定是草药。不肯卖给药商。秋天，这几株野草结了菱形、灰绿色有光亮的草子。老秀才一闻草子味挺香，就每天用它泡水喝，日子一长，眼病居然好了。以后，老秀才常饮这种茶，一直到八十多岁还眼明体健。有诗曰：『愚翁八十目不瞑，日数蝇头夜点星，并非生得好眼力，只缘长年饮决明。』

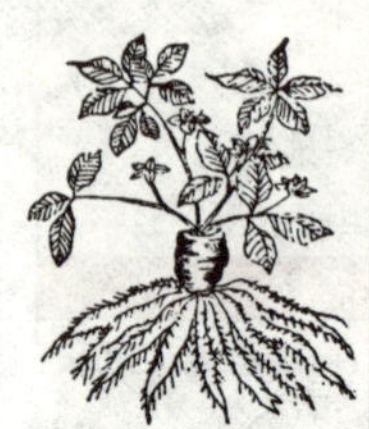

【功效】清热燥湿，泻火解毒。

治疗下痢腹泻的首选

黄连

草部 · 山草类 | 清热燥湿药

又名：王连、支连。因为它的根像串珠一样相连且为黄色，所以得名黄连。一般生长在山地的向阳处，二八月采其根入药，九节坚实、相击有声者质优。

药用部分

黄连根

［修治］雷敩说：黄连入药时须用布拭去肉毛，入浆水中浸泡两昼夜，滤出后放在柳木火上焙干。

［性味］味苦，性寒，无毒。

徐之才说：与黄芩、龙骨、理石相使，恶菊花、玄参、白鲜皮、芫花、白僵蚕，畏款冬、牛膝，胜乌头，解巴豆毒。

［主治］主热气，治目痛眦伤流泪，能明目。治腹痛下痢，妇人阴中肿痛。（出自《神农本草经》）

主五脏冷热，久下泻痢脓血，止消渴大惊，除水湿，利关节，调胃厚肠益胆，疗口疮。（出自《名医别录》）

治五劳七伤，能益气，止心腹痛，惊悸烦躁，润心肺，长肉止血，疗流行热病，止盗汗及疮疥。用猪肚蒸后做成丸，治小儿疳气，杀虫。（出自《日华子诸家本草》）

治体虚消瘦气急。（陈藏器）

治郁热在中，烦躁恶心，兀兀欲吐，心下痞满。（张元素）

主心病逆而盛，心积伏梁。（王好古）

除心窍恶血，解服药过量所致的烦闷及巴豆、轻粉毒。（李时珍）

【发明】李时珍说：黄连是治疗目疾、痢疾的要药。古方治疗痢疾：香连丸，用黄连、木香；姜连散，用干姜、黄连；变通丸，用黄连、吴茱萸；姜黄散，用黄连、生姜。治消渴，用酒蒸黄连；治伏暑，用酒煮黄连；治下血，用黄连、大蒜；治肝火，用黄连、吴茱萸；治口疮，用黄连、细辛。以上配伍使用，均是一寒一热，一阴一阳，寒因热用，热因寒用，君臣相佐，阴阳相济，最得制方之妙，所以有效又无偏胜之害。

医家名论

李时珍说：黄连，汉末李当之本草只取蜀地所产黄而肥大、坚实的为好。唐朝时以澧州产的为好。现在虽然吴、蜀均产黄连，但只以雅州、眉州所产的为好。黄连有两种：一种是根粗无毛有连珠，像鹰爪、鸡爪的形状而坚实，色深黄；另一种是无珠多毛而中空，淡黄色。二者各有所宜。

使用禁忌

凡病人血少气虚，脾胃薄弱，血不足，以致惊悸不眠，而兼烦热躁渴，及产后不眠，血虚发热，泄泻腹痛，及老人脾胃虚寒作泻者忌用。黄连恶菊花、芫花、玄参、白鲜皮。

形态特征

多年生草本。根茎黄色，常分枝，形如鸡爪。叶基生，叶片坚纸质，卵状三角形，顶端尖，羽状深裂，边缘有锐锯齿，表面沿脉被短柔毛。聚伞花序，花瓣线形或线状披针形，种子长椭圆形，褐色。

产地分布

主要分布于四川、重庆、贵州、湖南、湖北、陕西南部。

成熟周期

植株：多年生草本
栽种：2月、9月或12月
花期：2~3月（9月、12月栽种）
采收：10~11月（根）

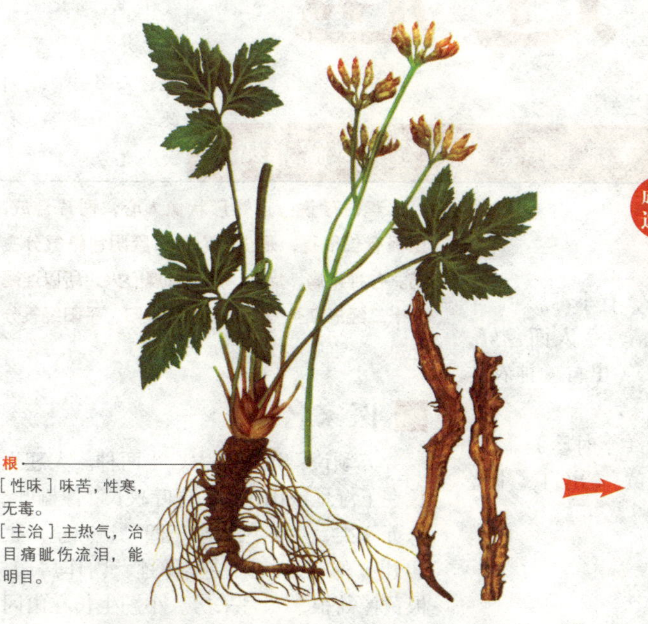

根
[性味]味苦，性寒，无毒。
[主治]主热气，治目痛眦伤流泪，能明目。

成品选鉴

常弯曲，表面灰黄色或黄褐色，粗糙；质硬，断面不整齐，皮部橙红色或暗棕色，木部鲜黄色或橙黄色，呈放射状排列。气微，味极苦。

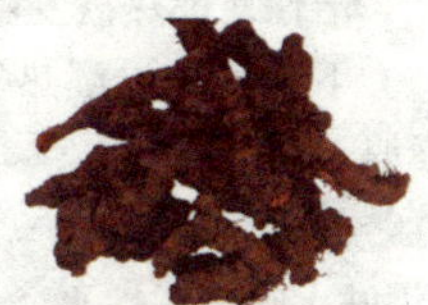

主要药用部分

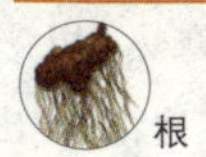

根

实用妙方

- **心经实热，用泻心汤：** 黄连七钱，加水一碗半，煎成一碗，饭后过一阵温服。小儿剂量酌减。
- **肝火痛症：** 黄连姜汁炒后研末，用粥糊成梧桐子大的药丸，每次用白开水送服三十丸。左金丸：黄连六两，吴茱萸一两，一起炒后研末，用神曲打糊为丸，每次用开水送服三四十丸。
- **阳毒发狂，奔走不定：** 黄连、寒水石等份，研为末，每次用浓煎甘草汤送服三钱。
- **口舌生疮：** 用黄连煎酒，时时含漱。

中药趣味文化

黄连的由来

从前，有位姓陶的医生，医术高明，经常出诊。他家有个园子专种药草，请了一位叫黄连的帮工来经管。一次，陶医生到外地给人治病尚未回来，他的女儿妹娃得了一种怪病，满身燥热，又吐又拉。很多医生都没有办法。帮工想起园子里有种绿色的小花，前几个月治好了自己的喉咙痛，就试着用它煎了碗药给妹娃喝了。谁知喝了几次，病居然全好了。陶医生回来后非常感谢帮工，便用帮工的名字给这种药草命名为『黄连』。

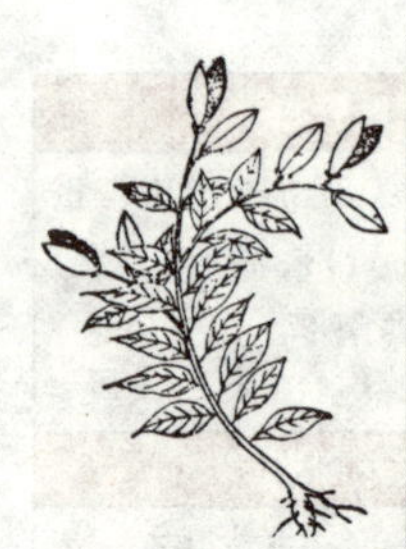

【功效】清热解毒，消肿散结，疏散风热。

消肿止痛，疮家圣药

连翘

草部·隰草类　清热解毒药

又名：连、异翘、旱莲子、兰华、三廉。它的根叫作连轺、折根。按《尔雅》所记载，连，异翘，即本名连，又名异翘，因此合称为连翘。有大小之分。

药用部分

连翘根

[性味]味甘，性寒、平，有小毒。

[主治]下热气，益阴精，令人面色好，能明目。久服轻身耐老。(出自《神农本草经》)

治伤寒郁热欲发黄。(李时珍)

下热气，治湿热发黄。(出自《本经逢原》)

连翘实

[性味]味苦，性平，无毒。

李时珍说：味微苦、辛。

[主治]主寒热、鼠瘘、瘰疬、痈肿、恶疮、瘿瘤，结热蛊毒。(出自《神农本草经》)

驱白虫。(出自《名医别录》)

通利五淋，治小便不通，除心经邪热。(甄权)

通小肠，排脓，治疮疖，能止痛，通月经。(出自《日华子诸家本草》)

散各经血结气聚，消肿。(李杲)

泻心火，除脾胃湿热，治中部血证，为使药。(朱震亨)

治耳聋、听音不清。(王好古)

连翘茎、叶主心肺积热。(李时珍)

【发明】张元素说：连翘功用有三，一泻心经客热，二祛上焦诸热，三为疮家圣药。

李时珍说：连翘形状像人心，两片合成，里面有仁很香，是少阴心经、厥阴包络气分主药。各种疼痛、痒疾、疮疡都属心火，所以连翘为十二经疮家圣药，兼治手足少阳、手阳经气分之热。

医家名论

苏颂说：连翘有大、小两种。大翘生长在下湿地或山冈上，青叶狭长，像榆叶、水苏一类，茎赤色，高三四尺，独茎，梢间开黄色花，秋天结实像莲，内作房瓣，根黄像蒿根，八月采房。小翘生长在山冈平原上，花、叶、果实都似大翘而细。生长在南方的，叶狭而小，茎短，才高一二尺，花也是黄色，实房为黄黑色，内含黑子如粟粒，也叫旱莲，南方人将它的花叶入药。

陶弘景：连翘处处有，今用茎连花实也。

使用禁忌

脾胃虚弱，气虚发热，痈疽已溃、脓稀色淡者忌服。大热由于虚者勿服，脾胃薄弱易于作泄者勿服。久服有寒中之患。

形态特征

落叶灌木。茎单生，赤色，高三四尺。枝土黄色或灰褐色，略呈四棱形。叶通常为单叶，叶片卵形、宽卵形或椭圆状卵形至椭圆形，除基部外具锐锯齿或粗锯齿。花生于叶腋，花冠黄色，倒卵状椭圆形。蒴果卵球形，先端喙状渐尖，表面疏生瘤点。

叶
［性味］味甘，性平，有小毒。
［主治］下热气，益阴精。
花
［性味］味甘，性寒，有小毒。
［主治］令人面色好，能明目。

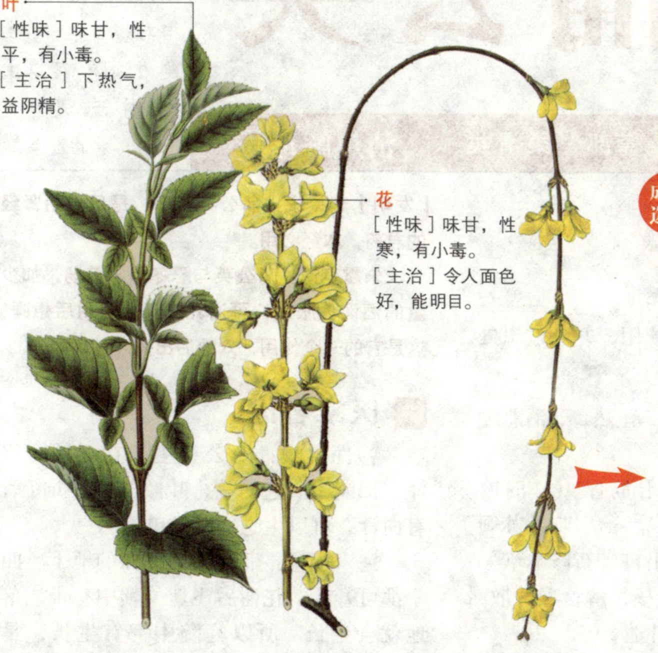

产地分布

主要分布于河北、山西、陕西、山东、安徽、河南、湖北、四川等地。

成熟周期

植株：落叶灌木
栽种：3~4月（提前2年）
花期：3~4月
采收：8~9月（种子）

成品选鉴

果实呈长卵形至卵形，稍扁，表面有不规则的纵皱纹；顶端锐尖；青翘多不开裂，表面绿褐色，质硬；种子多数，黄绿色，细长，一侧有翅。气微香，味苦。

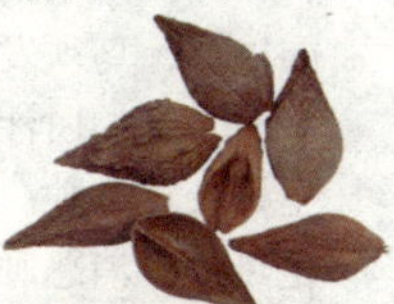

主要药用部分

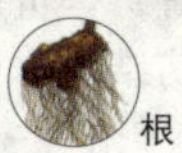

根

果实

实用妙方

• **瘰疬结核：** 连翘、芝麻等份，研为末，经常服用。

• **痔疮肿痛：** 用连翘煎汤熏洗，然后用飞过的绿矾加麝香少许敷贴。

• **治小儿一切热：** 连翘、防风、甘草（炙）、山栀子各等份，上捣罗为末，每服二钱，水一中盏，煎七分，去滓温服。

中药趣味文化

莲巧姑娘和连翘树

很久以前，有个姑娘叫莲巧，心地善良，温柔贤惠。一次她在山里看到一条大蟒蛇缠住一个孩子。她为了救那个孩子，捡起身边的一块大石头，用力不停地向蟒蛇砸去。蟒蛇一时疼痛难忍，松开了孩子，张着血盆大口向莲巧扑来。最后孩子得救了，莲巧却被蟒蛇缠死了。后来，在她的坟旁长出了棵棵小树，并且一丛丛一片片，越长越多，越长越大。人们说这是莲巧姑娘变的，为了纪念她，就把这种树叫作『连翘』。

女性乳腺疾病不用愁

蒲公英

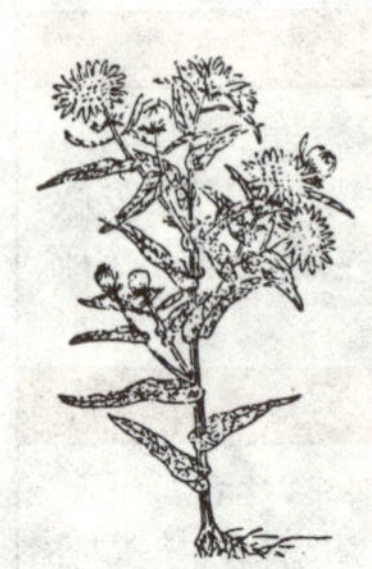

【功效】清热解毒，消肿散结。

草部·柔滑类　清热解毒药

又名：耩耨草、金簪草、黄花地丁，广泛分布于我国的各个地区，生长在平原、田野、沼泽中，生命力顽强，可以生吃，味苦，是广受人们喜爱的野菜。

药用部分

蒲公英苗

[性味] 味甘，性平，无毒。

[主治] 取蒲公英煮汁饮用，并外敷患处，治妇人乳痈肿。（苏恭）

解食物毒，散滞气，化热毒，消恶肿、结核、疔肿。（朱震亨）

能掺牙，乌须发，壮筋骨。（李时珍）

用蒲公英的白汁外涂，治恶刺。（苏颂）

主妇人乳痈肿。（出自《新修本草》）

化热毒，消恶肿结核，解食毒，散滞白。（出自《本草衍义补遗》）

敷诸疮肿毒，疥颓癣疮；祛风，消诸疮毒，散瘰疬结核；止小便血，治五淋癃闭，利膀胱。（出自《滇南本草》）

补脾和胃，泻火，通乳汁，治噎膈。（出自《医林纂要》）

疗一切毒虫蛇伤。（出自《纲目拾遗》）

清肺，利嗽化痰，散结消痈，养阴凉血，舒筋固齿，通乳益精。（出自《随息居饮食谱》）

治一切疔疮、痈疡、红肿热毒诸症，可服可敷，颇有应验。而治乳痈乳疔，红肿坚块，尤为捷效。（出自《本草正义》）

炙脆存性，酒送服，疗胃脘痛。（出自《岭南采药录》）

【发明】李杲说：蒲公英苦寒，是足少阴肾经的君药，本经必用。

朱震亨说：蒲公英与忍冬藤同煎汤，加少量的酒调佐服用，可治乳腺炎。服用后想睡，这是它的一个作用，入睡后出微汗，病即安。

医家名论

韩保昇说：蒲公英生长在平原、沼泽、田园中。它的茎、叶像苦苣，折断后有白汁，可以生吃，花像单菊但更大。

寇宗奭说：蒲公英即现在的地丁。四季都可开花，花谢后飞絮，絮中有子，落地就会生长。所以庭院中都有生长，是随风带来的子落地生长。

李时珍说：蒲公英四散而生，茎、叶、花、絮都像苦苣，但较苦苣小些。嫩苗可以食用。二月采花，三月采根。

使用禁忌

阳虚外寒、脾胃虚弱者忌用。用量过大时，偶见胃肠道反应，如食欲减退、恶心、呕吐、腹部不适及轻度泄泻，以及倦怠、疲乏、出虚汗、面色苍白。个别人会出现荨麻疹、全身瘙痒等过敏反应。

形态特征

根深长，单一或分枝，外皮黄棕色。叶根生，排成莲座状，狭倒披针形，羽裂，叶端稍钝或尖，基部渐狭成柄，无毛蔌有蛛丝状细软毛。花茎比叶短或等长，结果时伸长，总苞片草质，绿色，部分淡红色或紫红色，先端有或无小角，有白色珠丝状毛。

花
[性味] 味甘，性平，无毒。
[主治] 能掺牙，乌须发，壮筋骨。
叶
[性味] 味甘，性平，无毒。
[主治] 治妇人乳痈肿。

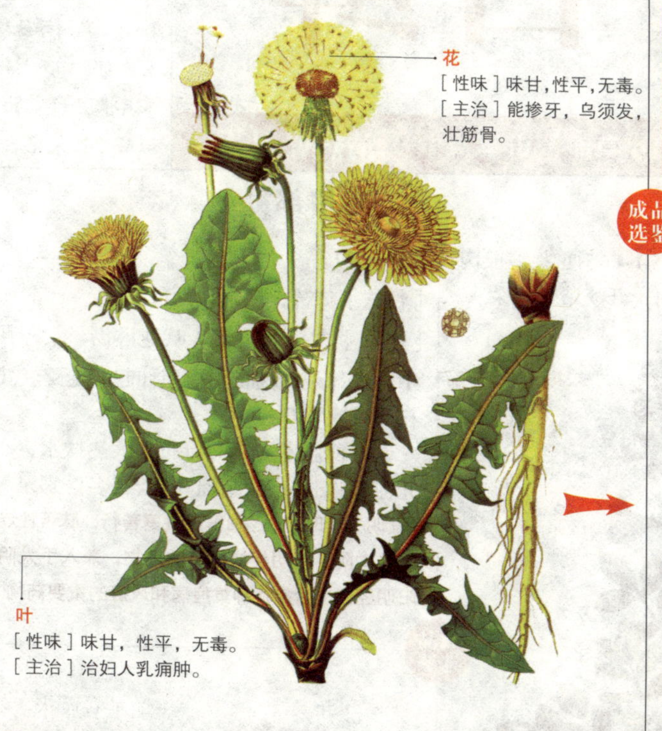

产地分布

广泛分布于东北、华北、西北、华中、华东及西南各地，尤以西南和西北地区为多。

成熟周期

植株：多年生草本
栽种：3~4月
花期：6~8月
采收：8~9月（全草）

成品选鉴

本品呈皱缩卷曲的团块。叶多皱缩破碎，绿褐色或暗灰色；花冠黄褐色或淡黄白色；有的可见多数具白色冠毛的长椭圆形瘦果。气微，味微甘。

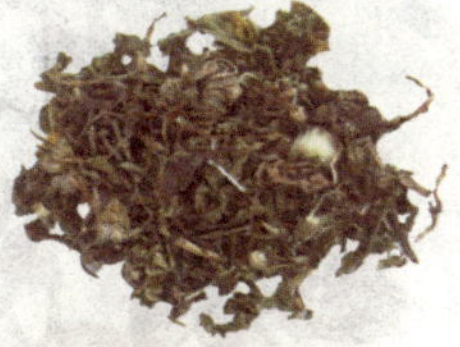

主要药用部分

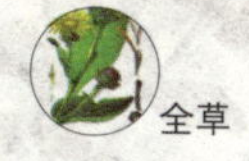

全草

实用妙方

· **乳痈红肿：** 蒲公英一两，忍冬藤二两，同捣烂，加水二碗，煎成一碗，饭前服。

· **急性乳腺炎：** 蒲公英二两，香附一两，每日一剂，煎服二次。

· **疳疮疔毒：** 取蒲公英捣烂外敷，同时另取蒲公英捣汁和酒煎服，取汗。

中药趣味文化

蒲公英治乳痈

西周时期，有个十六岁的姑娘患了乳痈。她母亲从未听说过姑娘会患乳痈，以为女儿做了什么见不得人的事。姑娘投河自尽，被一个蒲姓老公公和女儿小英救了起来，问清了投河的根由。第二天，小英按照父亲的指点，从山上挖了一种草，翠绿的披针形叶，顶端长着一个松散的白绒球。洗净后捣烂成泥，敷在姑娘的乳痈上，不几天就痊愈了。以后，姑娘将这草带回家里栽种。为了纪念父女，便把这种野草称为『蒲公英』。

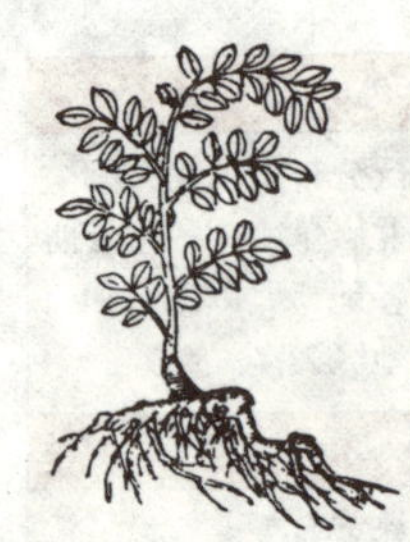

【功效】主治湿疹、疥癣、风湿热痹等症。

赶走一切热毒风

白鲜

草部·山草类 清热燥湿药

又名：白膻、白羊鲜、地羊鲜、金雀儿椒。生于在谷地，河中、江宁府、滁州、润州等地均有分布，四五月份采其根阴干入药，嫩苗可当菜吃。

形态特征

多年生草本，高50～65厘米，根肉质，淡黄白色。叶稍白，开淡紫色花朵。

花
[性味]味苦，性寒，无毒。
[主治]通关节，利九窍及血脉，通小肠水气。
叶
[性味]味苦，性寒，无毒。
[主治]治一切热毒风、恶风。
根
[性味]味苦，性寒，无毒。
[主治]主头风黄疸、咳逆淋沥。

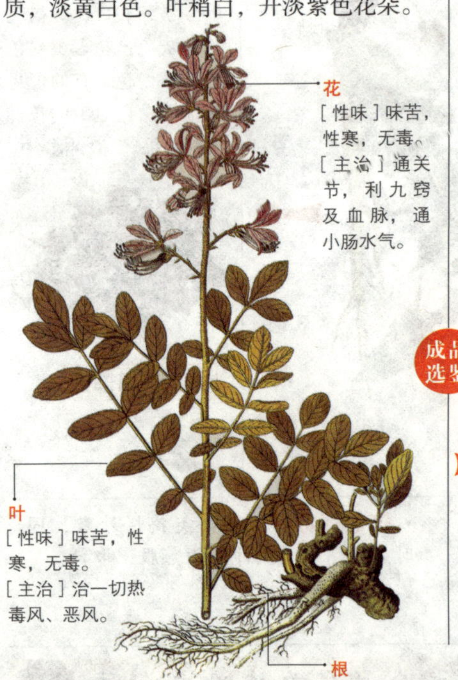

药用部分

白鲜根皮

[性味]味苦，性寒，无毒。

[主治]主头风黄疸、咳逆淋沥。女子阴中肿痛，湿痹死肌，不能屈伸起止走路。(出自《神农本草经》)

疗四肢不安，时行腹中大热饮水，小儿惊痫，妇人产后余痛。(出自《名医别录》)

【发明】李时珍说：白鲜皮性寒善行，味苦性燥，是足太阴、阳明经祛湿热的药物，兼入手太阴、阳明经，是治疗各种黄疸病和风痹的重要药物。

成品选鉴

本品呈卷筒状，外表面灰白色或淡灰黄色，具细纵皱纹及细根痕；内表面类白色，有细纵纹。质脆，略呈层片状。有羊膻气，味微苦。

主要药用部分

根皮

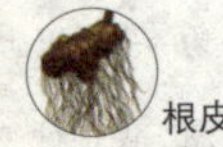

实用妙方

· **治痫黄：** 白鲜皮、茵陈蒿各等份，水二盅煎服，日二服。

· **治鼠瘘已有核，脓血出者：** 白鲜皮，煮服一升。

· **疗产后中风虚，人不可服他药者：** 白鲜皮三两，以水三升，煮取一升，分服。耐酒者可以酒、水等份煮之。

小草不起眼，蛇毒大克星

半边莲

【功效】清热解毒，利水消肿。

草部·隰草类　清热解毒药

又名：急解索、半边花、细米草、瓜仁草、长虫草、蛇舌草。长在长江以南的广大地区，喜水田、沟旁等潮湿的生长环境，一般全草入药。

形态特征

贴着地面蔓生，梗细，节节生细叶。开淡红紫色的小花，只有半边，如莲花状。

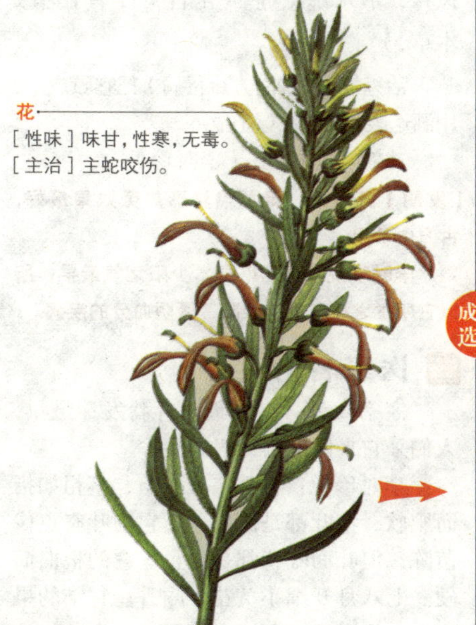

花

[性味]味甘，性寒，无毒。

[主治]主蛇咬伤。

药用部分

半边莲全草

[性味]味辛，性平，无毒。

[主治]蛇咬伤，用半边莲捣汁饮下，药渣敷伤处。又治气喘以及疟疾寒热，用半边莲、雄黄各二钱，共捣成泥，放碗内，盖好，等颜色变青后，加饭做成如梧桐子大的丸子，每次空腹用盐汤送服九丸。(李时珍)

敷疮，消肿毒。(出自《生草药性备要》)

治鱼口便毒，跌打伤瘀痛，恶疮，火疮，捣敷之。(出自《岭南采药录》)

成品选鉴

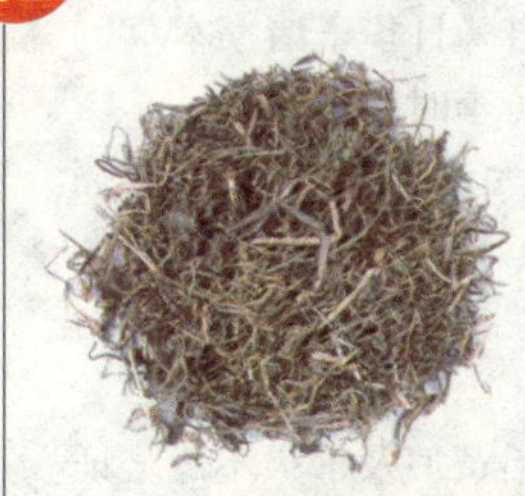

常缠结成团，表面淡黄色或黄棕色，具细纵纹。茎细长，有分枝，灰绿色；叶片多皱缩，绿褐色。气微，味微甘而辛。以茎叶色绿、根黄者为佳。

主要药用部分

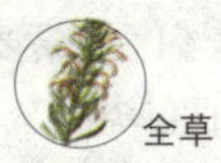

全草

实用妙方

• **治毒蛇咬伤：** 鲜半边莲一二两，捣烂绞汁，加甜酒一两调服，服后盖被入睡，以便出微汗。毒重的一天服两次，并用捣烂的鲜半边莲敷于伤口周围。

• **治疔疮，及一切阳性肿毒：** 鲜半边莲适量，加食盐数粒同捣烂，敷患处，有黄水渗出，渐愈。

酷夏必备的泻暑热良药

青蒿

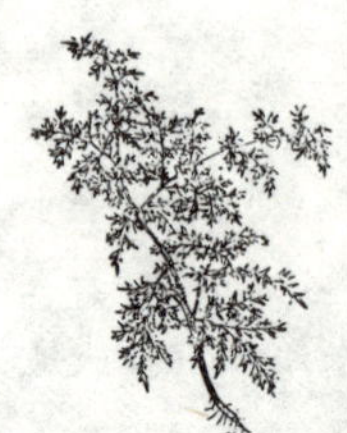

【功效】清热解暑，除蒸，截疟。

草部 · 隰草类　清虚热药

又名：草蒿、方溃、菣（音qin）、犼蒿、香蒿。嫩时可用醋腌成酸菜，味香美。四月、五月采摘，晒干入药用。茎叶烤干后可以做饮品。

药用部分

青蒿叶、茎、根

［性味］味苦，性寒，无毒。

李时珍说：伏硫黄。

［主治］主疥瘙痂痒恶疮，杀虱，治积热在骨节间，明目。（出自《神农本草经》）

治夏季持续高烧，妇人血虚下陷导致出血，腹胀满，冷热久痢。秋冬用青蒿子，春夏用青蒿苗，都捣成汁服用。（陈藏器）

补中益气，轻身补劳，驻颜色，长毛发，令发黑亮不衰老，兼去开叉发，杀风毒。心痛热黄，将生青蒿捣成汁服，并把渣贴在痛处。（出自《日华子诸家本草》）

治疟疾寒热。（李时珍）

生挼敷金疮，大止血，生肉，止疼痛。（出自《新修本草》）

把生青蒿捣烂外敷金疮，可止血止痛。（苏恭）

清血中湿热，治黄疸及郁火不舒之证。（出自《医林纂要》）

把它烧成灰，隔纸淋汁，与石灰同煎，可治恶疮、息肉、黑疤。（孟诜）

祛湿热，消痰。治痰火嘈杂眩晕。利小便，凉血，止大肠风热下血，退五种劳热、发烧怕冷。（出自《滇南本草》）

青蒿子

［性味］味甘，性平，无毒。

［主治］明目开胃，炒用。治恶疮、疥癣、风疹，煎水洗患处。（出自《日华子诸家本草》）

治鬼气（一种南方流行病），把它碾成末，用酒送服方寸匕。（孟诜）

功效与叶相同。（李时珍）

【发明】苏颂说：青蒿治骨蒸热劳效果最好，古方中单用。

李时珍说：青蒿得春木少阳之气最早，所以它所主之症，都是少阳、厥阴血分的疾病。

医家名论

寇宗奭说：在春天，青蒿发芽最早，人们采它来做蔬菜，根赤叶香。

李时珍说：青蒿二月生苗，茎粗如指而肥软，茎叶都是深青色。它的叶有点像茵陈，但叶面叶背都是青色。它的根白而硬。七八月开细小黄花，颇香。它结的果实大小像麻子，中间有细子。

使用禁忌

产后血虚，内寒作泻，及饮食停滞泄泻者，勿用，凡脾胃虚弱的人都不宜使用。

形态特征

一年生或二年生草本，高 30 ~ 150 厘米，有臭气。茎直立，圆柱形，表面有细纵槽，上部有分枝。叶互生，质柔，两面平滑无毛，青绿色。花序头状，花冠管状，绿黄色。瘦果矩圆形至椭圆形，微小，褐色。

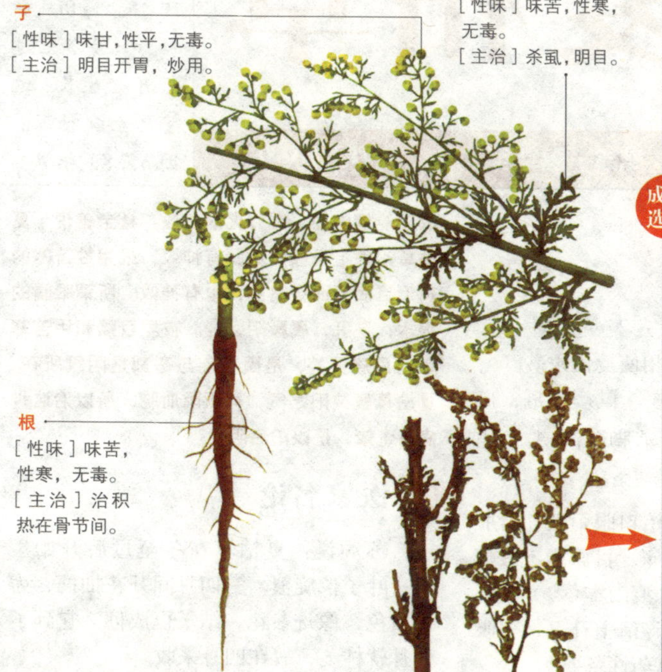

产地分布

全国各地均有分布。

成熟周期

植株：一年生或二年生草本

栽种：2~3 月

花期：6~9 月

采收：7~8 月（茎、叶）

成品选鉴

茎叶表面黄绿色或棕黄色，具纵棱线；质略硬，易折断，断面中部有髓。叶暗绿色或棕绿色，卷缩，两面被短毛。气香特异，味微苦。以色绿、叶多、香气浓者为佳。

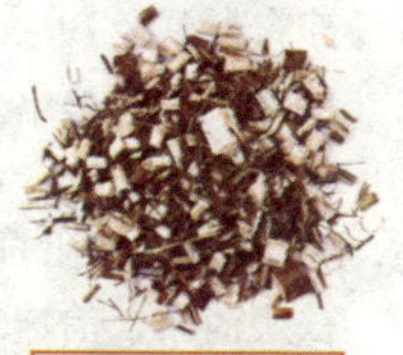

主要药用部分

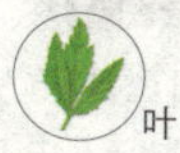
叶

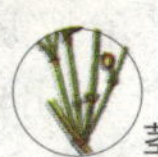
茎

实用妙方

- **虚劳盗汗，烦热口干，用青蒿煎：**青蒿一斤，取汁熬膏，加入人参末、麦门冬末各一两，熬至能捏成丸时，做成梧桐子大的丸子，每次饭后用米汤送服二十丸。
- **积热眼涩，用青蒿散：**采青蒿花或子，阴干为末，空腹服二钱，久服明目。

中药趣味文化

华佗三试青蒿草

传说华佗发现一个黄痨病人因吃了青蒿而痊愈，就也采了一些给其他黄痨病人试服，却都没有效果。后来他听说那个病人吃的是三月里的青蒿。第二年春天，华佗就采了三月间的青蒿，果然治好了黄痨，但三月之后的青蒿却没有这种效果。又经过一次实验，华佗终于发现只有幼嫩的青蒿茎叶可以入药治病，并取名『茵陈』。他还编歌供后人借鉴：『三月茵陈四月蒿，传于后人切记牢。三月茵陈治黄痨，四月青蒿当柴烧。』

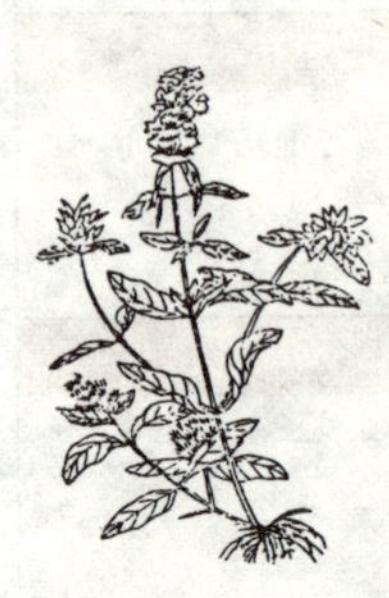

【功效】清火明目，散结消肿。

清火降压的凉茶原料

夏枯草

草部·隰草类 清热泻火药

又名：夕句、乃东、燕面、铁色草。这种草秉承纯阳之气，遇阴气即枯，一般冬至过后开始生长，过了夏至就枯萎，因而得名夏枯草。

药用部分

夏枯草茎、叶

［性味］味辛、苦，性寒，无毒。

徐之才说：与土瓜相使。伏汞砂。

［主治］治寒热淋巴结核、鼠瘘头疮，破腹部结块，散瘿结气，消脚肿湿痹。（出自《神农本草经》）

祛肝风，行经络。治口眼歪斜，行肝气，开肝郁，止筋骨疼痛，目珠痛，散瘰疬，周身结核。（出自《滇南本草》）

祛痰消脓，治瘰疬，清上补下，去眼膜，止痛。（出自《生草药性备要》）

治瘰疬、鼠瘘、瘿瘤、癥坚、乳痈、乳岩。（出自《本草从新》）

补养血脉。（出自《本草衍义补遗》）

补养厥阴血脉，疏通结气。目痛、瘰疬皆系肝症。（出自《本草通玄》）

凡凝痰结气，风寒痹着，皆其专职。（出自《本草正义》）

【发明】朱震亨说：本草著作中说夏枯草善治瘰疬，散结气。它还有补养厥阴血脉的功效，这点书中没有提及。用夏枯草退寒热，体虚的可以用；如果用于实症，佐以行散之药，外用艾灸，也能渐渐起效。

李时珍说：黎居士《易简方论》中记载，夏枯草可以治目疼，用砂糖水浸一夜之后用，取它能解内热、缓肝火的功效。楼全善说：夏枯草治晚上目痛严重，有神效，或用性苦寒的药治目痛反而更疼的，也有神效。所谓眼睛的根本，是肝，属厥阴之经。夜里目痛和用苦寒之药目痛更甚，是因为夜与寒都是阴气所在。夏枯草禀纯阳之气，补厥阴血脉，所以治这种病有奇效，是以阳治阴。

医家名论

苏颂说：夏枯草在冬至过后开始生长，叶子像旋覆。三四月间开花抽穗，为紫白色，像丹参花，结子也成穗。它到了五月就枯萎，故在四月采收。

李时珍说：夏枯草在原野间有很多。它的苗高一二尺，茎微呈方形，叶子对节生，像旋覆叶但更长更大些，边缘有细齿，背面色白而多纹。茎端抽穗，长一二寸，穗中开淡紫色小花，一穗有细子四粒。将撇苗煮后，浸去苦味，可用油盐拌来吃。

使用禁忌

脾胃虚弱的人或患风湿的人使用过多，就容易造成腹泻。长期大量服食夏枯草，药物中的毒副作用物质积蓄，可能会有中毒症状，会增加肝肾代谢负担，严重的会引起肝肾等疾病。

形态特征

多年生草本，茎高 15 ~ 30 厘米。根状茎横生于地上，茎基部多分枝，四棱形，有浅槽，紫红色，被稀疏的糙毛或近无毛。叶对生，叶片卵状长圆形或圆形，边缘有不明显的波状齿。花序顶生，假穗状，紫、蓝紫或红紫色。果黄褐色，长圆状卵形。

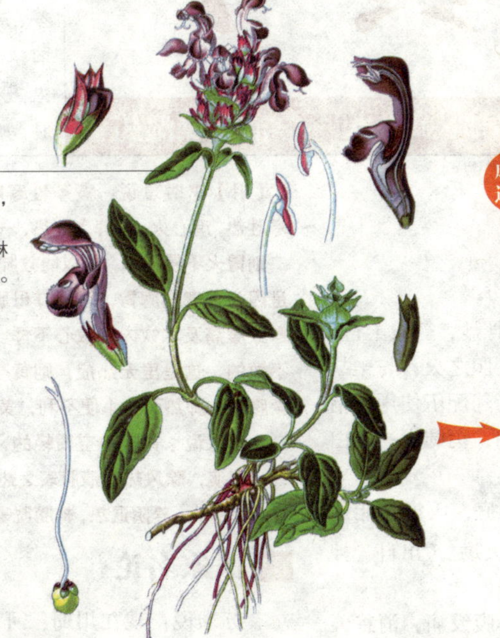

叶

［性味］味辛、苦，性寒，无毒。

［主治］治寒热淋巴结核、鼠瘘头疮。

产地分布

广泛分布于全国各地，以河南、安徽、江苏、湖南等省为主要产地。

成熟周期

植株：多年生草本

栽种：8~9 月

花期：4~6 月（次年）

采收：6~7 月（穗）

成品选鉴

淡棕色至棕红色。全穗由数轮苞片组成，外表面有白毛。果实棕色，卵圆形，尖端有白色突起。体轻，气味稍淡。

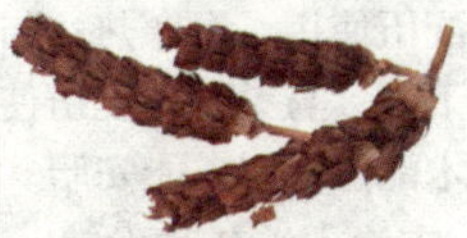

主要药用部分

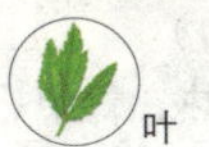

叶

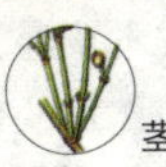

茎

实用妙方

· **明目补肝，治肝虚目痛，冷泪不止，羞明怕日光：** 夏枯草半两、香附子一两，同研末，每次用腊茶汤调服一钱。

· **赤白带下：** 在夏枯草开花时采摘，阴干后碾成末，每次服二钱，饭前服，米汤送下。

· **血崩：** 夏枯草研为末，每次服方寸匕，用米汤调服。

· **汗斑白点：** 用夏枯草煎成浓汁，每天洗患处。

中药趣味文化

夏枯草的传说

从前，有个郎中用一种野草治好了秀才母亲的瘰疬。秀才为感谢郎中，留他在自己家中住了一年。郎中也感念秀才待他的情意，临走时带秀才上山，教他认识治瘰疬的那种草药，并嘱咐说这种草药一定要在夏天采摘。初秋时，县官的母亲得了瘰疬，秀才说自己可以治，上山后却找不到那种药草。县官气极，打了他五十大板。后来秀才想起，郎中说过此草一过夏天就枯死了。为了记住这件事，秀才把这草叫作『夏枯草』。

天然有效的植物抗生素

黄芩

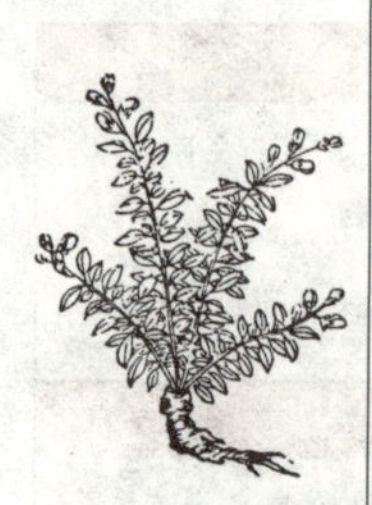

【功效】清热燥湿，泻火解毒，止血安胎。

草部·山草类 清热燥湿药

又名：腐肠、空肠、内虚、妒妇、经芩、黄文、印头、苦督邮。质地坚实的名子芩、条芩、尾芩、鼠尾芩。宿芩是旧根，多中空，外黄内黑，所以又有腐肠、妒妇等名称。

药用部分

黄芩根

[性味] 味苦，性平，无毒。

李时珍说：黄芩用酒拌炒，药效上行；与猪胆汁配伍使用，除肝胆之火；与柴胡配伍使用，退寒热；与芍药配伍使用，治下痢；与桑白皮配伍使用，泻肺火；与白术配伍使用，能安胎。

[主治] 治各种发热、黄疸，泻痢，能逐水，下血闭，治恶疮疽蚀火疡。（出自《神农本草经》）

治痰热，胃中热，小腹绞痛，消谷善饥，可利小肠。疗女子经闭崩漏，小儿腹痛。（出自《名医别录》）

治热毒骨蒸，寒热往来，肠胃不利，能破壅气，治五淋，令人宣畅。还可去关节烦闷，解热渴。（甄权）

凉心，治肺中湿热，泻肺火上逆，疗上部实热，目赤肿痛，瘀血壅盛，上部积血，补膀胱寒水，安胎，养阴退热。（张元素）

治风热湿热头疼，奔豚热痛，肺热咳嗽、肺痿、痰黄腥臭，各种失血证。（李时珍）

黄芩含有大量的黄酮类化合物，抗菌谱较广，对多种细菌都有抑制作用，被称为“中药中的抗生素”。

【发明】李时珍说：黄芩性寒味苦，苦入心，寒胜热，泻心火，治脾之湿热，一则肺金不受刑，二则胃火不侵犯肺，所以能救肺。肺虚者不宜，是因为苦寒伤脾胃，恐损其母脏。若因饮寒受寒致腹痛及水饮内停致心下悸、小便不利而脉不数的，这是里无热症，则黄芩不能用。若热厥腹痛，肺热而致小便不利，黄芩可以用。

李杲说：黄芩中空质轻的，主泻肺火，利气，消痰，除风热，清肌表之热；细实而坚的，主泻大肠火，养阴退热，补膀胱寒水，滋其化源。

医家名论

苏颂说：现在川蜀、河东、陕西近郡都有黄芩。它的苗长一尺多，茎干如筷子般粗，叶从地脚四面作丛生状，像紫草，高一尺多，也有独茎生长的。黄芩的叶细长，颜色青，两两对生，六月开紫花，根如知母般粗细，长四五寸，二月、八月采根晒干。

使用禁忌

脾肺虚热者忌之。凡中寒作泄、中寒腹痛、血虚腹痛、脾虚泄泻、肾虚溏泻、脾虚水肿、血枯经闭、气虚小水不利、肺受寒邪喘咳，及血虚胎不安、阴虚淋露等症都禁用。

形态特征

多年生草本，高 30 ~ 70 厘米。主根粗壮，呈圆锥形，棕褐色。茎四棱形，基部多分枝，有细条纹，绿色或常带紫色。单叶对生，全缘，有短柄，叶片披针形，上面无毛或微有毛，下面沿中脉被柔毛。花序项生，花瓣唇形，蓝紫色或紫红色。果实近球形，黑褐色。

叶

[性味] 味苦，性平，无毒。

[主治] 治热毒骨蒸，寒热往来，肠胃不利。

根

[性味] 味苦，性平，无毒。

[主治] 治各种发热、黄疸、泻痢。

产地分布

东北三省为野生黄芩主要产地，人工栽培主要分布于山东、山西、陕西、甘肃等地。

成熟周期

植株：多年生草本

栽种：3~4月（提前3年）

花期：7~9月

采收：9~10月（根）

成品选鉴

呈圆锥形，扭曲，表面棕黄色或深黄色，上部较粗糙，下部有顺纹和细皱。质硬而脆，易折断，断面黄色，中心红棕色。气微，味苦。

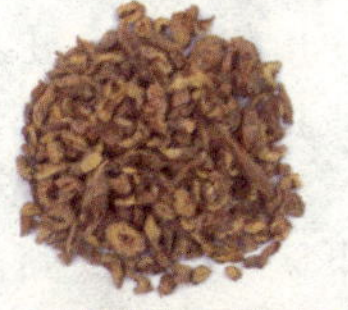

主要药用部分

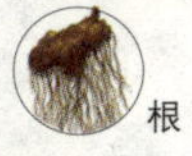

根

实用妙方

- **三补丸，治上焦积热，能泻五脏火：** 黄芩、黄连、黄柏等份，研为末，蒸饼做丸如梧桐子大，每次服二三十丸，用开水送下。
- **肺中有火，用清金丸：** 将片芩炒后研末，用水调和制成如梧桐子大的药丸，每次用白开水送服二三十丸。
- **小儿惊啼：** 黄芩、人参等份，研为末，每次用温水送服一剂。
- **产后血渴，饮水不止：** 用黄芩、麦门冬等份，水煎，不时温服。

中药趣味文化

李时珍与黄芩

李时珍十六岁时，突患急病，咳嗽不止，并且久治不愈。方圆百里的名医都束手无策。眼看李时珍的生命危在旦夕，正当他的父母悲伤绝望之际，村子里来了一位云游的道士。听说道士专治疑难杂症，李时珍的父母忙把道士请到家中给李时珍看病。道士号了脉象后说：『此病只需服用黄芩一两，加水两盅，煎至一盅，服用半月即可痊愈。』半月之后，李时珍的身体逐渐恢复健康。一味黄芩居然起到了立竿见影的治疗效果。

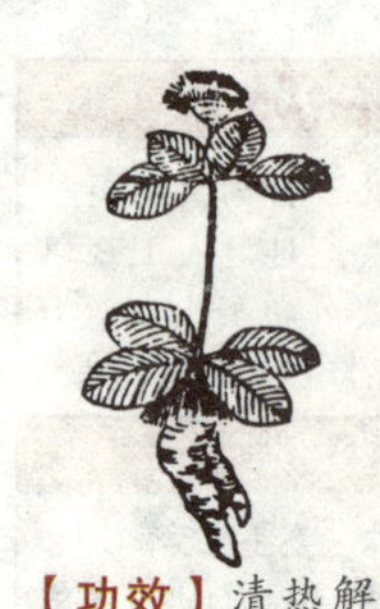

【功效】清热解毒，凉血止痢，燥湿杀虫。

治温疟寒热，疗金疮

白头翁

草部 · 山草类　清热解毒药

又名：野丈人、胡王使者、奈何草。分布范围很广，随处可见。它的近根部有白色茸毛，形状像白头老翁，故名。野丈人、胡王使者、奈何草，这些名字都是这个意思。

药用部分

白头翁根

[性味] 味苦，性温，无毒。

[主治] 治温疟、癫狂寒热，癥瘕积聚瘿气，能活血止痛，疗金疮。(出自《神农本草经》)

止鼻出血。(出自《名医别录》)

止毒痢。(陶弘景)

治赤痢腹痛、齿痛、全身骨节疼痛、项下瘰疬瘿瘤。(甄权)

热毒下痢紫血鲜血者宜之。(出自《伤寒蕴要》)

凉血，消瘀，解湿毒。(出自《本草汇言》)

治秃疮、瘰疬、疝瘕、血痔、偏坠，明目，消疣。(出自《本草备要》)

去肠垢，消积滞。(出自《纲目拾遗》)

热毒下痢紫血鲜血者宜之。(出自《伤寒蕴要》)

白头翁茎、叶

[性味] 味苦，性寒。

[主治] 治一切风气及暖腰膝，明目，消赘。(出自《日华子诸家本草》)

全草治浮肿及心脏病。(出自《现代实用中药》)

白头翁花

[性味] 味苦，性微寒。

[主治] 治疟疾寒热，白秃头疮。(李时珍)

医家名论

《名医别录》载：白头翁生长在高山山谷及田野，四月采摘。

苏恭说：白头翁抽一茎，茎的顶端开一朵紫色的花，像木槿花。

苏颂说：白头翁处处都有。它正月生苗，丛生，状似白薇而更柔细，也更长些。白头翁的叶生于茎头，像杏叶，上有细白毛而不光滑。近根处有白色的茸毛，根为紫色，深如蔓菁。

《新修本草》载：白头翁，它的叶像芍药，但比芍药的叶子大，抽一茎，茎头开花，花呈紫色，像木槿花。果实大者如鸡子，上有白毛一寸余长，就像白头老翁，因此有白头翁之名。其根可疗毒痢，像续断，但扁一些。

使用禁忌

滞下胃虚不思食，及下利完谷不化，泄泻由于虚寒寒湿，但不是湿毒者忌之。血分无热者忌。白头翁的茎叶与根作用不同，虽然具有强心作用，但有一定毒性，使用时必须注意。

形态特征

多年生草本，高10 ~ 40厘米，全株密被白色长柔毛。主根较肥大。叶根出，丛生，复叶，小叶再分裂，裂片倒卵形或矩圆形。花先叶开放，单一，顶生，紫色，卵状长圆形或圆形，外被白色柔毛。果实较多，聚集在一起，成头状。

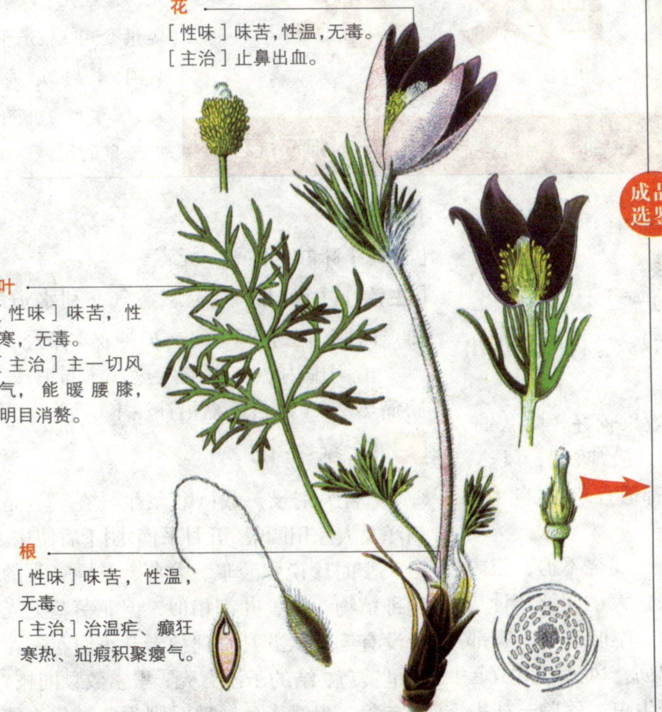

产地分布

主要分布于东北、华北、华中及陕西、甘肃、四川等地。

成熟周期

植株：多年生草本
栽种：3~4月
（提前2~3年）
花期：5~6月
采收：6~7月（全草）

成品选鉴

表面黄棕色或棕褐色，有不规则的纵皱纹，皮部易脱落。质硬脆，折断面黄白色。气微，味微苦涩。以条粗长、质坚实者为佳。

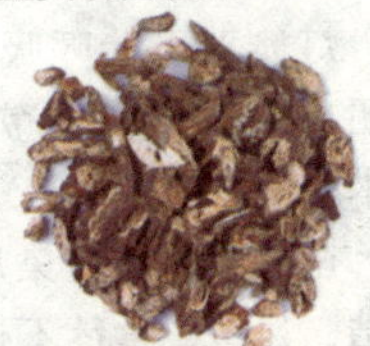

主要药用部分

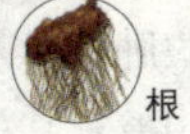

实用妙方

• **白头翁汤，治热痢下重：** 用白头翁二两，黄连、黄柏、秦皮各三两，加水七升煮成二升。每次服一升，不愈可再服。妇人产后体虚痢疾者，可加甘草、阿胶各二两。

• **下痢咽痛：** 春夏季得此病，可用白头翁、黄连各一两，木香二两，加水五升，煎成一升半，分三次服。

中药趣味文化

白头翁的传说

春秋时期，有个善良勤恳的农村小伙叫阿宝。一天，他在田间劳作，突然感觉肚子疼痛难忍，一头倒在田里。等他醒来，便看见一位白发苍苍的老爷爷正关切地注视着他，老爷爷问清了缘由，便摘了一棵顶头上长着绒绒白毛的绿草给他，让他回家熬汤喝。说完老爷爷就不见了。阿宝照老爷爷的指示，连喝了三日，果真药到病除。原来，这种白毛绿草就是『白头翁』。直至今天，『白头翁』依然是一味常见的中草药。

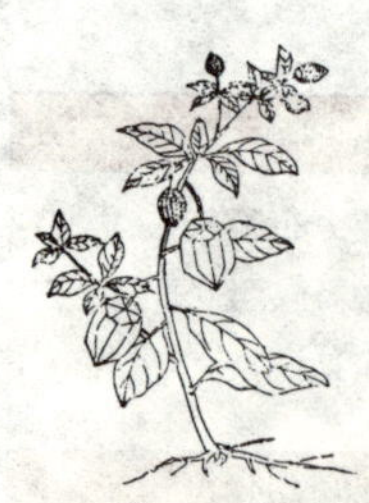

【功效】治阴虚内热及虚劳发热，体弱消瘦，胁痛热结。

酸甜可口的药中美味

酸浆

草部·隰草类　清热解毒药

又名：醋浆、苦葴、苦耽、灯笼草、皮弁草、天泡草、王母珠、洛神珠。北方称为菇蔫儿、姑娘儿，以果实供食用。原产于我国，栽培历史较久，《尔雅》中即有酸浆的记载。

药用部分

酸浆苗、叶、茎、根

[性味]味苦，性寒，无毒。

[主治]治热烦满，定志益气，利水道。(出自《神农本草经》)

捣汁内服，治黄病效果较好。(陶弘景)

灯笼草可治呼吸急促、咳嗽、风热，能明目，根、茎、花、实都适宜。(出自《新修本草》)

苗可治慢性传染病，高烧不退，腹内热结，目黄，食欲不振，大小便涩，骨热咳嗽，嗜睡，全身无力，呕吐痰壅，腹部痞块胀闷，小儿无名瘰疬，风火邪毒引起的寒热，腹肿大，杀寄生虫，落胎，祛蛊毒，都可用酸浆煮汁饮用。也可生捣汁内服。将其研成膏，可敷治小儿闪癖。(出自《嘉祐补注本草》)

主上气咳嗽，风热，明目。(出自《新修本草》)

治热痰嗽。(出自《本草衍义补遗》)

清火，消郁结，治疝。敷一切疮肿，专治锁缠喉风。治金疮肿毒，止血崩，煎酒服。(出自汪连仕《采药书》)

根，捣其汁，治黄病多效。(出自《蜀本草》)

酸浆子

[性味]味酸，性平，无毒。

[主治]主烦热，能定志益气，利水道。难产时服，立刻产下。(出自《神农本草经》)

治阴虚内热及虚劳发热，体弱消瘦，胁痛热结。(出自《嘉祐补注本草》)

医家名论

《名医别录》载：酸浆生长在荆、楚川泽及人家田园中。五月采摘，阴干后使用。

李时珍说：酸浆、龙葵，是同一类的两种植物，苗、叶都相似，但龙葵茎上光滑没有毛，从五月份到秋天开小白花，花蕊呈黄色，结的子没有壳，累累数颗同枝，子有蒂，生时青色，熟时则为紫黑色。酸浆也同时开黄白色小花，紫心白蕊，其花像杯子，不分瓣，但有五个尖，结铃壳，壳有五棱，一枝一颗，像悬挂的灯笼，壳中有一子，像龙葵子，生青熟赤。这样就能将两者区分开来。

使用禁忌

凡脾虚泄泻及痰湿忌用。有可能会引起孕妇流产，所以怀孕期妇女不宜使用。

形态特征

多年生草本，高 35 ~ 100 厘米。根状茎横走。茎直立，单生，不分枝，表面具棱角，光滑无毛。叶互生，叶片卵形至广卵形，边缘具稀疏不规则的缺刻，或呈波状。花单生于叶腋，白色，钟形。浆果圆球形，光滑无毛，成熟时呈橙红色。种子多而细小。

叶

[性味] 味苦，性寒，无毒。
[主治] 治热烦满，定志益气，利水道。

茎

[性味] 味苦，性寒，无毒。
[主治] 治热烦满，定志益气，利水道。

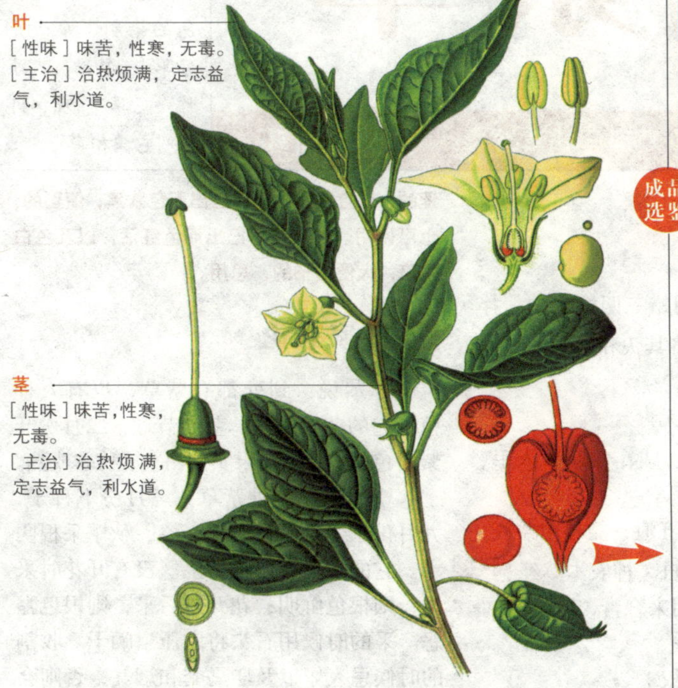

产地分布

全国各地均有野生资源分布，人工栽培以东北地区较为广泛。

成熟周期

植株：多年生草本
栽种：2~3 月
花期：6~8 月
采收：9~10 月（果实）

成品选鉴

全株表面具棱角，光滑无毛。叶互生；花白色，浆果圆球形，成熟时呈橙红色；宿存花萼厚膜质膨胀如灯笼，橙红色或深红色。种子多数细小。

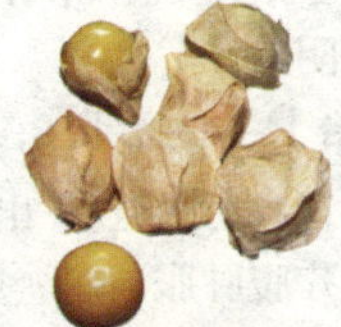

主要药用部分

果实

实用妙方

• **热咳咽痛，用清心丸：** 酸浆草研为末，用开水送服。同时还以醋调药末敷喉外。

• **喉疮并痛：** 酸浆，炒焦为末，酒调，敷喉中。

• **诸般疮肿：** 酸浆不拘多少，晒干，为细末，冷水凋少许，软贴患处。

中药趣味文化

酸浆与林黛玉

酸浆又名『洛神珠、绛珠』。《红楼梦》中林黛玉是绛珠仙子转世，有的红学家研究说林黛玉的结局是落水而亡的，因为林黛玉号潇湘妃子，暗指的娥皇、女英皆是水神；她的诗作《五美吟》中也有『一代倾城逐浪花』；黛玉湘云联句，有『寒塘渡鹤影，冷月葬花魂』。绛珠也就是红色的珠子，暗示着血泪，寓示着林黛玉好哭的性格和泪尽而逝的悲惨结局，也是作者『字字看来皆是血，十年辛苦不寻常』的写照。

排毒养颜的女性美容佳品

紫草

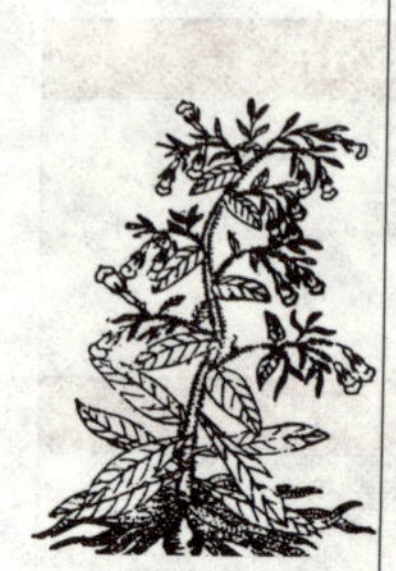

【功效】清热凉血，解毒透疹。

草部 · 山草类　　清热凉血药

又名：紫丹、紫芙、茈、藐、地血、鸦衔草。因为它的花和根都是紫色的，还可以做紫色的染料，所以叫紫草。《尔雅》里写作“茈草”。瑶、侗人叫它鸦衔草。

药用部分

紫草根

[修治] 每一斤紫草用蜡三两溶水中，拌好后蒸，待水干后，将其头和两旁的髭去掉，切细备用。

[性味] 味苦，性寒，无毒。

李时珍说：味甘、咸，性寒。入手、足厥阴经。

[主治] 主心腹邪气，五疸，能补中益气，利九窍，通水道。（出自《神农本草经》）

疗腹肿胀满痛。用来合膏，疗小儿疮。（出自《名医别录》）

治恶疮、癣。（甄权）

治斑疹痘毒，能活血凉血，利大肠。（李时珍）

补心，缓肝，散瘀，活血。（出自《医林纂要》）

治伤寒时疾，发疮疹不出者，以此做药使其发出。（出自《本草图经》）

治便秘，尿血。（出自《吉林中草药》）

治烫火伤，皮炎，湿疹，尿路感染。（出自《陕西中草药》）

【发明】李时珍说：紫草味甘、咸而性寒，入心包络及肝经血分。它擅长凉血活血，利大小肠。所以痘疹欲出但没出，血热毒盛，大便闭涩的，适宜使用。痘疹已出而色紫黑，便秘的，也可以用。如果痘疹已出而色红活，以及色白内陷，大便通畅的，忌用。

医家名论

苏恭说：到处都有紫草，也有人种植。它的苗像兰香，茎赤节青，二月份开紫白色的花，结的果实为白色，秋季成熟。

李时珍说：种紫草，三月份下种子，九月份子熟的时候割草，春、秋季采根阴干。它的根头有白色茸毛。没有开花时采根，则根色鲜明；花开过后采，则根色黯恶。采的时候用石头将它压扁晒干。收割的时候忌人尿以及驴马粪和烟气，否则会使草变黄。

《新修本草》载：紫草到处都有。苗像兰香，茎赤红色，节青色，花紫白色而实白。

《本草图经》载：紫草今处处有之。现在医家多用它来治伤寒时疾，发疮疹不出者，以此做药使其发出。韦宙的《独行方》中用它治豌豆疮，煮紫草汤饮，后人相承用之，其效尤速。

使用禁忌

气虚脾胃弱、泄泻不思食、小便清利、大便滑泄者，都须慎服。

形态特征

多年生草本，高 50 ~ 90 厘米。根粗大，肥厚，圆锥形，略弯曲，全株密被白色粗硬毛。单叶互生，叶片长圆状披针形至卵状披针形，两面均被糙伏毛。聚伞花序总状，顶生或腋生，花冠白色。小坚果卵球形，灰白色或淡黄褐色，平滑，有光泽。

叶
[性味] 味苦，性寒，无毒。
[主治] 治斑疹痘毒，能活血凉血，利大肠。
根
[性味] 味苦，性寒，无毒。
[主治] 主心腹邪气，五疸，能补中益气。

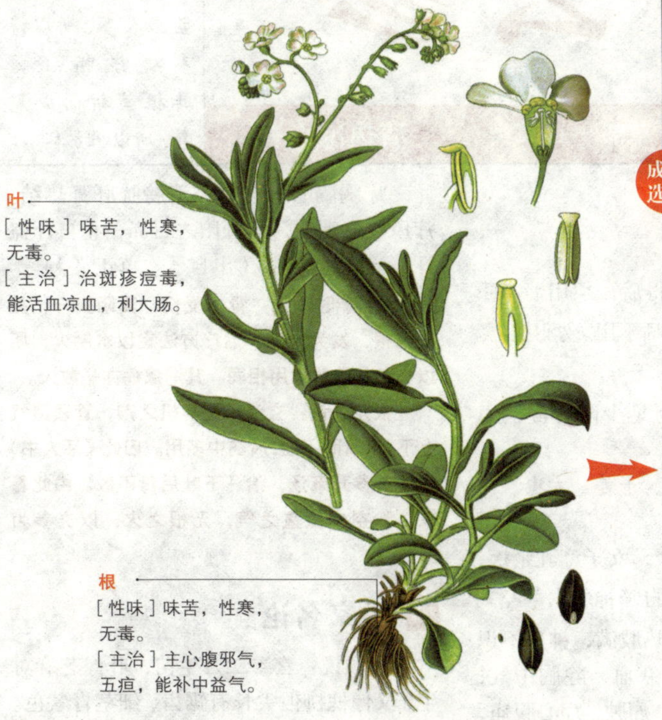

产地分布

主要分布于华北、华中、华南、西南等地区。

成熟周期

植株：多年生草本
栽种：3~4 月
花期：6~9 月
采收：9~10 月（根）

成品选鉴

表面紫红色或紫褐色，皮部疏松易剥落。体软，质松软，易折断，断面黄色或黄白色。气特异，味苦涩。以条粗长、肥大、色紫、皮厚、木心小者为佳。

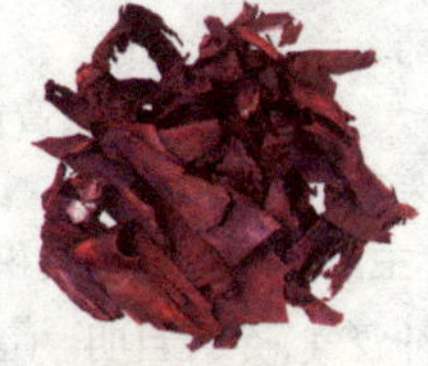

主要药用部分

根

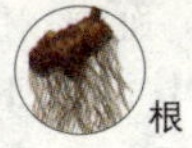

实用妙方

· **婴童疹痘，将出未出、色赤便闭者可用本方，如痘已出而大便利者则忌用：** 紫草二两，锉碎，用百沸汤一碗浸泡，盖严勿使漏气。等汤温后，服半合。煎服也可，但大便通畅的不能用。

· **恶虫咬伤：** 用紫草煎油涂抹。

中药趣味文化

紫草的凄美传说

相传，小镇上有一对很相爱的情侣。有一天，女孩得了一种病，沉睡不醒，药石枉然。男孩天天拜佛祈祷，希望女孩早日醒转。后来佛终于感动了，他给了男孩一棵草，让他好生照料，等这棵草开花时，喝它紫色的根熬的汤，女孩的病就会好，但是男孩每天必须用自己的鲜血浇灌它。男孩答应了。盛夏时，这棵草终于开花了，男孩挖出它的根，煎水熬汤给女孩喝。故事的结局你知道：这棵用鲜血浇灌而成的草就是紫草。

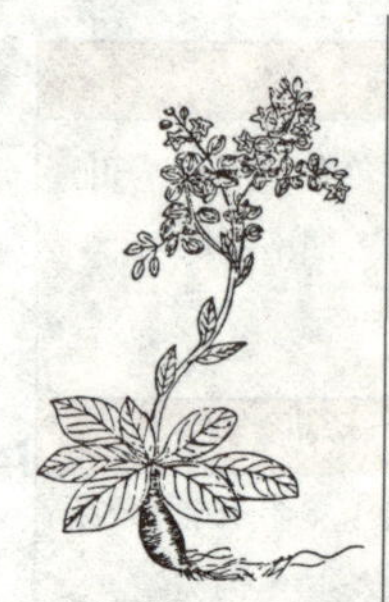

【功效】凉血滋阴，泻火解毒。

治疗男女生殖泌尿疾病的首选

玄参

草部·山草类　清热凉血药

又名：黑参、玄台、重台、鹿肠、正马、逐马、馥草、野脂麻、鬼藏。其茎像人参，所以得参名。玄，指黑色，其根茎断面成黑色，所以叫玄参。

药用部分

玄参根

[修治] 雷敩说：凡采得后，须用蒲草重重相隔，入甑蒸两伏时，晒干用。勿犯铜器。

[性味] 味苦，性微寒，无毒。

张元素说：玄参为足少阴肾经的君药，治本经须用。

徐之才说：恶黄芪、干姜、大枣、山茱萸，反藜芦。

[主治] 疗腹中寒热积聚，女子产乳余疾，补肾气，令人目明。（出自《神农本草经》）

主暴中风伤寒，身热肢满，神昏不识人，温疟，血瘕。能下寒血，除胸中气，下水止烦渴，散颈下核，痈肿，疗心腹痛，坚癥，定五脏。久服补虚明目，强阴益精。（出自《名医别录》）

疗热风头痛，伤寒劳复，治暴结热，散瘤瘘瘰疬。（甄权）

治游风，补劳损，疗心惊烦躁，骨蒸，止健忘，消肿毒。（出自《日华子诸家本草》）

滋阴降火，解斑毒，利咽喉，通小便血滞。（李时珍）

治心懊侬烦而不得眠，心神颠倒欲绝，血滞小便不利。（出自《医学启源》）

消咽喉之肿，泻无根之火。（出自《品汇精要》）

疗胸膈心肺热邪，清膀胱肝肾热结。疗风热之咽痛，泄肝阳之目赤，止自汗盗汗，治吐血衄血。（出自《本草正义》）

【发明】李时珍说：肾水受伤，真阴失守，孤阳无根，发为火病，治疗方法宜以水制火，所以玄参与地黄作用相同。其消瘰疬亦是散火。

张元素说：玄参，是枢机之剂，管领诸气上下，肃清而不浊，风药中多用。因此《活人书》中的玄参升麻汤，治汗下吐后毒不散。由此看来，治空中氤氲之气，无根之火，以玄参为圣药。

医家名论

苏颂说：玄参二月生苗，叶像芝麻对生，又像槐柳但尖长有锯齿，细茎青紫色。它七月开青碧色的花，八月结黑色的子。也有开白花的，茎方大，紫赤色而有细毛，像竹有节的，高五六尺。其根一根有五、六枚，三月、八月采根晒干。

使用禁忌

血少目昏、停饮寒热、血虚腹痛、脾虚泄泻、脾胃虚寒、食少便溏者，不宜服用。恶黄芪、干姜、大枣、山茱萸。玄参反藜芦。

形态特征

多年生草本，高 60 ~ 120 厘米。根肥大，近圆柱形，下部常分枝，皮灰黄或灰褐色。茎直立，四棱形，有沟纹，光滑或有腺状柔毛。叶片卵形或卵状椭圆形，边缘具细锯齿，无毛，背面脉上有毛。聚伞花序呈圆锥形，花冠暗紫色。

花
[性味] 味苦，性微寒，无毒。
[主治] 疗热风头痛，伤寒劳复。
叶
[性味] 味苦，性微寒，无毒。
[主治] 滋阴降火，解斑毒，利咽喉，通小便血滞。
根
[性味] 味苦，性微寒，无毒。
[主治] 疗腹中寒热积聚，女子产乳余疾，令人目明。

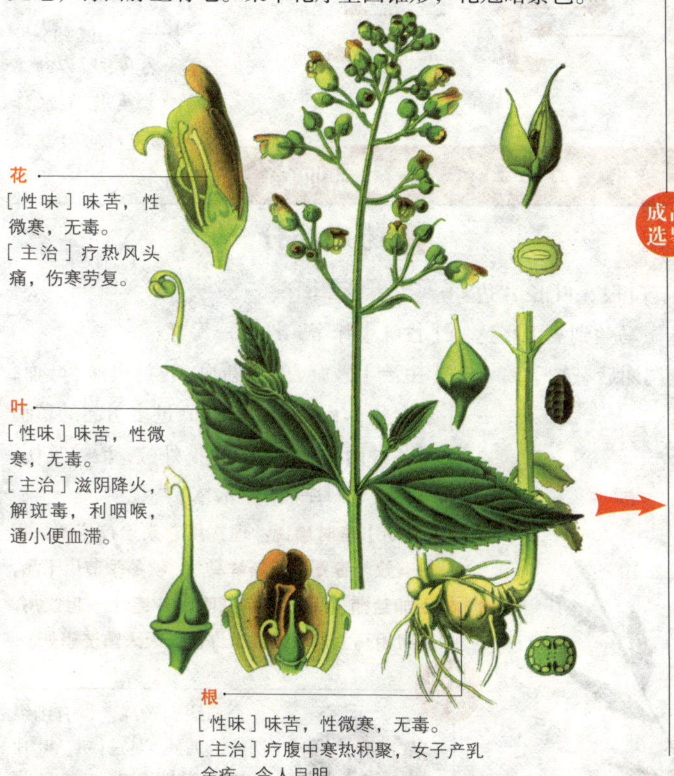

产地分布

主要分布于华北、华中、华南、西南以及山西、陕西南部。

成熟周期

植株：多年生草本
栽种：11~12 月或 3~4 月
花期：5~6 月或 9~10 月
采收：6~7 月 或 10~11 月（根）

成品选鉴

根类圆柱形，表面灰黄色或灰褐色，有不规则的纹路。质坚实，不易折断，断面黑色，微有光泽。闻起来像焦糖。

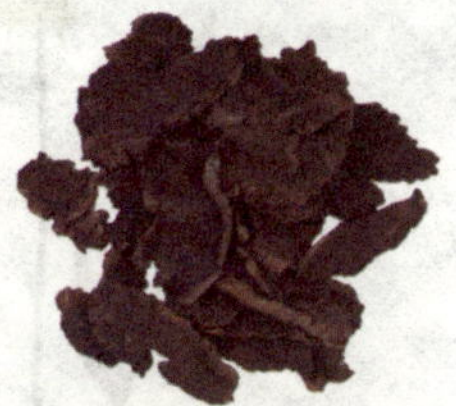

主要药用部分

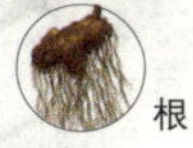

根

实用妙方

· **诸毒鼠瘘，即颈部淋巴结核:** 用玄参泡酒，每天饮少许。

· **时间长的瘰疬:** 用生玄参捣烂敷患处，一日换两次药。

· **发斑咽痛，用玄参升麻汤:** 玄参、升麻、甘草各半两、加水三盏，煎取一盏半，温服。

中药趣味文化

玄参与生地黄

玄参入药始见于《神农本草经》。玄者，黑也，因其根茎断面呈黑色而得名。后来到了清代，因避讳康熙皇帝之名玄烨，改『玄』为『元』，『元参』之名便由此而来。它和生地黄都有清热凉血、养阴生津的功效，在治热入营血、热病伤阴、阴虚内热等证时，经常一起使用。但相比之下，玄参泻火解毒的作用较强，适合咽喉肿痛、痰火瘰疬多的患者使用；生地黄清热凉血的作用较大，因此多用在血热出血、内热消渴上。

摆脱久“痔”不愈的痛苦

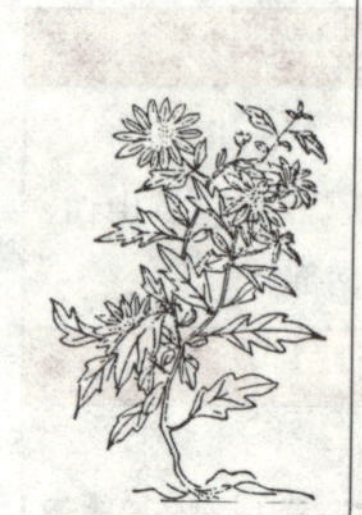

【功效】凉血清热，利湿解毒，止血破瘀。

马兰

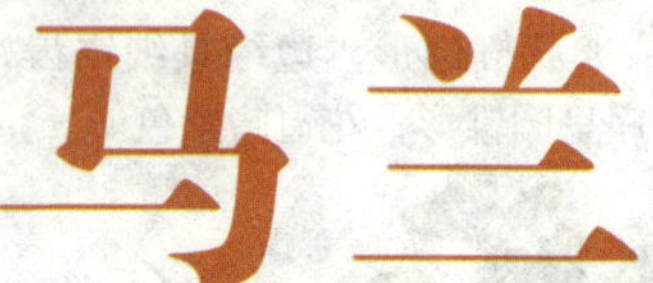

草部·芳草类　清热凉血药

又名：紫菊、马兰菊。这种草的花像菊而为紫色，故名紫菊；叶子像兰但比兰大，俗称大的东西为马，所以得名马兰。生长在水泽旁，嫩茎叶可做蔬菜食用。

形态特征

在二月生苗，赤茎白根，叶长，边缘有刻齿状，没有香味。马兰到夏天高达二三尺，开紫色花，花凋谢后有细子。

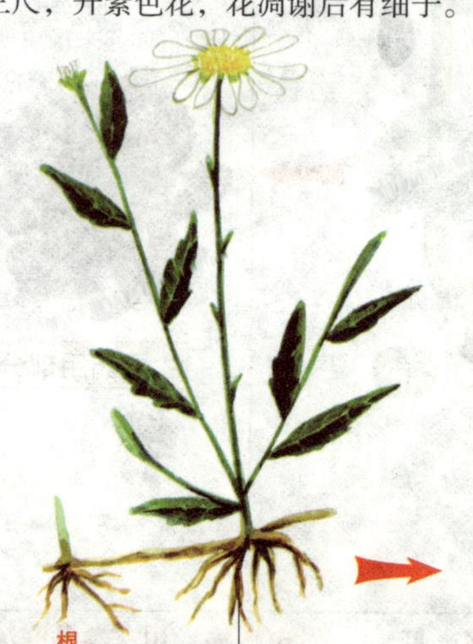

药用部分

马兰根、叶

[性味]味辛，性平，无毒。

[主治]破瘀血，养新血，止鼻出血、吐血，愈金疮，止血痢，解饮酒过多引起的黄疸及各种菌毒、蛊毒。生捣外敷，治蛇咬伤。（出自《日华子诸家本草》）

【发明】李时珍说：现在用它来治疗痔漏，据说有效。春夏季用新鲜马兰，秋冬季节用干品，不加盐醋，用白水煮来吃，并连汁一起饮用。同时用马兰煎水，放少许盐，天天熏洗患处。

成品选鉴

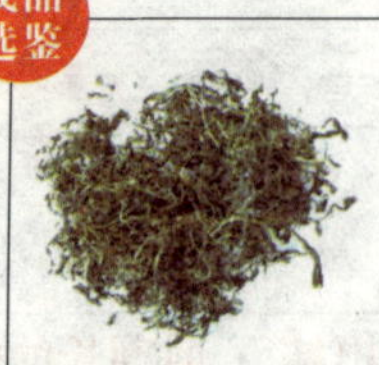

全草表面黄绿色，有细纵纹，质脆，易折断，叶片皱缩卷曲，花淡紫色或已结果。瘦果倒卵状长圆形、扁平。气微，味淡微涩。

主要药用部分

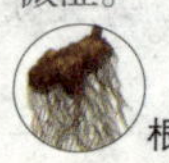
根

叶

实用妙方

- **各种疟疾寒热往来：** 用赤脚马兰捣汁，加水少许，在发病日早晨服用。药中也可以加少许糖。
- **绞肠痧痛：** 用马兰根、叶在口中细嚼，将汁咽下，可止痛。
- **外伤出血：** 用马兰同旱莲草、松香、皂子叶共研细，搽伤口。冬季没有皂子叶，可用其树皮代替。

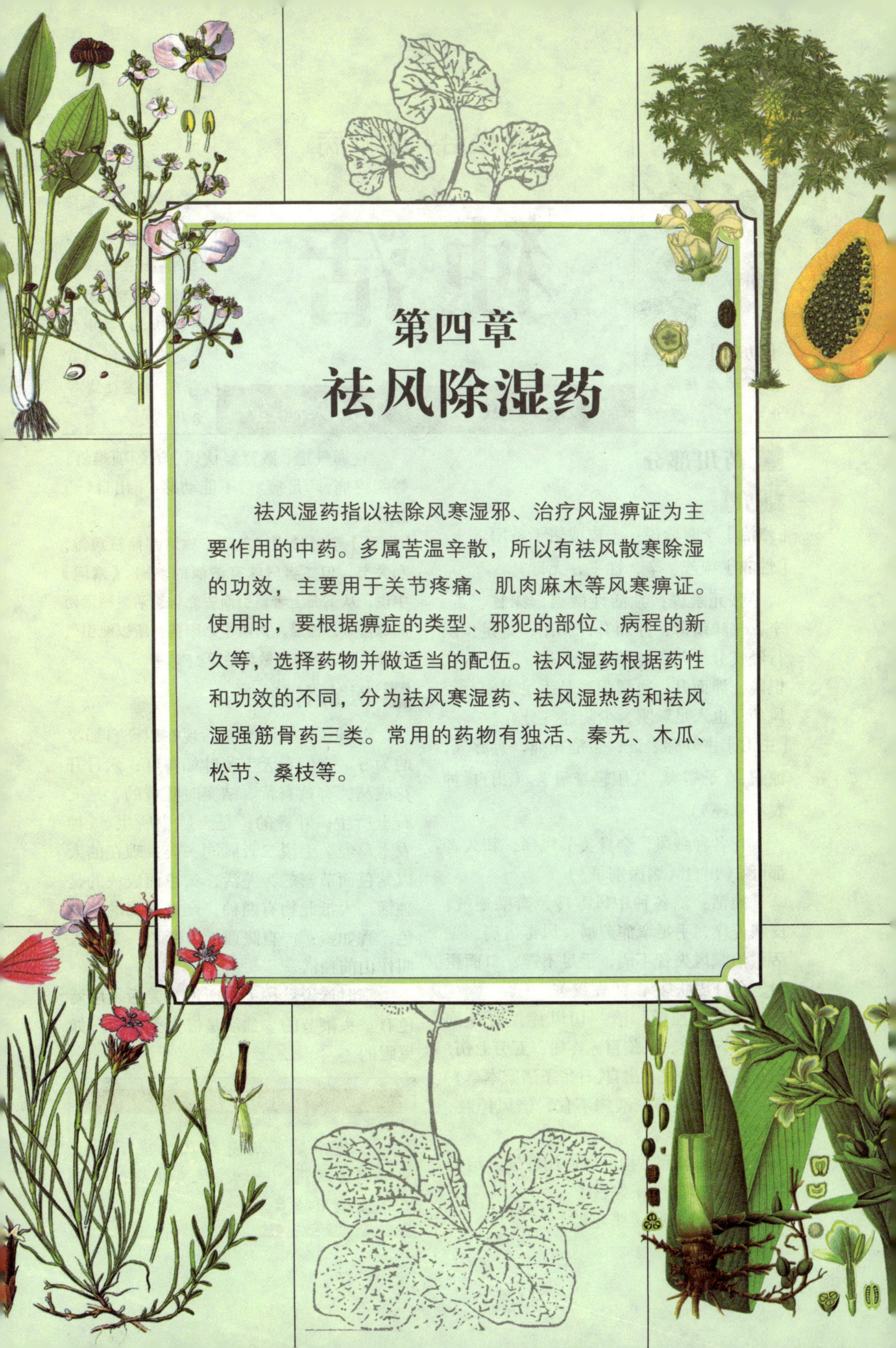

第四章
祛风除湿药

祛风湿药指以祛除风寒湿邪、治疗风湿痹证为主要作用的中药。多属苦温辛散，所以有祛风散寒除湿的功效，主要用于关节疼痛、肌肉麻木等风寒痹证。使用时，要根据痹症的类型、邪犯的部位、病程的新久等，选择药物并做适当的配伍。祛风湿药根据药性和功效的不同，分为祛风寒湿药、祛风湿热药和祛风湿强筋骨药三类。常用的药物有独活、秦艽、木瓜、松节、桑枝等。

轻松治好颈椎病

独活

【功效】疏风解毒，活血祛瘀，止痛。

草部·山草类　祛风寒湿药

又名：羌活、羌青、独摇草、护羌使者、胡王使者、长生草。因为这种草一茎直上，不随风摇动，所以叫独活。以羌中所产的较好，所以有羌活、胡王使者等名称。

药用部分

独活根

［修治］李时珍说：去皮或焙干备用。

［性味］味苦、辛，性平，无毒。

张元素说：独活性微温，味甘、苦、辛，气味俱薄，浮而升，属阳，是足少阴行经气分之药。羌活性温，辛、苦，气味俱薄，浮而升，也属阳，是手足太阳行经风药，也入足厥阴、少阴经气分。

［主治］主外感表证，金疮止痛，奔豚气，惊痫，女子疝瘕。久服轻身耐老。（出自《神农本草经》）

疗各种贼风，全身关节风痛，新久者都可。（出自《名医别录》）

独活：治各种中风湿冷，奔喘逆气，皮肤苦痒，手足挛痛劳损，风毒齿痛。羌活：治贼风失音不语，手足不遂，口面歪斜，全身皮肤瘙痒。（甄权）

羌活、独活：治一切风症，筋骨拘挛，骨节酸疼，头旋目赤疼痛，五劳七伤，利五脏及伏水气。（出自《日华子诸家本草》）

治风寒湿痹，酸痛不仁，诸风掉眩，颈项难伸。（李杲）

祛肾间风邪，搜肝风，泻肝气，治项强及腰脊疼痛。（王好古）

散痈疽败血。（张元素）

宣通气道，散肾经伏风，治颈项难舒，臂腿疼痛，两足痿痹，不能动移。（出自《药品化义》）

【发明】李时珍说：羌活、独活都能祛风湿，利关节，但二者气味有浓淡的差别。《素问》中说，从下而上者，引而去之。羌活、独活两药味苦辛，性温，为阴中之阳药，所以能引气上升，通达周身而散风胜湿。

医家名论

苏颂说：独活、羌活现在以产自蜀汉的为好。它们春天生苗叶如青麻；六月开花成丛，有黄有紫。结实时叶黄的，是夹石上所生；叶青的，是土脉中所生。《神农本草经》上说二者属同一类，现在的人以紫色而节密的为羌活，黄色而成块的是独活。大抵此物有两种，产自西蜀的，黄色，香如蜜；产自陇西的，紫色，秦陇人叫作山前独活。

李时珍说：按王贶所说，羌活须用紫色有蚕头鞭节的。独活是极大羌活有臼如鬼眼的。

使用禁忌

气血虚而遍身痛及阴虚下体痿弱者禁用。一切虚风类病症，都不宜使用独活。

形态特征

多年生高大草本。根圆柱形，棕褐色，有香气。茎中空，带紫色，光滑或稍有浅纵沟纹。叶宽卵形，另有茎生叶呈卵圆形至长椭圆形，边缘有不整齐的尖锯齿或重锯齿。花序顶生和侧生，复伞形，花白色，花瓣倒卵形。果实椭圆形。

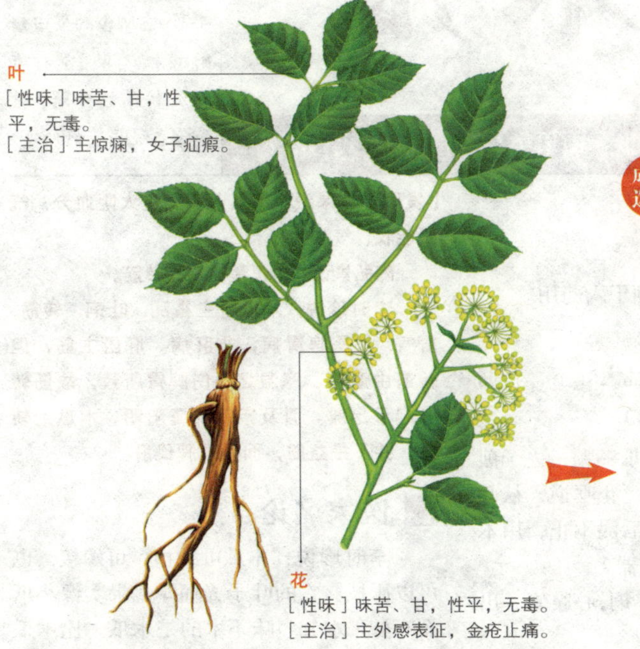

产地分布

主要分布于四川、湖北等地。

成熟周期

植株：多年生草本
栽种：3~4 月（提前 2 年）
花期：6~7 月
采收：3~4 月 或 10~11 月（根）

成品选鉴

表面粗糙，灰棕色，具不规则纵皱纹及横裂纹；质坚硬，断面灰黄白色。香气特异，味苦、辛，微麻舌，以条粗壮、油润、香气浓者为佳。

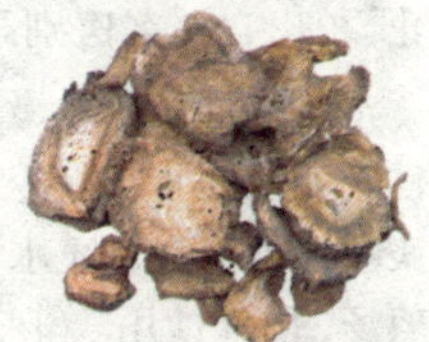

主要药用部分

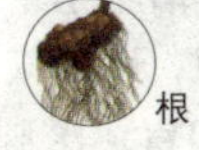

实用妙方

- **中风口噤，通风发冷，不知人事：** 独活四两，加好酒一升，煎至半升饮服。
- **中风失语：** 独活一两，加酒二升，煎至一升。另用大豆五合，炒至爆裂，以药酒热投，盖好。过一段时间，温服三合，不愈可再服。
- **热风瘫痪：** 羌活二斤，构子一斤，共研为末，每次用酒送服方寸匕，一日三次。

中药趣味文化

独活的境界

独活为什么叫这么乖僻的名字，有人说它：『一茎直上，得风不摇曳，无风偏自动，露出渗透到骨子里的傲然，祖先们便油然生出一股爱意，将其定名为独活。意思明摆着，只配它自个儿活着。』从这个解释看来，独活作为卑微的草，是真正超凡脱俗、特立独行的。处身自然界，而不受其左右和摆布，甚至执意反其道而行之。独活的这种不慕荣华富贵，不屑功名利禄，超然了无牵挂的境界会给我们一些启示吧。

关节酸痛，一网打尽

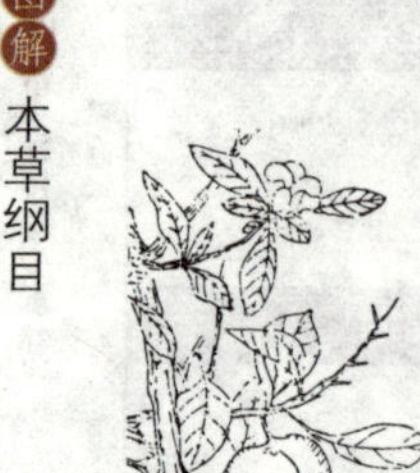

【功效】舒筋活络，和胃化湿。

木瓜

果部·山果类　祛风寒湿药

又名：楙（音茂），素有“百益果王”之称，产于黄河以南或蜀地，营养极其丰富。它所含的蛋白分解酵素，有助于蛋白质和淀粉质的分解，对消化系统很有好处。

药用部分

木瓜果实

［修治］李时珍说：切片晒干入药用。

［性味］味酸，性温，无毒。

［主治］治湿痹邪气，霍乱大吐下，转筋不止。（出自《名医别录》）

治脚气冲心，取嫩木瓜一颗，去子煎服佳。能强筋骨，下冷气，止呕逆，袪心膈痰唾，可消食，止水利后渴不止，用木瓜煎汤，取汁饮用。（陈藏器）

止吐泻奔豚，水肿冷热痢，心腹痛。（出自《日华子诸家本草》）

调营卫，助谷气。（雷敩）

祛湿和胃，滋脾益肺，治腹胀善噫，心下烦痞。（王好古）

敛肺和胃，理脾伐肝，化食止渴。（出自《海药本草》）

主心痛，煎汁洗风痹。（李时珍）

主利气，散滞血，疗心痛，解热郁。（出自《食物本草》）

下冷气，强筋骨，消食，止水痢后渴不止，做饮服之。又脚气冲心，取一颗去子，煎服之，嫩者更佳。又止呕逆，心膈痰唾。（出自《本草拾遗》）

【发明】李杲说：木瓜入手、足太阴血分，气脱能收，气滞能和。

陶弘景说：木瓜最能治疗转筋。

李时珍说：木瓜所主霍乱、吐痢、转筋、脚气，都是脾胃病，非肝病。肝虽主筋，但转筋由湿热、寒湿之邪伤脾胃所致，故筋转必起于足腓。腓及宗筋都属阳明。木瓜治转筋，并不是益筋，而是理脾伐肝。

医家名论

李时珍说：木瓜可种植，可嫁接，也可以压枝。它的叶子光而厚，果实像小瓜而有鼻。水分多味不木的是木瓜。比木瓜小而圆，味木而涩的是木桃。像木瓜而无鼻，比木桃大，味涩的是木李，也叫木梨。木瓜的鼻是花脱处，并不是脐蒂。木瓜性脆，可蜜渍为果脯。将木瓜去子蒸烂，捣成泥加蜜与姜煎煮，冬天饮用尤其好。木桃、木李质坚，可与蜜同煎或制成糕点食用。

使用禁忌

下部腰膝无力，由于精血虚、真阴不足者不宜用。伤食脾胃未虚、积滞多者，不宜用。不可多食，损齿及骨。

形态特征

落叶灌木，高约 2 米，枝直立，小枝圆柱形，紫褐色或黑褐色。叶片卵形至椭圆形，少量长椭圆形，边缘有尖锐锯齿。花先叶开放，花瓣倒卵形或近圆形，红色，少量淡红色或白色。果实球形或卵球形，黄色或带黄绿色，有稀疏不明显斑点，味芳香。

叶
［性味］味酸、涩，性温，无毒。
［主治］霍乱吐下，转筋，脚气。

花
［性味］味酸，性温，无毒。
［主治］面黑粉滓。

实
［性味］味酸，性温，无毒。
［主治］治湿痹邪气，霍乱大吐下，转筋不止。

产地分布

全国各地均有栽培。

成熟周期

植株：灌木或小乔木
栽种：3~4 月
（提前 3~5 年）
花期：5~6 月
采收：8~9 月（果实）

成品选鉴

果实长椭圆形或瓠形，表面黄棕色或深黄色，果皮肉质，有白色浆汁。种子多数，椭圆形，外包有多浆、淡黄色的假种皮。

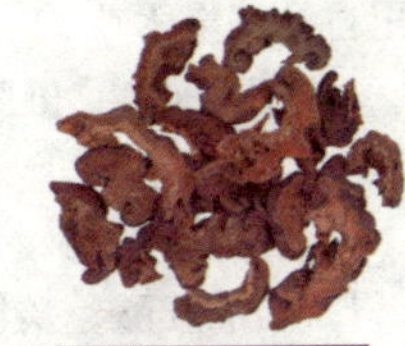

主要药用部分

果实

实用妙方

• **治脚筋挛痛：** 木瓜数枚，加酒、水各半，煮烂，捣成膏状，趁热贴于痛处，外用棉花包好，冷后即换。每日换药三五次。

• **治霍乱吐泻，转筋：** 木瓜一两，酒一升，煮汁饮服。不喝酒的可直接用水煎煮，取汁饮用。

• **治小儿泻痢：** 将木瓜捣烂，取汁饮用。

中药趣味文化

木瓜的故事

春秋时，诸侯争霸，战乱纷起。当时狄国比邻近的卫国强大，狄国国君率兵攻打卫国，卫国大败。卫国国君沿通粮河道而逃，被齐桓公相救。齐桓公非但没有落井下石，反而好生款待他，并送给他很多车马器服，还给他一块封地。卫国人听说这件事之后，十分感激齐桓公的仁德，于是作歌曰：『投我以木瓜，报之以琼琚。』实际上，以当时卫国的国力，根本无力以报，只是表示永远与齐国相好之意，故卫国与齐国结成联盟。

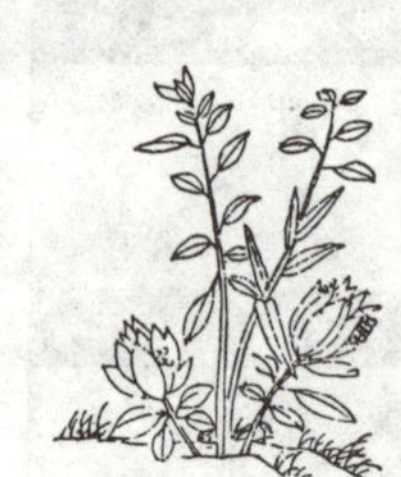

【功效】温中燥湿，行气健脾，温胃止呕。

健脾消食的调味佳品

豆蔻

草部 · 芳草类　化湿药

又名：草豆蔻、漏蔻、草果。草豆蔻是针对肉豆蔻而命名。作为果品味道不好，前人就将其编入果部。《金光明经》三十二品香药中称豆蔻为苏泣迷罗。

药用部分

豆蔻仁

[性味] 味辛、涩，性温，无毒。

[主治] 能温中，治疗心腹痛，止呕吐，除口臭。（出自《名医别录》）

下气，止霍乱，主一切冷气，消酒毒。（出自《开宝本草》）

能调中补胃，健脾消食，祛寒，治心、胃疼痛。（李杲）

治疗瘴疠寒疟，伤暑吐下泄痢，噎膈反胃，痞满吐酸，痰饮积聚，妇人恶阻带下，除寒燥湿，开郁破气，杀鱼肉毒。制丹砂。（李时珍）

散滞气，消膈上痰。（朱震亨）

益脾胃，祛寒，又治客寒心胃痛。（出自《珍珠囊》）

补脾胃，磨积滞，调散冷气甚速，虚弱不能饮食者最宜，兼解酒毒。（出自《本草原始》）

豆蔻花

[性味] 味辛，性热，无毒。

[主治] 主降气，止呕逆，除霍乱，调中焦，补胃气，消酒毒。（出自《日华子诸家本草》）

【发明】李时珍说：豆蔻治病，取其辛热浮散，能入太阴、阳明经，有除寒燥湿、开郁消食的作用。南方多潮湿、雾瘴，饮食多酸咸，脾胃易患寒湿瘀滞之病，所以食物中必用豆蔻。这与当地的气候相适应。但过多食用也会助脾热，伤肺气及损目。也有人说：豆蔻与知母同用，治瘴疟寒热，取一阴一阳无偏胜之害。那是因为草果治太阴独胜之寒，知母治阳明独胜之火。

医家名论

《名医别录》载：豆蔻生长在南海。

李时珍说：草豆蔻、草果虽是一物，但略有不同，今建宁所产豆蔻，大小如龙眼而形状稍长，皮为黄白色，薄而棱尖。其仁大小如缩砂仁而辛香气和。滇、广所产草果，大小如诃子，皮黑厚而棱密。其子粗而辛臭，很像斑蝥的气味，当地人常用来做茶及作为食物佐料。广东人将生草蔻放入梅汁中，用盐渍让其泛红，然后在烈日下晒干，放入酒中，名红盐草果。南方还有一种火杨梅，有人用它来伪充草豆蔻。它的形态圆而粗，气味辛猛而不温和，人们也经常使用。也有人说那即山姜实，不可不辨。

《新修本草》载：豆蔻，嫩苗似山姜，花黄白色，根和子都像杜若。

使用禁忌

阴虚内热，或胃火偏盛，口干口渴，大便燥结者忌食；干燥综合征及糖尿病患者忌食。

形态特征

多年生草本，株高 1.5 ~ 3 米。叶片狭椭圆形或线状披针形。花序顶生，直立，花冠白色，边缘有缺刻，前部有红色或红黑色条纹，后部有淡紫红色斑点。蒴果近圆形，外被粗毛，熟时黄色。

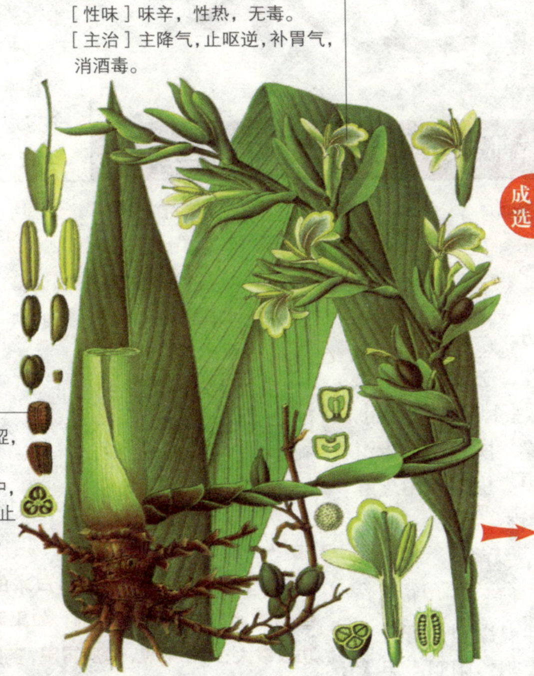

产地分布

多产于印度尼西亚爪哇岛，我国云南、广东、广西等地亦有栽培。

成熟周期

植株：多年生草本
栽种：3~4 月（提前 3~5 年）
花期：5~6 月
采收：9~10 月（果实）

成品选鉴

种子椭圆形，表面灰棕色或黄棕色，内有黄白色隔膜分隔。质硬，断面乳白色。气芳香，味辛辣。以个大、饱满、质结实、气味浓者为佳。

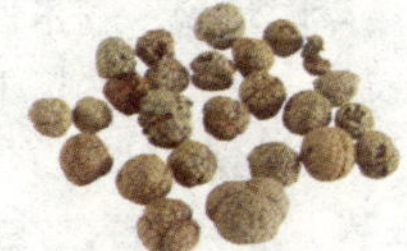

主要药用部分

果实

实用妙方

- **心腹胀满，短气：**用草豆蔻一两，去皮研为末，用木瓜生姜汤调服半钱。
- **胃弱呕逆不食：**用草豆蔻仁二枚、高良姜半两，加水一盏，煮取汁，再加生姜汁半合，与白面调和后做成面片，在羊肉汤中煮熟，空腹食用。
- **虚疟自汗不止：**用草果一枚，面裹煨熟后，连面同研细，加平胃散二钱，水煎服。

中药趣味文化

豆蔻的文学象征

我国古诗文中，常用豆蔻来比喻少女。姜夔在《扬州慢》词中说：『纵豆蔻词工，青楼梦好，难赋深情。』杜牧有《赠别》一诗，云：『娉娉袅袅十三余，豆蔻梢头二月初。春风十里扬州路，卷上珠帘总不如。』此诗作于杜牧落魄扬州之时，当时他郁郁不得志，百无聊赖，写下此诗赠给一位歌伎。诗中的『十三余』指出这个歌伎是十三四岁的少女，一如豆蔻的含苞待放，这个比喻十分确切生动。

筋骨无力，从此远离

苍术

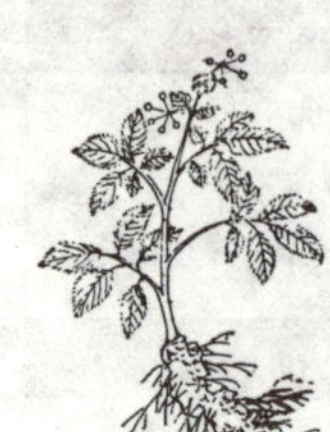

【功效】健脾益气，燥湿利水，止汗安胎。

草部·山草类　化湿药

又名：赤术、山精、仙术、山蓟。《异术》中说术是山之精，服后可长寿延年，所以有山精、仙术的名字。术有赤、白两种，主治相似，但性味、止汗、发汗不同。

药用部分

苍术根

[修治]《日华子诸家本草》载：术须用米泔水浸泡一夜，才能入药。

寇宗奭说：苍术辛烈，必须用米泔水浸洗，再换米泔水泡两天，去掉粗皮入药用。

李时珍说：苍术性燥，所以用糯米泔水浸泡去油，切片焙干用。也有人用芝麻炒过，以此来制约它的燥性。

[性味]味辛、苦，性温，无毒。

李时珍说：白术味甘微苦，性温和缓；赤术味甘而辛烈，性温燥烈，可升可降，属阴中阳药，入足太阴、阳明，手太阴、阳明、太阳经。禁忌同白术。

[主治]治风寒湿痹，死肌痉疸。久服可轻身延年。（出自《神农本草经》）

主头痛，能消痰涎，除皮间风水结肿，除心下痞满及霍乱吐泻不止，能明胃助消化。（出自《名医别录》）

治麻风顽痹，胸腹胀痛，水肿胀满，能除寒热，止呕逆下泄冷痢。（甄权）

疗筋骨无力，瘕痞块，山岚瘴气温疟。（出自《日华子诸家本草》）

明目，暖肾脏。（刘完素）

能健胃安脾，诸湿肿非此不能除。（出自《珍珠囊》）

除湿发汗，健胃安脾，为治痿证要药。（李杲）

散风益气，解各种郁证。（朱震亨）

止水泻飧泄，伤食暑泻，脾湿下血。（出自《本草求原》）

治湿痰留饮，脾湿下流，浊沥带下，滑泻及肠风便溏。（李时珍）

苍术苗

[主治]作茶饮很香，能去水，也能止自汗。（陶弘景）

【发明】张元素说：苍术与白术的主治相同，但苍术比白术气重而体沉。如果除上湿发汗，功效最大；如补中焦，除脾胃湿，药效不如白术。

医家名论

李时珍说：苍术也就是山蓟，各处山中都有生长。苗高二三尺，叶抱茎生长，枝梢间的叶似棠梨叶，离地面近的叶，有三五个叉，都有锯齿样的小刺，根像老姜色苍黑，肉白有油脂。

使用禁忌

故阴虚内热、气虚多汗者忌用。

形态特征

多年生草本，高 30 ~ 80 厘米。根茎粗大不整齐。茎单一，圆有纵棱，上部稍有分枝。叶互生，革质，上面深绿，下面稍带白粉状。头状花序顶生，花冠管状，白色，有时稍带红紫色。瘦果长圆形，被棕黄色柔毛。

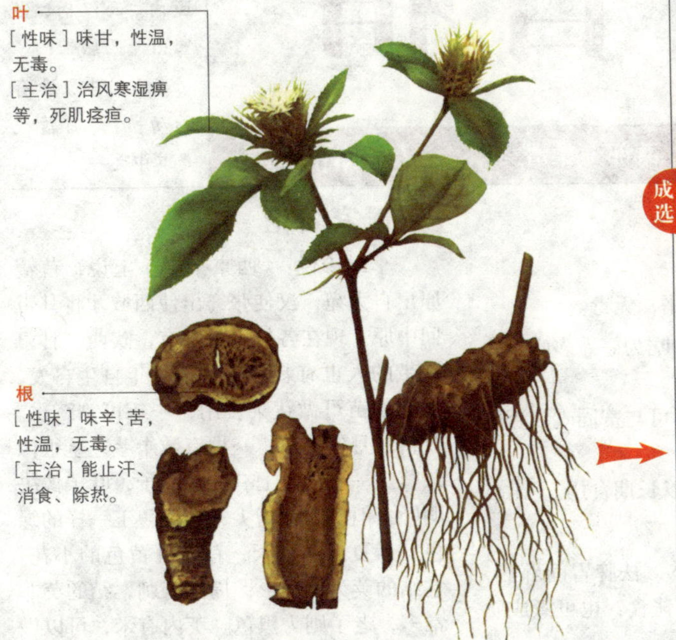

产地分布

主要分布于江苏、河南、河北、山西、陕西等地，以江苏茅山所产者最为道地。

成熟周期

植株：多年生草本
栽种：3~4 月（提前 2~3 年）
花期：7~8 月
采收：10~11 月（根）

成品选鉴

根块表面灰棕色，有皱纹、横曲纹。质坚实，断面黄白色或灰白色，散有多数橙黄色或棕红色油室。气香特异，味微辛、苦。

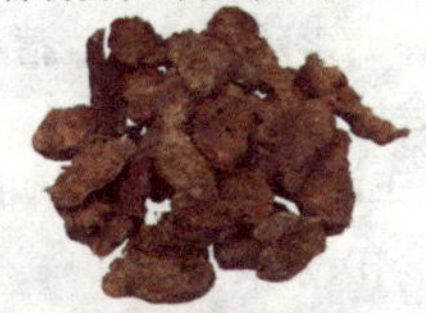

主要药用部分

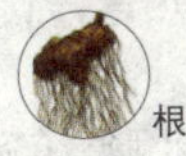
根

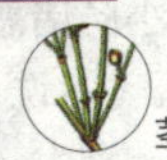
茎

实用妙方

- **交感丹，补虚损，固精气，乌须发，久服可治不孕症：** 茅山苍术刮净一斤，分成四份，用酒、醋、米泔水、盐汤各浸 7 日，晒干研末，川椒红、小茴香各四两，炒后研末，陈米糊调和做成如梧桐子大的丸子，每次空腹用温酒送服四十丸。

- **脾湿水泻，困弱无力，水谷不化，腹痛严重的：** 苍术二两、白芍药一两、黄芩半两、淡桂二钱，混合后，每取一两，加水一盏半，煎取一盏，温服。如脉弦，头微痛，则减去芍药，加防风二两。

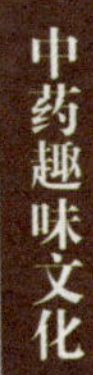

苍术的由来

相传茅山观音庵有个老尼姑，医术高明，却贪财吝啬。凡来看病的，若是没有钱就绝不救治。一次，一个患了吐泻重症的穷人来求医，被老尼姑赶了出去。庵里有个小尼姑，不满老尼姑的行为，可是她不懂医道，看老尼姑用一把药草医好过患吐泻病的人，就依样画葫芦，治好了那个穷人。后来，小尼姑离开了观音庵，继续用这种药草给人治病，她发现这种药草有点像白木，不过开白花，根苍黑，便将其唤作『苍术』。

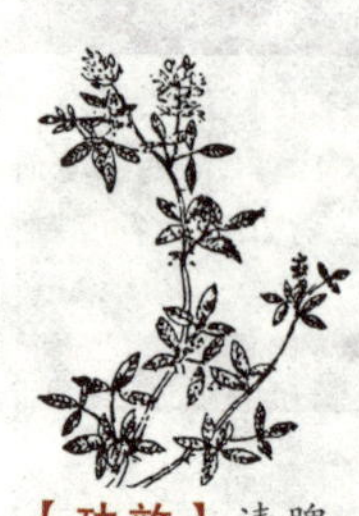

【功效】清脾胃，利大、小肠，下膀胱结石。

利五脏、通小便的盘中美味

苜蓿

菜部·柔滑类　利水消肿药

又名：木粟、光风草，原出自古时候的大宛，在今天的乌兹别克斯坦境内。西汉时，张骞出使西域带回了很多当时中原没有的动植物，苜蓿就是其中之一。

药用部分

苜蓿全株

[**性味**] 味苦、涩，性平，无毒。

孟诜说：性凉，少吃为好。多吃会令冷气入筋中，使人瘦。

李廷飞说：苜蓿不可与蜜同吃，否则会使人腹泻。

[**主治**] 安中利人，可以长期食用。（出自《名医别录》）

利五脏，轻身健体，祛脾胃间邪热，通小肠诸恶热毒，煮和酱食，也可煮成羹吃。（孟诜）

利大、小肠。（寇宗奭）

把苜蓿晒干食用，对人有益。（苏颂）

祛腹藏邪气，脾胃间热气，通小肠。（出自《日华子诸家本草》）

利大、小肠。（出自《本草衍义》）

苜蓿根

[**性味**] 性寒，无毒。

[**主治**] 治疗热病烦闷，眼睛发黄，小便黄，酒疸，取苜蓿根捣汁服一升，让人呕吐后即愈。（苏恭）

捣取汁煎服，治疗砂石淋痛。（李时珍）

主热病烦满，目黄赤，小便黄，酒疸，捣汁服一升，令人吐利即愈。（出自《新修本草》）

医家名论

李时珍说：《西京杂记》上说，苜蓿原出自大宛，汉使张骞出使西域才将其带回中原。现在各处田野都有，陕西、甘肃一带的人也有栽种。苜蓿每年自生自发。割它的苗可做蔬菜食用，一年可割三次。苜蓿二月生新苗，一棵有数十茎，茎很像灰藋。一个枝丫上有三片叶子，叶子像决明叶，但小如手指尖，有像碧玉一样的绿色。入夏后到秋天，苜蓿开黄色的小花。它结的荚为圆扁形，周围有刺，结的荚非常多，老了则为黑色。荚内有米，可以做饭，也可以用来酿酒。

苜蓿的历史

西汉时，张骞两次出使西域，加强了内地同西域之间的经济文化交流，也带回了很多当时中原没有的植物品种。苜蓿就是在这个时候开始传入中原地区的。陶弘景的《名医别录》中记载，苜蓿又叫金花菜，属豆科植物。各地有野生，亦有栽培。苏州等地将其嫩苗腌作菜蔬。

使用禁忌

因属渗利之品，故不宜久食多食。尿路结石、大便溏薄者慎食。

形态特征

主根长，多分枝。茎通常直立，近无毛。复叶有3片小叶，小叶倒卵形或倒披针形，顶端圆，中肋稍凸出，上半部叶有锯齿，基部狭楔形；托叶狭披针形，全缘。总状花序腋生，花紫色。荚果螺旋形，无刺，顶端有尖曝咀。

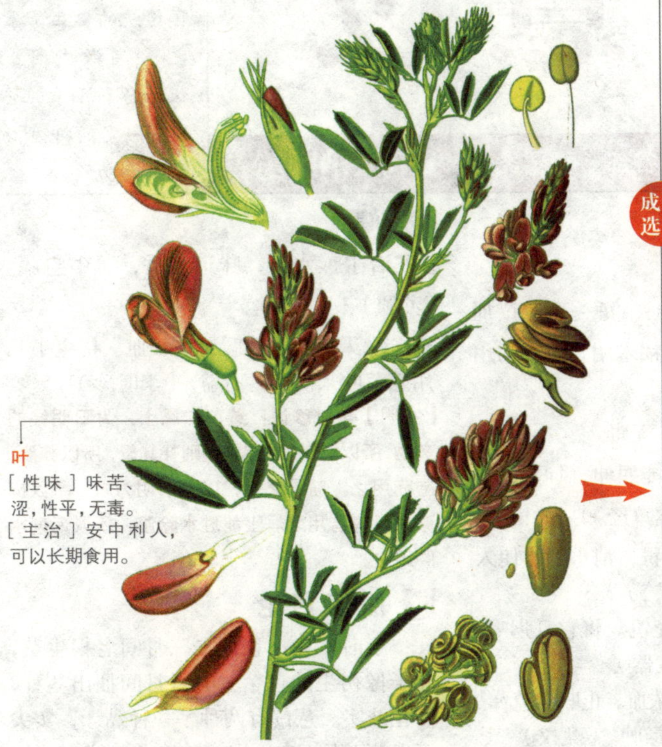

叶
[性味] 味苦、涩，性平，无毒。
[主治] 安中利人，可以长期食用。

产地分布

主要分布于内蒙古、新疆、甘肃、江苏、湖北、四川、贵州、广西、福建等地。

成熟周期

植株：多年生草本
栽种：3~4月
花期：5~7月
采收：7~8月（茎、叶、花）

成品选鉴

全草茎光滑，多分枝，小叶片倒卵状长圆形，花冠紫色。荚果螺旋形，稍有毛，黑褐色，不开裂，种子黄褐色。

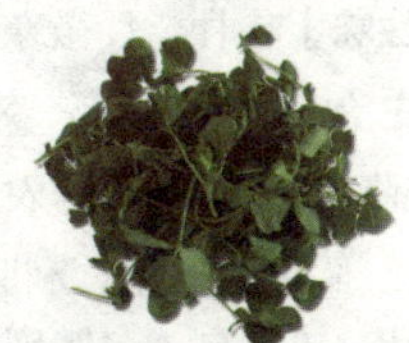

主要药用部分

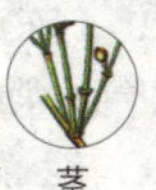

茎

叶

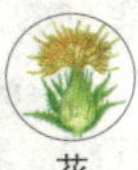

花

实用妙方

- **治膀胱结石：** 鲜南苜蓿三至五两，捣汁服。
- **治浮肿：** 苜蓿叶五钱（研末），豆腐一块，猪油三两。炖熟一次服下，连续服用。

中药趣味文化

苜蓿芽，健康的美味

苜蓿芽是一种低热量且营养丰富的天然碱性食物，可帮助荤食者中和体内血液的酸性。而且还含有丰富的膳食纤维，仅有很少的糖类，热量非常低，是一种高纤维、低热量的极佳减肥食物。但是不能将苜蓿芽当成减肥过程中三餐的主食，这会破坏饮食的均衡。经常食用苜蓿芽，能消除身体疲劳、便秘、指甲脆弱等症状。苜蓿芽可以生吃或做三明治，日本人则把它和海苔一起做成苜蓿芽寿司，也是不可多得的美味。

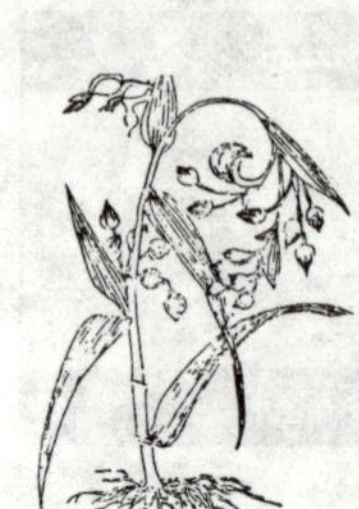

【功效】健脾利湿，清热排脓。

营养价值最高的谷物

薏苡

谷部·稷粟类　　利水消肿药

又名：解蠡、芑实、回回米、薏珠子。薏苡仁是我国传统的食品资源之一，可做成粥、饭和各种面食，还具有一定的抑菌、抗病毒功效。

药用部分

薏苡仁

[修治] 雷敩说：使用时，每一两薏苡加糯米一两，同炒熟，去糯米用。也有的用盐汤煮过用。

[性味] 味甘，性微寒，无毒。

[主治] 主筋急拘挛、不能屈伸，风湿久痹，可降气。（出自《神农本草经》）

除筋骨麻木，利肠胃，消水肿，使人开胃。（出自《名医别录》）

煮饭或做面食，可充饥。将它煮粥喝，能解渴、杀蛔虫。（陈藏器）

治肺痿、肺气，消脓血，止咳嗽流涕、气喘。将它煎服，能解毒肿。（甄权）

可治干湿脚气。（孟诜）

健脾益胃，补肺清热，祛风胜湿。做饭食，治冷气。煎饮，利小便热淋。（李时珍）

薏苡根

[性味] 味甘，性微寒，无毒。

[主治] 除肠虫。（出自《神农本草经》）

煮汁糜服，很香，驱蛔虫。（陶弘景）

煮服，可堕胎。（陈藏器）

治疗心急腹胀，胸胁痛，将薏苡根锉破后煮成浓汁服下三升即可。（苏颂）

捣汁和酒服用，能治黄疸。（李时珍）

薏苡叶

[主治] 煎水饮，味道清香，益中空膈。（苏颂）

暑天煎服，能暖胃益气血。初生小儿用薏苡叶来洗浴，有益。（李时珍）

【发明】 李时珍说：薏苡仁属土，为阳明经的药物，所以能健脾益胃。虚则补其母，所以肺痿、肺痈用之。筋骨之病，以治阳明为本，所以拘挛急风痹者用之。土能胜水除湿，所以泻痢水肿用它。

医家名论

李时珍说：薏苡二三月间老根生苗，叶子像初生的芭茅。五六月间抽出茎秆，开花结实。薏苡有两种：一种黏牙，实尖而壳薄，是薏苡。其米白色像糯米，可以用来煮粥、做饭及磨成面食，也可以和米一起酿酒。另一种实圆壳厚而坚硬的，是菩提子，它很少，但可以将它穿成念经的佛珠。它们的根都是白色，大小如汤匙柄，根须相互交结，味甜。

使用禁忌

薏苡仁会使身体冷虚，虚寒体质的人不适宜长期食用，孕妇和经期女性应该避免食用。另外汗少、便秘者不宜食用。

形态特征

茎直立粗壮，节间中空，基部节上生根。叶鞘光滑，与叶片间具白色薄膜状的叶舌，叶片长披针形，先端渐尖，基部稍鞘状包茎，中脉明显。颖果成熟时，外面的总苞坚硬，呈椭圆形。种皮红色或淡黄色，种仁卵形。

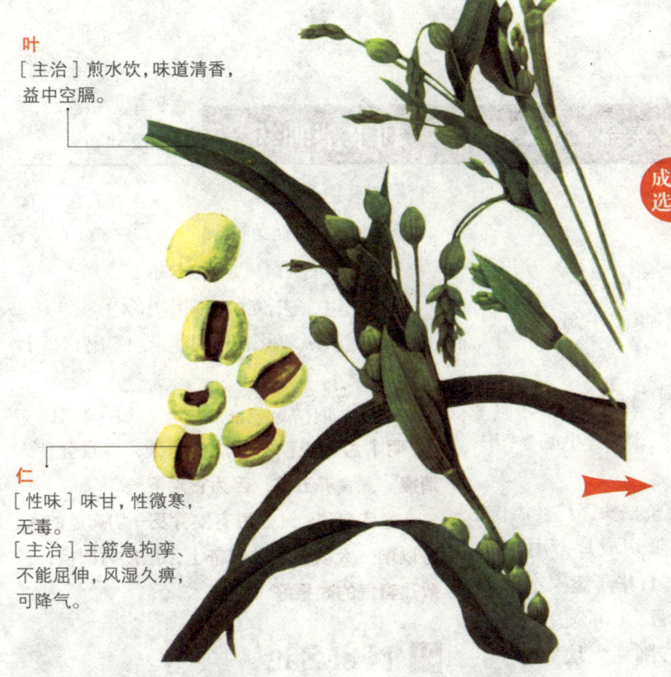

产地分布

广泛分布于华北、华东、华中、华南以及辽宁、海南、台湾等地。

成熟周期

植株：多年生草本
栽种：3~4月
花期：6~7月
采收：9~10月（种子）

成品选鉴

种仁宽卵形或长椭圆形，表面乳白色，气微，味微甜。以粒大充实、色白、无皮碎者为佳。

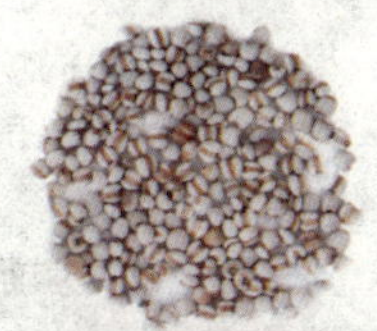

主要药用部分

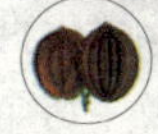

种子

实用妙方

· **风湿身疼，用麻黄杏仁薏苡仁汤：** 麻黄三两，杏仁二十枚，甘草、薏苡仁各一两，加水四升，煮成二升，分两次服。

· **水肿喘急：** 郁李仁三两，研细，以水滤汁，煮薏苡仁饭，一日吃两次。

· **肺痿咳吐脓血：** 薏苡仁十两，捣破，加水三升煎成一升，加酒少许服下。

中药趣味文化

成语『薏苡明珠』

成语『薏苡明珠』指无端受人诽谤而蒙冤。它来源于一段历史故事：东汉名将马援（伏波将军）领兵到南疆打仗，军中士卒病者甚多。当地民间多用薏苡治瘴，马援用此法后果然疗效显著。平定南疆凯旋时，他带回几车薏苡药种。谁知马援死后，朝中有人诬告他带回来的几车薏苡是搜刮来的大量明珠。这一事件，朝野都认为是一宗冤案，故说它是『薏苡之谤』。白居易也曾写有『薏苡谗忧马伏波』的诗句。

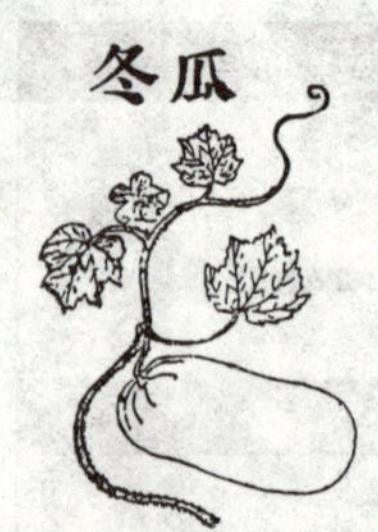

【功效】清热解毒，利水消痰、除烦止渴，祛湿解暑。

祛湿利尿，降压效果好

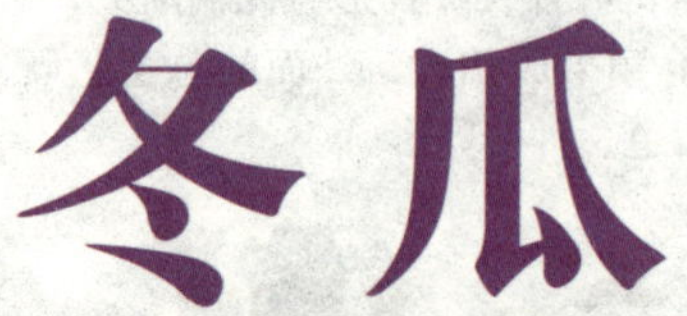

冬瓜

菜部·蓏菜类　　利水消肿药

又名：白瓜、水芝、地芝。一般在秋季采摘，冬瓜经秋霜后，外皮上会有一层白粉状的物质，好像是冬季的霜一样，所以叫冬瓜。它的子是白色的，所以又叫白瓜。

药用部分

白冬瓜

[性味] 味甘，性微寒，无毒。

[主治] 小腹水胀，利小便，止渴。（出自《名医别录》）

捣汁服，止消渴烦闷，解毒。（陶弘景）

主三消渴疾，解积热，利大、小肠。（出自《本草图经》）

益气耐老，除心胸胀满，祛头面热。（孟诜）

消热毒痈肿。将冬瓜切成片，用来摩擦痱子，效果很好。（出自《日华子诸家本草》）

利大小肠，压丹石毒。（苏颂）

患发背及一切痈疽，削一大块置疮上，热则易之，分散热毒气。（出自《本草衍义》）

治痰吼，气喘，姜汤下。又解远方瘴气，又治小儿惊风。润肺消热痰，止咳嗽，利小便。（出自《滇南本草》）

瓜练（瓜瓤）

[性味] 味甘，性平，无毒。

[主治] 绞汁服，止烦躁热渴，利小肠，治五淋，压丹石毒（甄权）。

用瓜练洗面沐浴，可祛黑斑，令人肌肤悦泽白皙。（李时珍）

白瓜子

[性味] 味甘，性平，无毒。

[主治] 除烦闷不乐。可用来做面脂。（出自《名医别录》）

治肠痈。（李时珍）

益气。（出自《神农本草经》）

利水道，去淡水。（崔禹锡）

去皮肤风剥黑皯，润肌肤。（出自《日华子诸家本草》）

能润肺化痰，兼益胃气。（陈念祖）

【发明】孟诜说：冬瓜热食味佳，冷食会使人消瘦。煮食养五脏，因为它能下气。

寇宗奭说：凡是患有发背及一切痈疽的人，可以削一大块冬瓜贴在疮上，瓜热时即换，分散热毒气的效果好。

医家名论

李时珍说：冬瓜三月生苗引蔓，大叶圆而有尖，茎叶都有刺毛。六七月开黄色的花，结的瓜大的直径有一尺，长三四尺。瓜嫩时绿色有毛，老熟后则为苍色，皮坚厚有粉，瓜肉肥白。瓜瓤叫作瓜练，白虚如絮，可用来洗衣服。子叫瓜犀，在瓜囊中排列生长。霜后采收冬瓜，瓜肉可煮来吃，也可加蜜制成果脯。子仁也可以食用。凡收瓜忌酒、漆、麝香及糯米，否则必烂。

使用禁忌

因营养不良而致虚肿者慎用。

形态特征

一年生蔓生或架生草本，全株被黄褐色硬毛及长柔毛。叶片肾状近圆形。花单性，雌雄同株，花冠黄色。瓠果大型，肉质，长圆柱状或近球形，表面有硬毛和蜡质白粉。种子多数，卵形，白色或淡黄色。

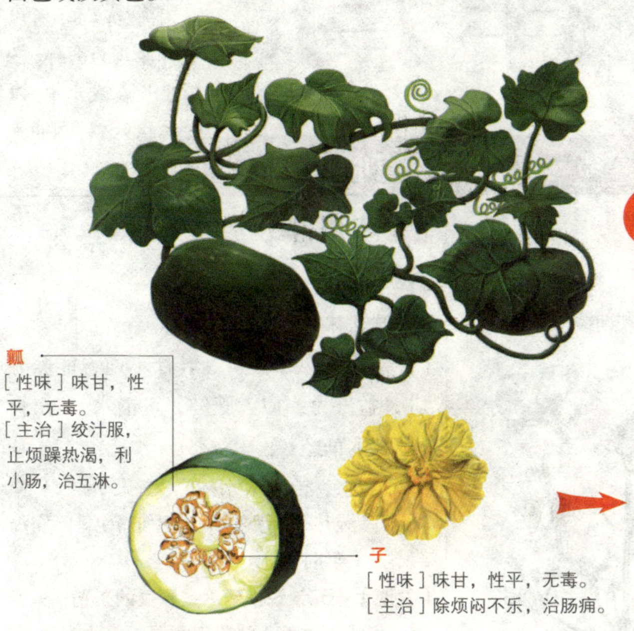

产地分布

全国各地均有栽培。

成熟周期

植株：一年生草本
栽种：2~3月
花期：5~6月
采收：8~10月(果实)

成品选鉴

外层果皮为不规则碎片，外表面灰绿色或黄白色，有的被有白霜，内表面较粗糙。体轻，质脆。无臭，味淡。

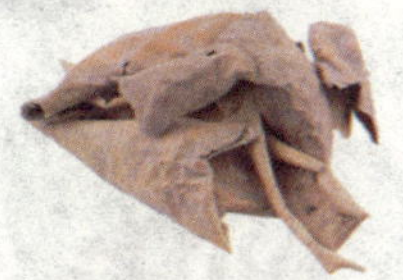

主要药用部分

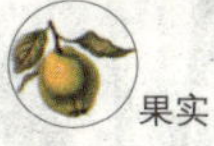

果实

实用妙方

· **治伤寒后痢，日久津液枯竭，四肢浮肿，口干：** 冬瓜一枚，以黄土泥厚裹五寸，煨令烂熟，去土绞汁服之。

· **治夏月生痱子：** 冬瓜切片，捣烂涂之。

· **治食鱼中毒：** 饮冬瓜汁。

· **痔疮肿痛：** 用冬瓜煎汤洗。

中药趣味文化

是东瓜还是冬瓜

传说神农培育了『四方瓜』，即东瓜、南瓜、西瓜、北瓜，令它们各奔所封之地安居落户。结果，南、西、北瓜各自都到受封的地方去了，唯有东瓜不服从分配。神农只好让它换个地方，西方它嫌沙多，北方它怕冷，南方它惧热，最后还是去了东方。神农看到冬瓜回心转意了，便高兴地说：『东瓜，东瓜，东方为家』。冬瓜立即答道：『是冬瓜不是东瓜，处处都是我的家。』神农说：『冬天无瓜，你喜欢就叫冬瓜。』

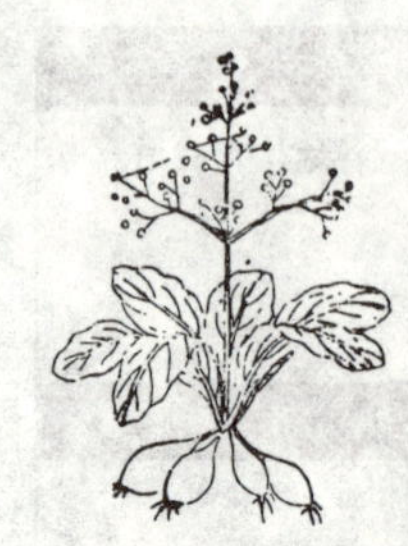

【功效】利小便，清湿热。

清湿热，利小便，消水肿

泽泻

草部·水草类　利水消肿药

又名：水泻、鹄泻、及泻、芒芋、禹孙。除去水患叫泻，如泽水之泻。因禹能治水，所以称泽泻为禹孙。多生长在浅水中，以其根入药，汉中产的最佳。

形态特征

沉水叶条形或披针形，挺水叶宽披针形、椭圆形至卵形。花从自叶丛中生出，白色。

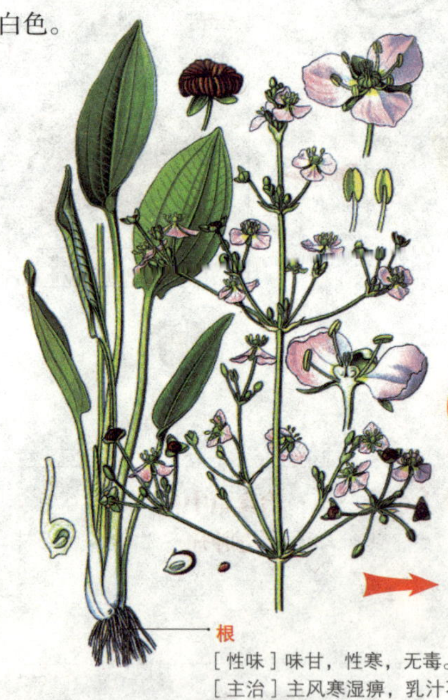

根

[性味]味甘，性寒，无毒。

[主治]主风寒湿痹，乳汁不通，能养五脏，益气力。

药用部分

泽泻根

[性味]味甘，性寒，无毒。

[主治]主风寒湿痹、乳汁不通，能养五脏，益气力，使人肥健，可消水。（出自《神农本草经》）

利水，治心下水痞。（李杲）

渗湿热，行痰饮，止呕吐泻痢，疝痛脚气。（李时珍）

【发明】张元素说：泽泻是除湿的圣药，入肾经，治小便淋沥，祛阴部潮湿。无此疾服之，令人目盲。

成品选鉴

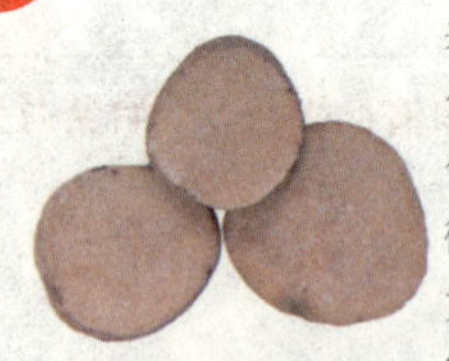

表面黄白色或淡黄棕色，质坚实，断面黄白色，有多数细孔。气微，味微苦。以块大、黄白色、光滑、质充实、粉性足者为佳。

主要药用部分

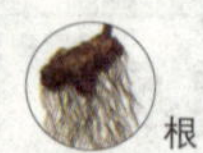

根

实用妙方

· **水湿肿胀：** 白术、泽泻各一两，研为末或者做成丸子，每次用茯苓汤送服三钱。

· **暑天吐泻，头晕，口渴，小便不利：** 用泽泻、白术、白茯苓各三钱，加水一盏、姜五片、灯心草十根，煎至八分，温服。

清心热、利小便的石竹花

瞿麦

又名：蘧麦、巨句麦、大菊、大兰、石竹、南天竺草。它的花朵小而妩媚，颜色多样，具有很高的观赏价值。一般除根之外，全草入药，在我国的大部分地区均有分布。

【功效】利尿通淋，破血通经。

草部 · 隰草类 | 利尿通淋药

形态特征

茎丛生，直立。叶呈线形至线状披针形，全缘，两面粉绿色。花稍小，色彩斑斓。

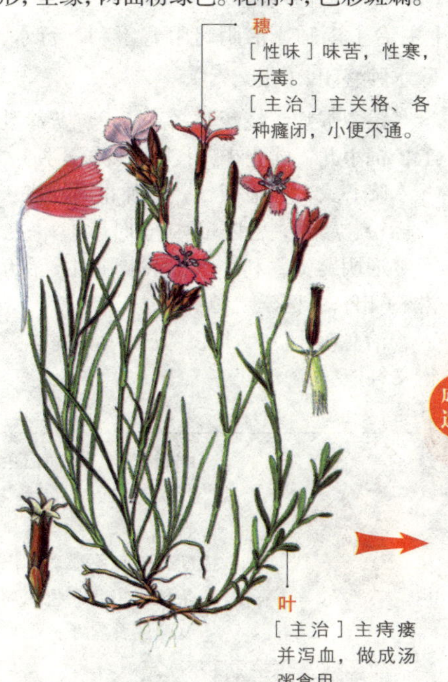

药用部分

瞿麦穗

[性味]味苦，性寒，无毒。

[主治]主关格，各种癃闭，小便不通，能出刺，去痈肿，明目去翳，破胎堕子，下瘀血。（出自《神农本草经》）

养肾气，逐膀胱邪逆，止霍乱，长毛发。（出自《名医别录》）

主五淋。（甄权）

瞿麦叶

[主治]主痔瘘并泻血，又治小儿蛔虫，以及丹石药发。（出自《日华子诸家本草》）

成品选鉴

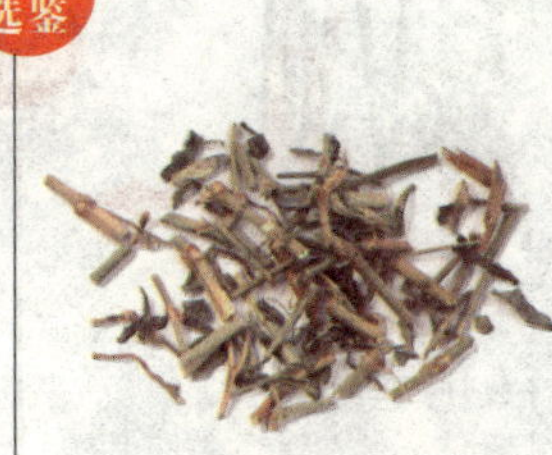

茎中空，质脆易断。气微，味微甜。以青绿色、干燥、无杂草、无根及花未开放者为佳。

主要药用部分

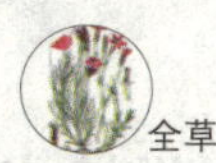

全草

实用妙方

· **小便不利，有水气，瓜蒌瞿麦丸主之：**瞿麦二钱半，瓜蒌根二两，大鸡子一只，茯苓、山芋各三两，研为末，用蜜调和成梧子大小的丸状。一次服三丸，一日三次。不愈，增至七八丸，以小便利、腹中温为止。

降心火，下肺气，治喉痹最快

灯心草

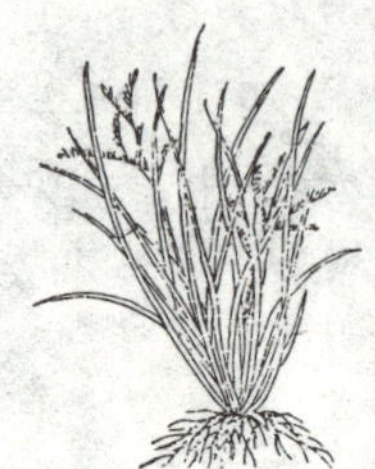

【功效】清心降火，利尿通淋。

草部 · 隰草类　利尿通淋药

又名：虎须草、碧玉草。多年生草本水生植物，主产区为江苏、四川、云南、浙江、福建、贵州等地。《品汇精要》中说，其芯能燃灯，故名灯心草。

形态特征

根茎横走，茎簇生。叶片退化呈刺芒状，红褐色或淡黄色。花序聚伞状，多花，密集或疏散。

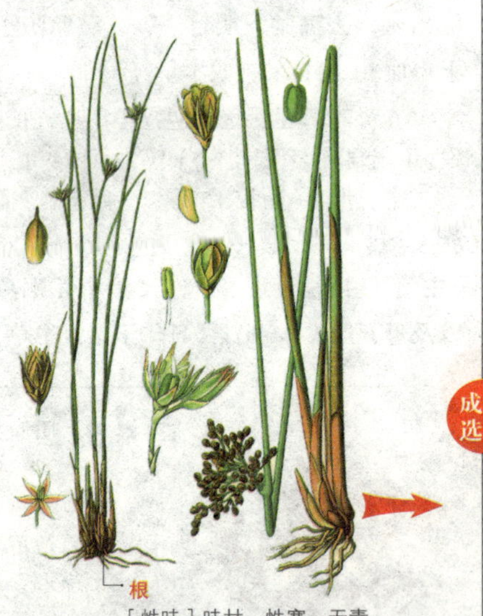

[性味] 味甘，性寒，无毒。
[主治] 降心火，止血通气，散肿止渴。

药用部分

灯心草茎、根

[性味] 味甘，性寒，无毒。

[主治] 泻肺，治阴窍阻塞不利，行水，除水肿癃闭。(张元素)

治急喉痹，烧灰吹之甚捷。烧灰涂乳上，饲小儿，能止小儿夜啼。(朱震亨)

降心火，止血通气，散肿止渴。烧灰入轻粉、麝香，治阴疳。(李时珍)

通阴窍涩，利小水，除水肿闭，治五淋。(出自《医学启源》)

治急喉痹，小儿夜啼。(出自《本草衍义补遗》)

成品选鉴

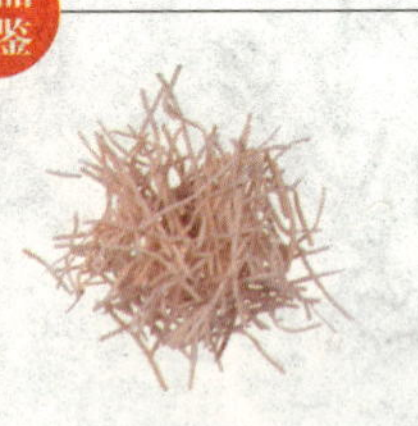

细圆柱形，表面白色或淡黄白色。质轻柔软，有弹性，易拉断，气味不显著。以条长、粗壮、色白、有弹性者为好。

主要药用部分

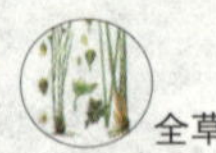
全草

实用妙方

- **伤口流血：** 用灯心草嚼烂敷患处。
- **鼻血不止：** 用灯心草一两研为末，加丹砂一钱。每次用米汤送服二钱。
- **喉痹：** 用灯心草一把，瓦上烧存性，加炒盐一匙，每取少许吹入喉中，数次即愈。

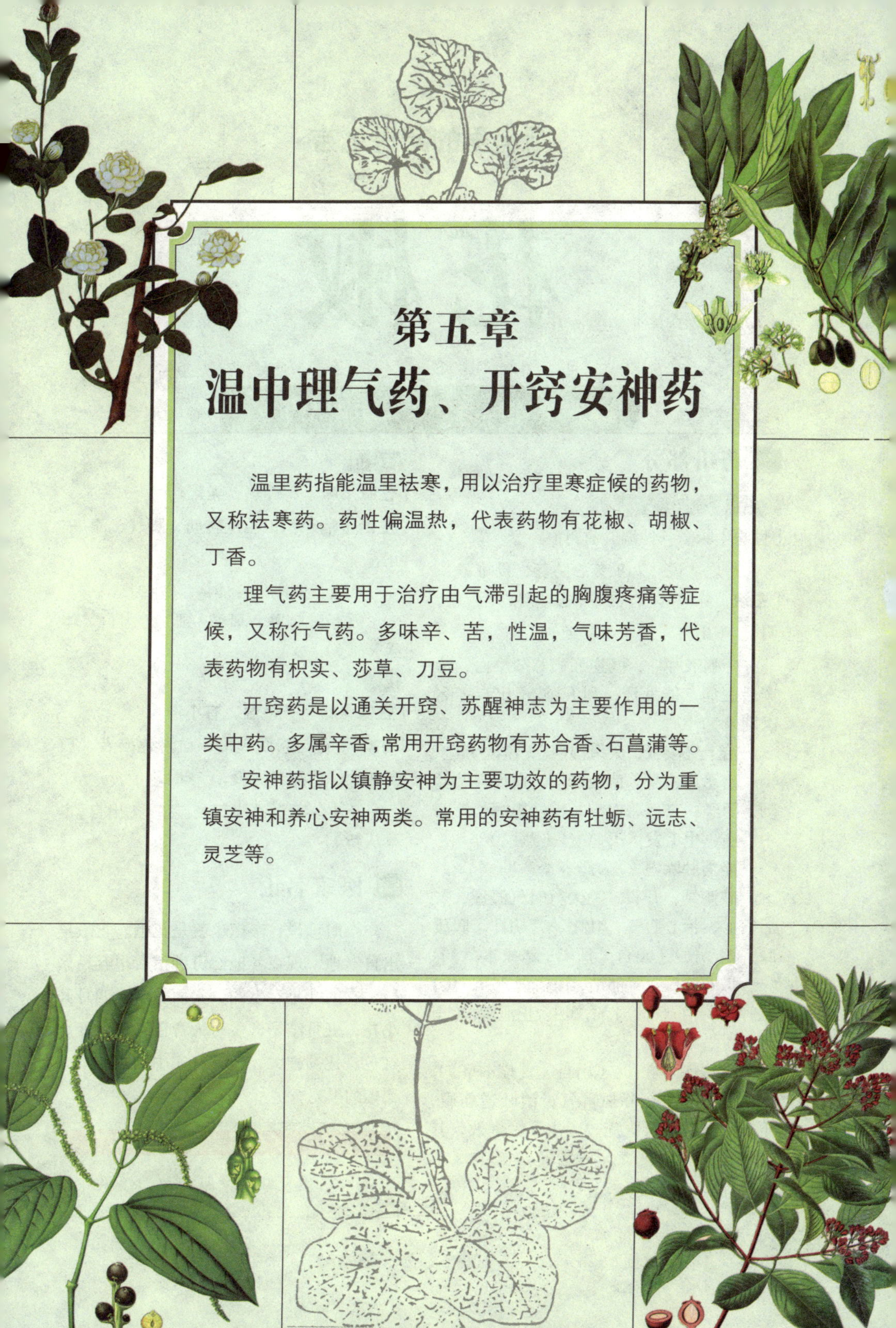

第五章
温中理气药、开窍安神药

温里药指能温里祛寒，用以治疗里寒症候的药物，又称祛寒药。药性偏温热，代表药物有花椒、胡椒、丁香。

理气药主要用于治疗由气滞引起的胸腹疼痛等症候，又称行气药。多味辛、苦，性温，气味芳香，代表药物有枳实、莎草、刀豆。

开窍药是以通关开窍、苏醒神志为主要作用的一类中药。多属辛香，常用开窍药物有苏合香、石菖蒲等。

安神药指以镇静安神为主要功效的药物，分为重镇安神和养心安神两类。常用的安神药有牡蛎、远志、灵芝等。

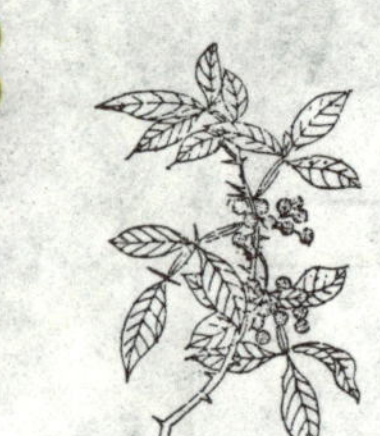

【功效】芳香健胃，温中散寒，除湿止痛，杀虫解毒，止痒解腥。

厨房里的芳香之宝

花椒

果部·味果类　温里药

又名：大椒、秦椒。有浓郁的香气，炒菜时可用于去除肉类的腥气，是川菜最常用的调味品，有降低血压的作用。最早产于秦地，所以也叫秦椒。

药用部分

椒红（花椒的果壳）

［性味］味辛，性温，有毒。

徐之才说：恶瓜蒌、防葵，畏雌黄。

［主治］除风邪气，温中，去寒痹，坚齿发，明目。（出自《神农本草经》）

疗咽喉肿痛，吐逆疝瘕。散瘀血，治产后腹痛。能发汗，利五脏。（出自《名医别录》）

治上气咳嗽，久风湿痹。（孟诜）

治恶风遍身，四肢麻痹，口齿浮肿摇动，闭经，产后恶血痢，慢性腹泻，疗腹中冷痛，生毛发，灭疤痕。（甄权）

能消肿除湿。（朱震亨）

破癥结，开胃，治天行时气温疾，产后宿血，治心腹气，壮阳，疗阴汗，暖腰膝，缩小便。（出自《日华子诸家本草》）

散寒除湿，解郁结，消宿食，通三焦，温脾胃，补右肾命门，杀蛔虫，止泄泻。（李时珍）

灭瘢，下乳汁。（出自《食疗本草》）

温中去痹，除风邪气，治吐逆疝瘕，下肿湿气。疮毒腹痛，冷水下一握效，其能通三焦，引正气，下恶气。（出自《本经逢原》）

花椒叶

［性味］味辛，性热，无毒。

［主治］治寒积，霍乱转筋，脚气，漆疮，疥疮。

杀虫，洗脚气及漆疮。（李时珍）

敷寒湿脚肿，风弦烂眼。（出自《本草求原》）

花椒根

［性味］味辛，性温，有小毒。

［主治］肾与膀胱虚冷，血淋色瘀者，煎汤细饮，色鲜者勿服。（李时珍）

杀虫。煎汤洗脚气及湿疮。（出自《本草从新》）

医家名论

李时珍说：秦椒也就是花椒。它最早出自秦地，现在各地都可种植，很容易繁衍。它的叶是对生的，尖而有刺。四月开小花，五月结子，生时为青色，熟后变成红色，比蜀椒大，但其籽实中的籽粒不如蜀椒的黑亮。

使用禁忌

阴虚火旺者禁服，孕妇慎服。

形态特征

灌木或小乔木，高3～6米。茎略向上斜，嫩枝被短柔毛。叶互生，叶片卵形、椭圆形至广卵形，边缘钝锯齿状，齿间具腺点。伞房状圆锥花序，顶生或顶生于侧枝上，花单性，雌雄异株，花轴被短柔毛。果实红色至紫红色。种子黑色，有光泽。

叶
［性味］味辛，性温，有毒。
［主治］温中，去寒痹。
果
［性味］味辛，性温，有毒。
［主治］除风邪气，去寒痹。

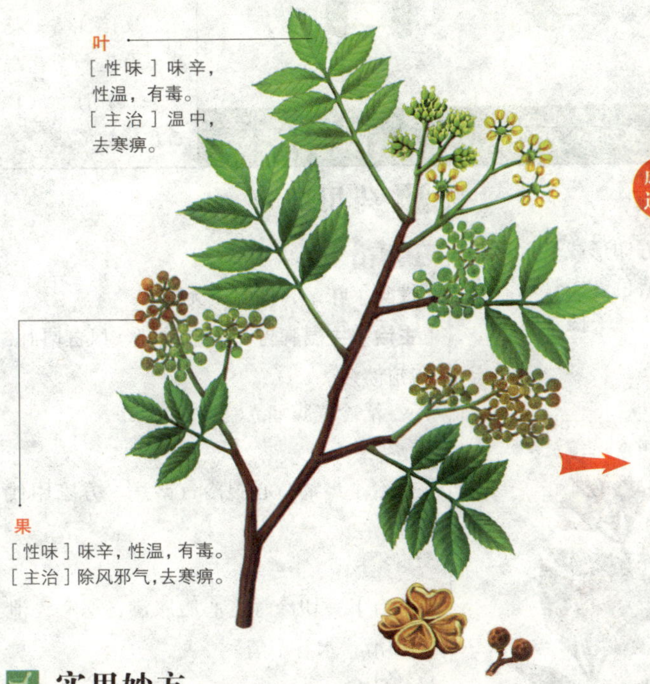

产地分布

主要分布于四川、云南、贵州、湖南、河北、山西、陕西、河南等地，以四川产者最为道地。

成熟周期

植株：灌木或小乔木
栽种：2~3月
花期：4~5月
采收：9~10月（果实）

成品选鉴

子实外表面紫红色或棕红色，散有多数疣状突起的油点，内表面淡黄色。香气浓，味麻辣而持久。

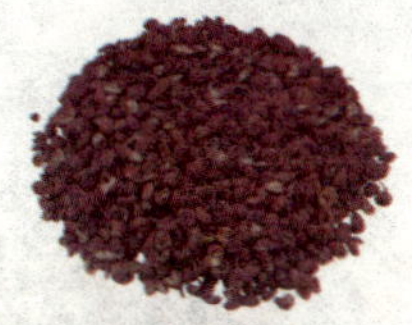

主要药用部分

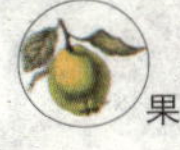

果实

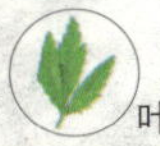

叶

实用妙方

- **手足心肿：** 椒、盐末等份，用醋调匀敷肿处。
- **牙齿风痛：** 秦椒煎醋含漱。
- **久患口疮：** 取秦椒去掉闭口的颗粒，水洗后面拌，煮为粥，空腹服，以饭压下。重者可多服几次，以愈为度。
- **元藏伤惫，耳聋目暗：** 将蜀椒研末，取生地黄捣绞自然汁，铜器中煎至一升许，住火，候稀稠得所，即和椒末为丸，如梧桐子大，每日空心酒下三十丸。

中药趣味文化

神农和花椒的故事

有一年，神农到临江察访庶民生活，当地地方官将神农的午饭安排在一对年轻夫妻椒儿和花秀的家。神农生活朴素，提出要吃庶民的家常便饭，地方官很为难，但椒儿和花秀很有把握。吃饭时神农发现他们做的汤非常好喝，就问用了什么材料。夫妻俩说只用了萝卜、青菜和山上一种树结出的有香味的种子。神农尝了尝他们摘回来的种子，发现味道辛香，还能调理胃气，就各取夫妻俩名字的第一个字，称其为『花椒』。

温中散寒，治呕逆

丁香

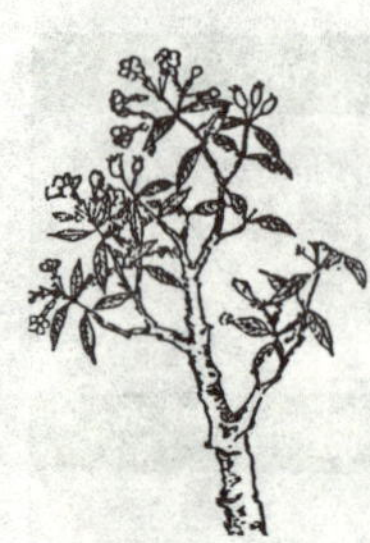

【功效】温中降逆，散寒止痛，温肾助阳。

木部 · 香木类　　温里药

又名：丁子香、鸡舌香。因花筒细长，形状如钉，且有浓郁香气，故名丁香。花朵以白色和紫色居多。我国的广东、广西栽培较多。

形态特征

常绿乔木，叶片长方卵形或长方倒卵形，花芳香，白色或淡紫色，短管伏，浆果红棕色，长方椭圆形，种子长方形。

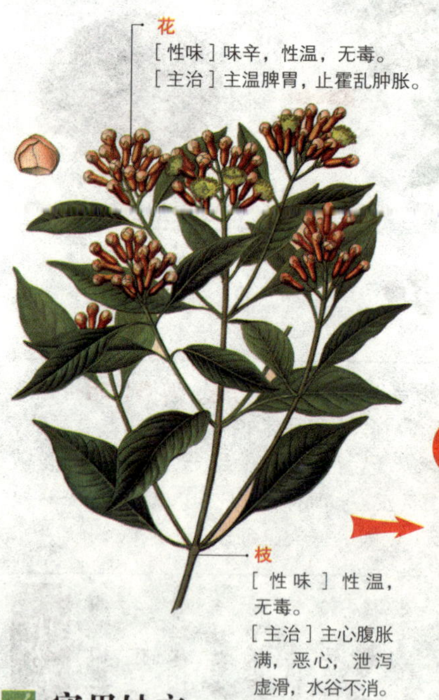

药用部分

丁香花

[性味] 味辛，性温，无毒。

[主治] 主温脾胃，止霍乱涌胀，风毒诸肿，齿疳溃疡。

治冷气腹痛。（甄权）

丁香皮

[主治] 齿痛、心腹冷气诸病。方家用代丁香。

丁香枝

[主治] 一切冷气，心腹胀满，恶心，泄泻虚滑，水谷不消。

丁香根

[性味] 味辛，性热，有毒。

[主治] 风热毒肿。不入心腹之用。

成品选鉴

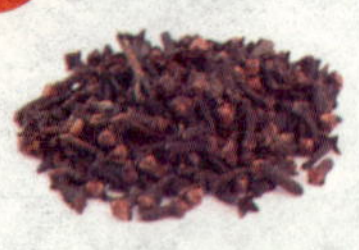

棒状，长1~2厘米。花冠圆球形，花瓣棕褐色至褐黄色，搓碎后可见黄色细粒状花粉。质坚实，富油性。气芳香浓烈，味辛辣、有麻舌感。

主要药用部分

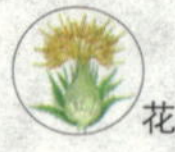

实用妙方

- **突然心痛：** 丁香末伴酒服一钱。
- **干霍乱痛：** 丁香十四枚，研末，开水一碗送服。不愈再服。
- **反胃，气噎不通：** 丁香、木香各一两，每取四钱，水煎服。

温中下气，善解食物毒

胡椒

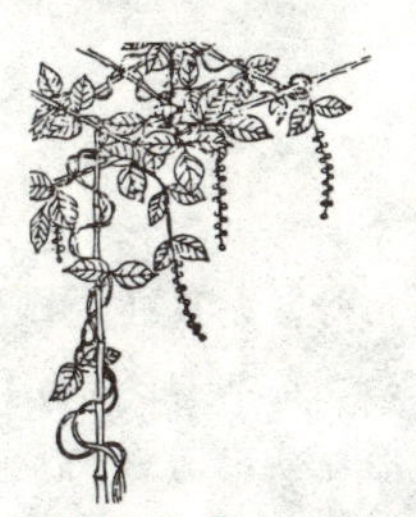

【功效】温中散气，下气止痛，止泻，开胃，解毒。

果部·味果类　温里药

又名：昧履支。原产于西域，名字里有“胡”字，又因其辛辣似椒，所以得椒名。一般四月成熟，五月采收，在古代就是人们日常生活的必需品。

形态特征

攀缘状藤本，叶片厚革质，阔卵形或卵状长圆形，花黄白色，果实初为青色，成熟后变成红色。

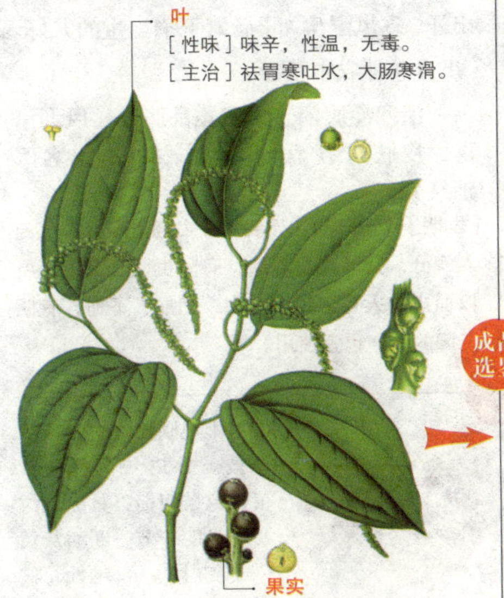

药用部分

果实

[性味]味辛，性大温，无毒。

李时珍说：辛热纯阳，走气助火，昏目发疮。

[主治]主下气温中祛痰，除脏腑中冷气。（出自《新修本草》）

暖肠胃，除寒湿，治反胃虚胀、冷积阴毒、牙齿浮热疼痛。（李时珍）

【发明】李时珍说：胡椒大辛热，为纯阳之物，肠胃寒湿的人适宜吃。有热病的人吃了，动火伤气，深受其害。

成品选鉴

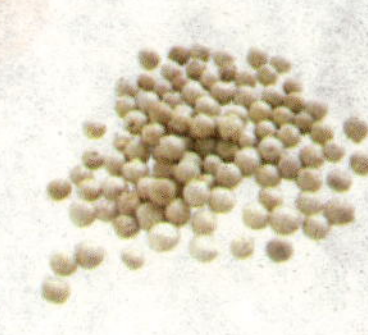

果实近圆球形，表面暗棕色或白色，有网状皱纹，内果皮淡黄色。气芳香，味辛辣。以粒大、饱满、色黑、皮皱、气味强烈者为佳。

主要药用部分

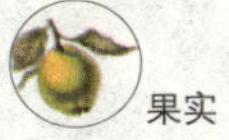

实用妙方

- **心腹冷痛：**胡椒二十粒，淡酒送服。
- **伤寒咳逆，日夜不止：**胡椒三十粒打碎，麝香半钱，酒一盏，煎成半盏，热服。
- **砂石淋痛，用二拗散：**胡椒、朴硝等份，研为末。每次用开水服二钱，一日两次。

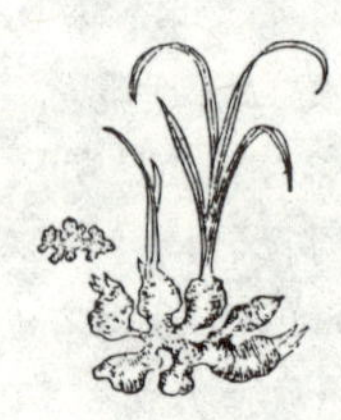

【功效】温中散寒，回阳通脉，温肺化饮。

回阳通脉不可少

干姜

菜部·荤辛类　　温里药

又名：白姜。李时珍说，干姜是用母姜制成的。江西、襄都有，以白净结实的为好，以前人称其为白姜，又名均姜。凡入药都宜炮用。

形态特征

叶线状披针形。穗状花序卵形至椭圆形。花冠黄绿色，唇瓣有淡紫色条纹及淡黄色斑点，雄蕊微紫色。

叶
[性味]味辛，性温，无毒。
[主治]治寒冷腹痛，中恶霍乱胀满。

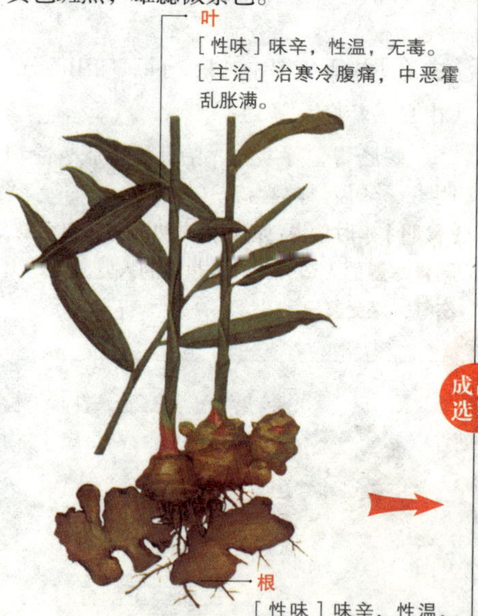

根
[性味]味辛，性温，无毒。
[主治]主胸满咳逆上气，能温中止血。

药用部分

干姜根茎

[性味]味辛，性温，无毒。

[主治]主胸满咳逆上气，能温中止血，出汗，逐风湿痹，止肠澼下痢。生的尤好。（出自《神农本草经》）

治寒冷腹痛、中恶霍乱胀满、风邪诸毒，皮肤间结气，止唾血。（出自《名医别录》）

【发明】李时珍说，干姜能引血药入血分，气药入气分，又能去恶养新，有阳生阴长之意，所以血虚的人可以用；吐血、衄血、下血，有阴无阳的人，也宜使用。

成品选鉴

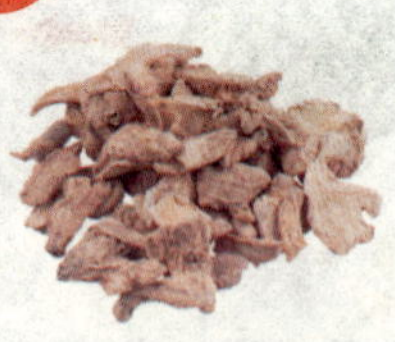

根为不规则切片，具指状分枝。外皮灰黄色或浅黄棕色，粗糙，具纵皱纹及明显的环节，断面灰黄色或灰白色、纤维性。气香、特异，味辛辣。

主要药用部分

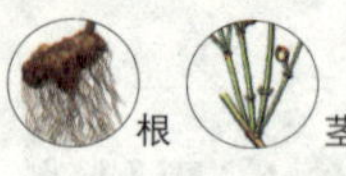

实用妙方

- **胃冷生痰致头晕吐逆：**川干姜（炮）二钱半、甘草（炒）一钱二分，加水一碗半，煎至一半服下。
- **中寒水泻：**炮干姜研为粉末，用粥送服二钱即愈。

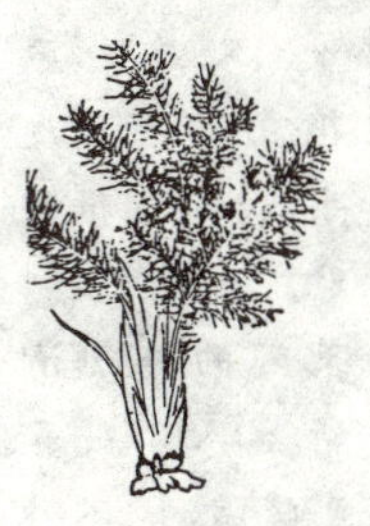

【功效】温阳散寒，理气止痛。

暖胃驱寒、理气止痛的香料

茴香

菜部·荤辛类　温里药

茴香又名八角珠，是常用的一种调料，烧鱼炖肉或制作卤制食品时的必需品。因为它能去除肉中的腥气臭气，使之重新添香，所以叫作茴香。

形态特征

有特殊香辛味，表面有白粉。茎肥叶细。夏季开黄色花。果椭圆形，黄绿色。

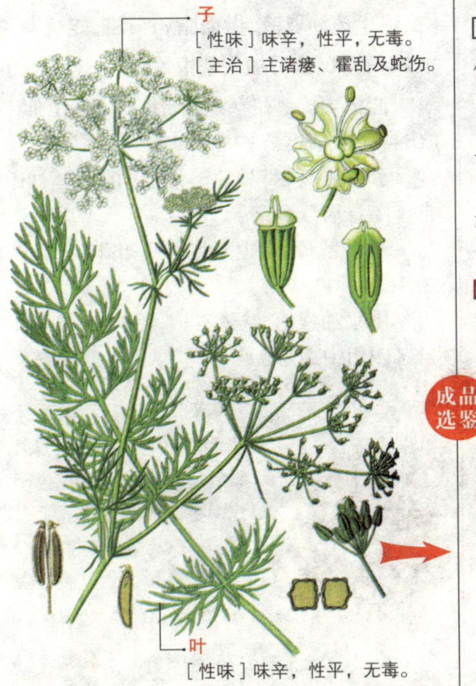

药用部分

茴香子

[性味]味辛，性平，无毒。

[主治] 主诸瘘、霍乱及蛇伤。(出自《新修本草》)

除膀胱、胃部冷气，能调中，止痛，止呕吐。(马志)

治干湿脚气，肾劳，腹疝，阴疼。能开胃下气。(出自《日华子诸家本草》)

补命门不足。(李杲)

【发明】李时珍说：小茴香性平，理气开胃，夏天驱蝇辟臭，食物中适宜使用。大茴香性热，多食伤目发疮，食料中不宜过多使用。

成品选鉴

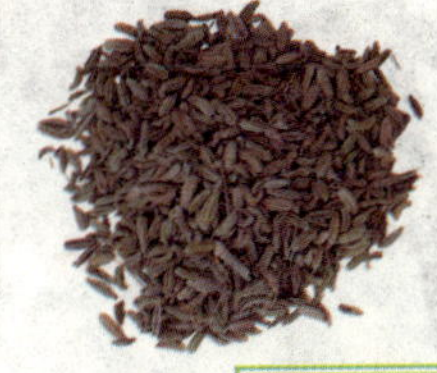

干燥果实呈长椭圆形，断面呈五边形。气芳香，味甘微辛。以颗粒均匀、饱满、黄绿色、香浓味辛者为佳。

主要药用部分

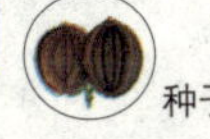

种子

实用妙方

• **疝气：**茴香炒过，分作二包，交替熨患处。

• **胁下刺痛：**小茴香一两（炒），枳壳五钱（麸炒），同研末，每次用盐、酒调服二钱。

茉莉

芳香解郁，缓解胸腹胀痛

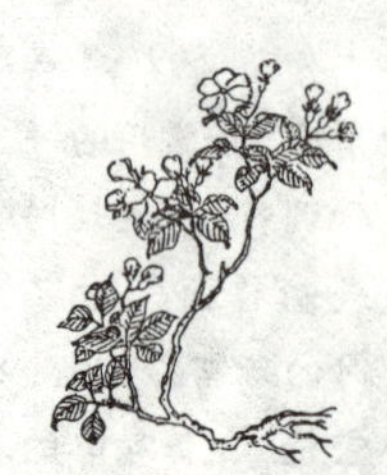

【功效】清热解表，理气和中，利湿，缓解精神紧张。

草部·芳草类　理气药

又名：柰花。原产于印度半岛，我国很早就广泛地种植。茉莉的香气清新，沁人心脾，喜温暖湿润，不耐霜冻，在北方不易成活。

形态特征

高可达1米，叶对生，宽卵形或椭圆形，光亮。聚伞状花序，顶生或腋生，花冠白色，极芳香。

花
[性味]味辛，性热，无毒。
[主治]蒸油取液，做面脂和头油，能长发。
叶
[性味]味辛，性热，无毒。
[主治]润燥、香肌。

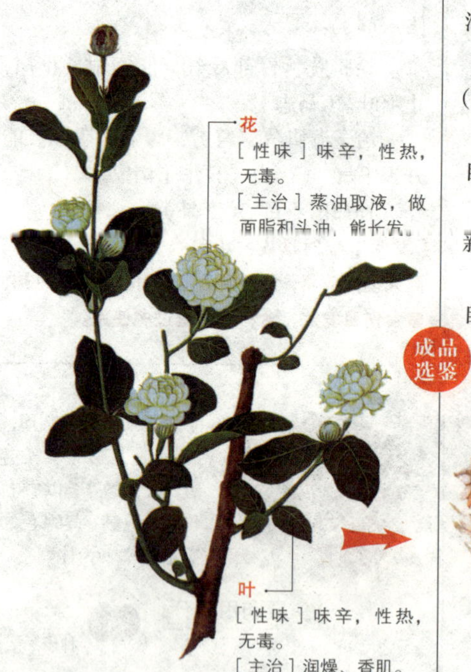

药用部分

茉莉花

[性味]味辛，性热，无毒。

[主治]蒸油取液，做面脂和头油，能长发、润燥、香肌，也可加入茶中饮用。（李时珍）

能清虚火，祛寒积，治疮毒，消疽瘤。（出自《本草再新》）

和中下气，辟秽浊。治下痢腹痛。（出自《随息居饮食谱》）

平肝解郁，理气止痛。（出自《饮片新参》）

用菜油浸泡，滴入耳内，治耳心痛。（出自《四川中药志》）

成品选鉴

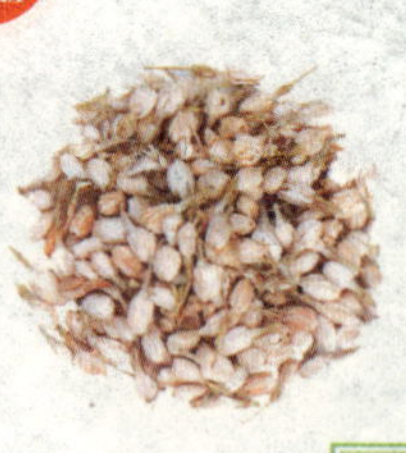

花多呈扁缩团状，花瓣展平后呈椭圆形，黄棕色至棕褐色，表面光滑无毛；质脆。气芳香，味涩。以朵大、色黄白、气香浓者为佳。

主要药用部分

花

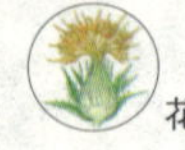

实用妙方

- 内服：煎汤，半钱至一钱；或代茶饮。
- 外用：适量，煎水洗目或菜油浸滴耳。

妃子笑，疝气走

荔枝

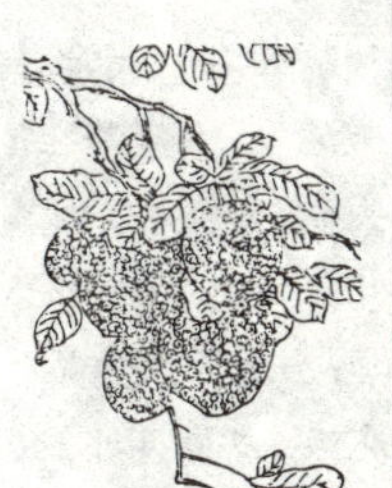

【功效】行气散结，散寒止痛。

果部·夷果类　理气药

又名：离枝、丹荔。诗人白居易曾描述，此果若离开枝干，一日色变，二日香变，三日则味变，则离枝之名，也可能是这个意思。

形态特征

常绿乔木，羽状复叶互生，叶片披针形或卵状披针形。花雌雄同株，花5瓣。果卵圆形至近球形，成熟时通常暗红色至鲜红色。

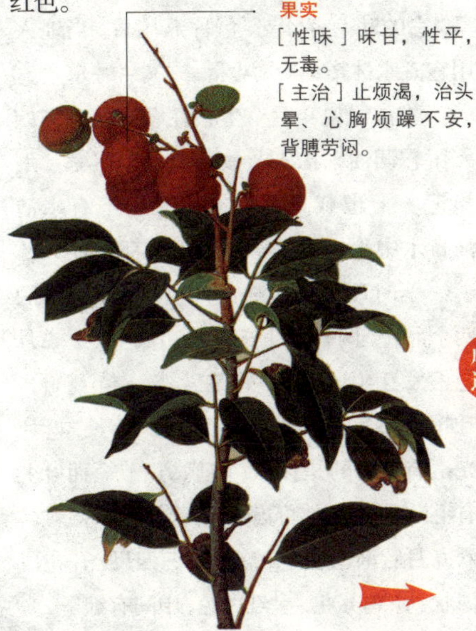

果实

[性味] 味甘，性平，无毒。

[主治] 止烦渴，治头晕、心胸烦躁不安，背膊劳闷。

药用部分

果实

[性味] 味甘，性平，无毒。

[主治] 止烦渴，治头晕、心胸烦躁不安，背膊劳闷。（李珣）

荔枝核

[性味] 味甘、涩，性温，无毒。

[主治] 心痛、小肠气痛，取荔枝核一枚煨存性，研为末，新酒调服。（寇宗奭）

荔枝壳

[主治] 小儿疮痘出不快，取荔枝壳煎汤服。泡水喝，可解吃荔枝过多的火热。（李时珍）

成品选鉴

种子长圆形或长卵形，稍扁，表面棕色至棕红色，稍具光泽，有不规则凹隙和细皱纹。质坚硬，剖开后种皮薄革质而脆。气微，味微甘、苦、涩。以粒大、饱满者为佳。

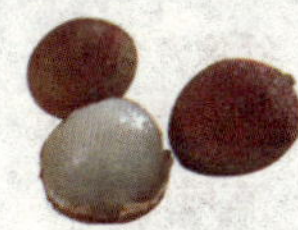

主要药用部分

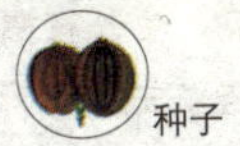

种子

实用妙方

· **治心腹胃脘久痛，屡触屡发者：** 荔枝核一钱，木香八分，研为末。每服一钱，清汤调服。

· **治心痛及小肠气：** 荔枝核一枚。煅存性，酒调服。

· **治肾大如斗：** 舶上茴香、青皮(全者)、荔枝核等份。锉散，炒，出火毒，研为末。酒下二钱，日三服。

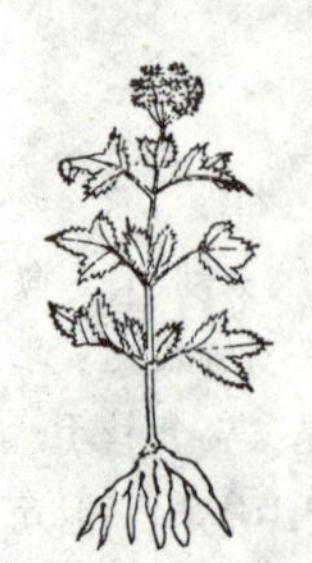

【功效】生津止渴，利水调气，滋润肌肤。

调节脏腑之间气的平衡

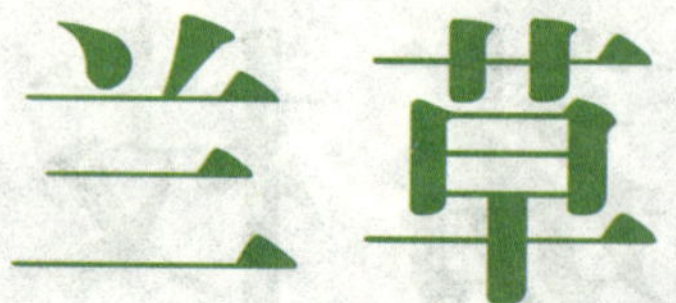

兰草

草部·芳草类　理气药

又名：香水兰、燕尾香、兰泽草、省头草、都梁香。因其叶像马兰，故名兰草；当地人用它煮水洗浴，以御风邪，又名香水兰；生长在湖泽河畔，故又称兰泽。

药用部分

兰草叶

[性味] 味辛，性平，无毒。

[主治] 能利水道，杀蛊毒，辟秽邪。(出自《神农本草经》)

可除胸中痰饮。(出自《名医别录》)

能生血、调气、养颜。(雷敩)

兰草气味清香，能生津止渴、滋润肌肤，治疗消渴、黄疸。(李杲)

煎水用来洗浴，可疗风病。(马志)

能消痈肿，调月经，水煎服可解吃牛肉、马肉中毒。(李时珍)

主恶气，其气芳香润泽，可做膏剂用来涂抹头发。(陈藏器)

【发明】李时珍说：寇、朱二人说的是现在的兰花，并不是古代的兰草。兰有好几种，兰草、泽兰生长在水边，山兰即生长在山中的兰草。兰花也生长在山中，但与兰草、泽兰、山兰有很大区别。生长在附近的兰花，叶像麦冬，在春天开花；生长在福建的兰花，叶像菅茅，在秋天开花。兰草与泽兰属同类。古时的香草，花叶都有香味且燥湿不变，所以可以佩戴。现在所说的兰蕙，只是花有香味而叶并没有气味，质弱易萎，不能采来佩戴。

医家名论

《名医别录》载：兰草生长在太、吴池塘湖泊，四月、五月采挖。

马志说：此草的叶像马兰，故名兰草。它的叶上有分支，俗称燕尾香。当地人用它煮水沐浴，以御风邪，故又名香水兰。

陈藏器说：兰草生长在湖泽河畔，妇人用它调油来抹头，故称兰泽。盛弘《荆州记》上记载，都梁有山，山下有水清浅，水中生长着兰草，所以名都梁香。

李时珍说：兰草、泽兰为一类植物的两个品种。两者都生长在水边低湿处，二月老根发芽生苗成丛，紫茎素枝，赤节绿叶，叶子对节生，有细齿。但以茎圆节长，叶片光滑有分叉的是兰草；茎微方，节短而叶上有毛的是泽兰。它们鲜嫩时都可摘来佩戴，八九月后渐渐长老，高的有三四尺，开花成穗状，像鸡苏花，呈红白色，中间有细子。

使用禁忌

肺虚有热，元气虚脱及阴虚内热，诸病有热，心痛属火者禁用。脏腑燥热，胃气虚弱者禁用。

形态特征

茎直立或微有倾斜。叶复生，小叶片呈长卵形，边缘有规则的锯齿，背面叶脉明显。头状花序顶生，花萼细长，绿色，花冠较小，红白色，中间有细子。

花
[性味] 味辛，性平，无毒。
[主治] 能生血，调气。
叶
[性味] 味辛，性平，无毒。
[主治] 能利水道，杀蛊毒，辟秽邪。

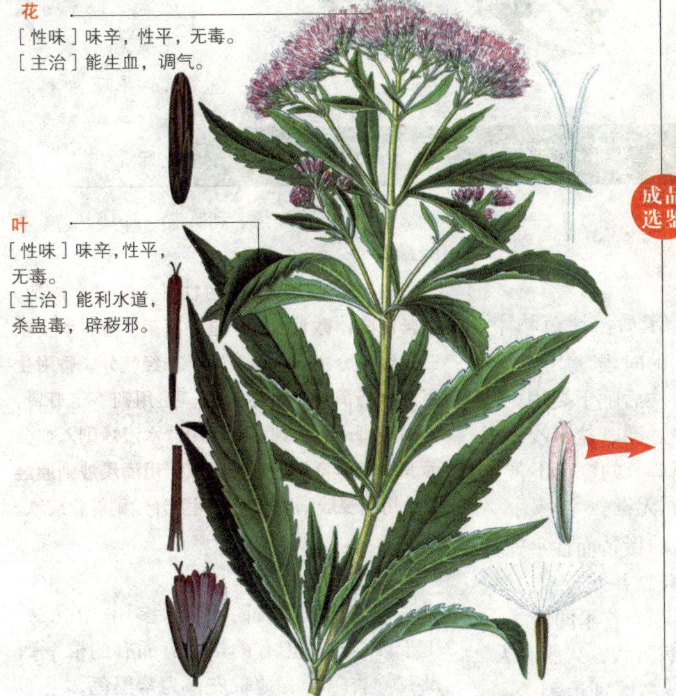

产地分布

主要分布于华中、华东、华南、西南各省以及甘肃南部。

成熟周期

植株：多年生草本
栽种：3~4 月
花期：5~6 月
采收：8~11 月（根）

成品选鉴

根叶表面黄棕色，质坚硬，断面稍平坦。气芳香浓烈而特异，味先甜后苦，稍刺舌。以条匀、质坚实、香气浓郁者为佳。

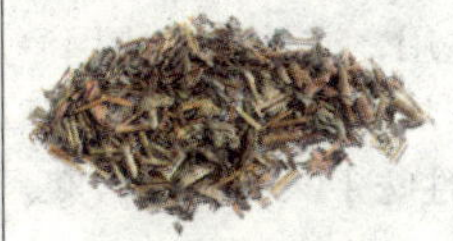

主要药用部分

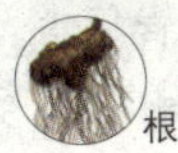

根

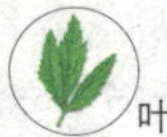

叶

实用妙方

- **吃牛、马肉中毒：**用兰草连根叶一起煎服，可解毒。

中药趣味文化

兰草种植需注意

兰草为草本石蒜科，喜阴，喜温润通风的生长环境。它与泽兰都是兰花的一种，但不是我们常见的兰花。兰草适宜的土壤是腐土，最好是山里的；浇水不能过勤，否则容易烂根，也不能太干燥。如果你在北方，空气干燥，需要一周浇两次水；如果你在江南，一周一次就可以了。兰花开花周期很长，香气淡雅而沁人心脾。如果想延长花期，可以在兰花结苞时往根部撒一些草木灰，花凋零后再在兰花花盆的边缘打一个鸡蛋。

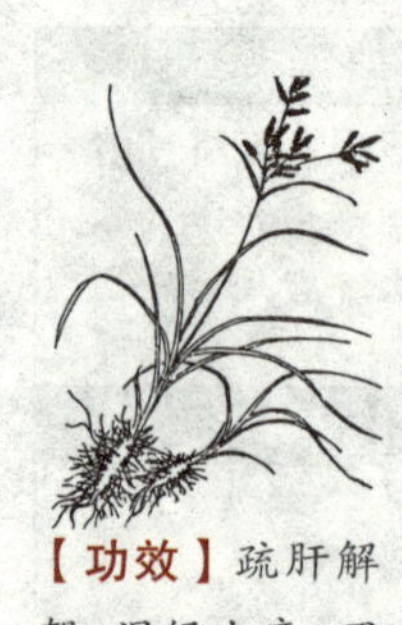

【功效】疏肝解郁，温经止痛，理气调中。

气病之总司，女科之主帅

莎草

草部·芳草类 理气药

又名：雀头香、草附子、水香棱、水巴戟、水莎、侯莎、莎结、夫须、续根草、地毛。莎草可做斗笠和雨衣，因其为衣下垂穗，像孝子的蓑衣，也写成"蓑"。

药用部分

莎草根（香附子）

［修治］李时珍说：采来后，连苗晒干，用火燎去苗及毛。使用的时候，用水洗干净，放在石上磨去皮，洗后晒干捣用。或生用，或炒用，或用酒、醋、盐水浸，根据具体情况。又有用稻草煮的，味不苦。

［性味］味甘，性微寒，无毒。

李时珍说：味辛甘、微苦而性平，为足厥阴、手少阳经的主药。并兼行十二经，八脉气分，宜与醋、川芎、苍术同用。

［主治］除胸中热，濡润肌肤，久服利人，益气，长须眉。（出自《名医别录》）

散时气寒疫，利三焦，解六郁，消饮食积聚，痰饮痞满，脚肿腹胀，脚气，止心腹、肢体、头目、齿耳各种痛症，疗痈疽疮疡，止吐血下血尿血，妇人崩漏带下，月经不调，胎前产后各种疾病。（李时珍）

苗及花

［主治］治男子心肺中虚风及客热，膀胱间连胁下气机不畅，皮肤瘙痒瘾疹，饮食不多，日渐瘦损，常有忧愁、心悸、少气等症。用苗花二十多斤锉细，加水二石五斗，煮至一石五斗，倒入斛中熏洗浸浴，令全身出汗，其瘙痒即止。四季经常使用，可根治风疹。（出自《天宝单方药图》）

煎饮能散气郁，利胸膈，降痰热。（李时珍）

【发明】李时珍说：香附性平，味多辛能散，微苦能降，微甘能和，是足厥阴肝经、手少阳三焦经气分主药，而兼通十二经气分。香附生用则上行胸膈，外达皮肤；熟用则下走肝肾，外彻腰脚；炒黑则止血；用盐水浸炒则入血分而润燥；用青盐炒则补肾气；用酒浸炒则通经络；用醋浸炒则消积聚；用姜汁炒则能化痰饮。

医家名论

寇宗奭说：香附子今人多用。它虽生于莎草根，但有的根上有而有的根上则没有。香附子有薄皴皮，为紫黑色，毛不多，刮去皮则色白。如果以莎草根为香附子，那就错了。

李时珍说：莎草的叶子光泽有剑脊棱，五六月中抽一茎，三棱中空，茎端再长出数片叶子。开青色的花，花成穗子，上有细黑毛，大小像羊枣而两头尖。采来根茎燎去细毛晒干后，就是现在的常用药。

使用禁忌

凡月事先期者，血热也，法当凉血，禁用此药。独用、多用、久用，耗气损血。

形态特征

多年生草本，块茎呈纺锤形，紫褐色，有棕毛或黑褐色的毛状物。茎呈锐三棱形。叶窄线形。穗状花序，轮廓为陀螺形，青色，中间有细子，子上有细黑毛，大小像羊枣而两头尖。小坚果长圆状倒卵形。

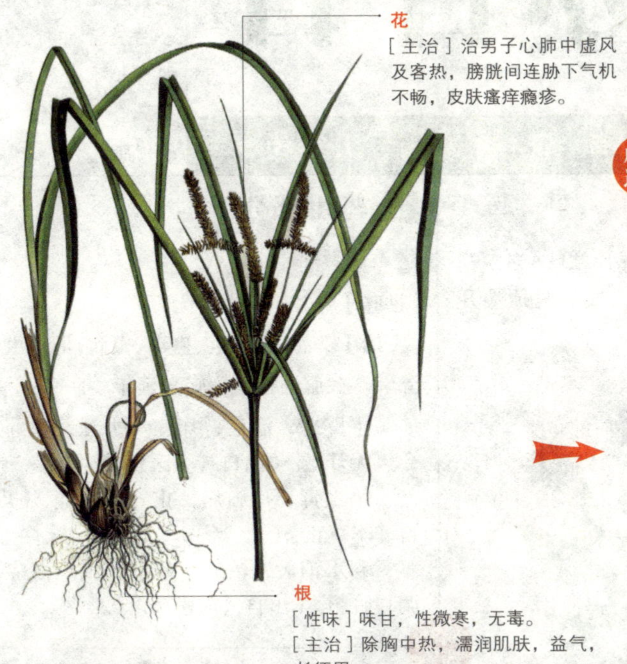

产地分布

主要分布于华东、华中、华南、西南各省以及陕西南部。

成熟周期

植株：多年生草本
栽种：3~4月
花期：5~7月
采收：8~9月（根）

成品选鉴

表面棕褐色或黑褐色，质硬，经蒸煮者断面呈黄棕色，角质样；生晒者断面色白而显粉性，内皮层环纹明显，中柱色较深。气香，味微甘。

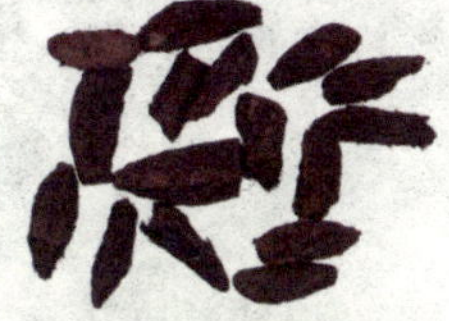

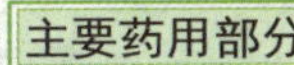

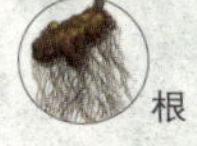
根

实用妙方

• **心腹刺痛，用小乌沉汤：**香附子擦去毛后焙二十两，乌药十两，炒甘草一两，同研末，每次用盐汤送服二钱。

• **心腹诸痛，用艾附丸，治疗心气痛、腹痛、小腹痛、血气痛等：**香附子二两、蕲艾叶半两，用醋汤同煮熟后去艾叶，将香附炒后研末，米醋调糊做成梧桐子大的丸子，每次用白开水送服五十丸。

中药趣味文化

莎草的传说

莎草的根叫作香附子。相传两晋时，有个美丽的妇人叫索索。一年，村里闹瘟疫，只有索索一家安然无恙，丈夫认为是索索身上的香气起了作用，让她给乡亲们治病，果真人们都好了。可丈夫听到了这样的谣言：『索索每到一家，就脱去衣服让人闻』。丈夫羞愧难当，毒死了索索。不几天，索索的坟上长出几缕小草，蜂围蝶绕。人们都说，索索死得冤屈。直到今天，尽管药名改叫香附子，可当地人仍叫它索索草。

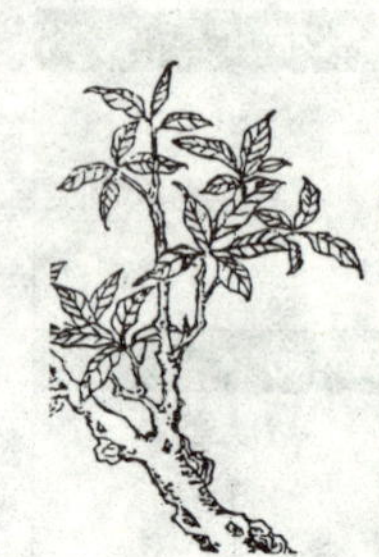

通窍醒脑，驱一切邪气

苏合香

【功效】开窍醒神，辟秽止痛。

木部·香木类　开窍药

又名：帝膏。一种芳香的黏稠液体。李时珍说，因为此香出自苏合国，因此得名。苏合香产于印度、伊朗、土耳其等国，是苏合香树所分泌的树脂。

形态特征

苏合香树，乔木，叶片掌状5裂，花黄绿色，蒴果先端喙状，成熟时顶端开裂，种子狭长圆形，扁平。

花
[性味]味甘，性温，无毒。
[主治]主水汽浮肿，轻身延年。
叶
[性味]味甘，性温，无毒。
[主治]主温疟蛊毒癫痫，消三虫，除邪。

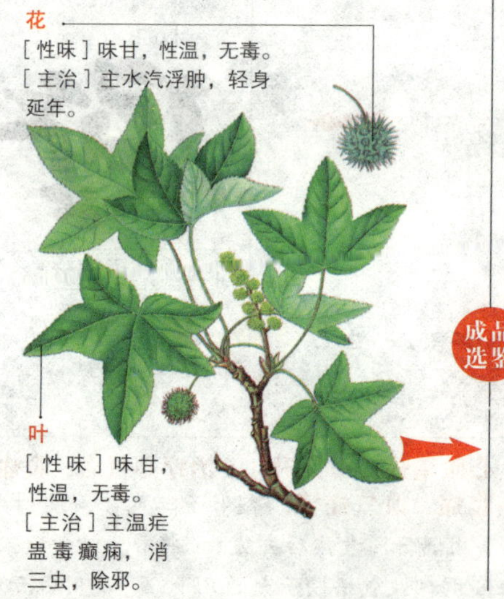

药用部分

苏合香树脂

[**性味**]味甘，性温，无毒。

[**主治**]辟恶，主温疟、蛊毒、癫痫，消三虫，除邪。久服通神明，轻身延年。

主辟恶，温疟，痫痓。去浊，除邪，令人无梦魇。（出自《名医别录》）

杀虫毒。疗癫痫，止气逆疼痛。（出自《本草正》）

利水消肿，治胀，疹痱，气积血症，调和脏腑。（出自《玉楸药解》）

成品选鉴

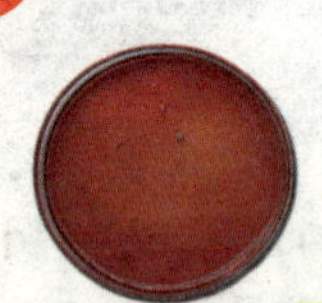

半流质的黏稠液体，棕黄色或暗棕色，半透明，不溶于水。有特异芳香气，味淡，微辛。以质黏稠、含油足、半透明、气香浓者为佳。

主要药用部分

树脂

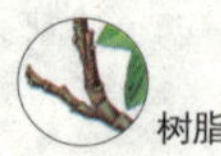

实用妙方

· **苏合香丸**：可治结核，霍乱，鬼魅瘴疟，赤白暴痢，瘀血月闭，痃癖疔肿，小儿惊痫客忤，大人中风，中气，心痛等症。用苏合油一两，安息香末二两，以酒熬成膏，入苏合油内。白术、香附子、丁香、青木香、白檀香、沉香、麝香、荜茇、诃梨勒(煨、去核)、朱砂、乌犀牛角各二两，龙脑、熏陆香各一两，研末，以香膏加炼蜜和成剂，蜡纸包收。每服旋丸如梧桐子大，早取井华水，化服四丸。老人、小孩各一丸。

· **水汽浮肿**：苏合香、白粉、水银等份，捣匀，以蜜制成如小豆大的丸，每服二丸，白水送服。

赶走失眠健忘，还你清醒的头脑

远志

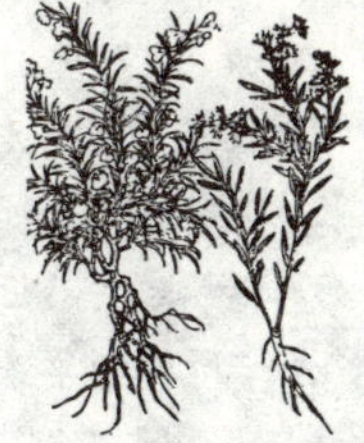

【功效】安神益智，祛痰，消肿。

草部 · 山草类　养心安神药

又名：小草、细草、棘菀、葽绕。李时珍说，服用此草能益智强志，所以叫远志。远志生长在山谷中，有大叶、小叶之分，一般四月采其根、叶晒干入药。

形态特征

茎细柱形，质坚硬，叶片线形，花小而稀疏，淡紫色，蒴果圆状倒心形，绿色，种子卵形，棕黑色。

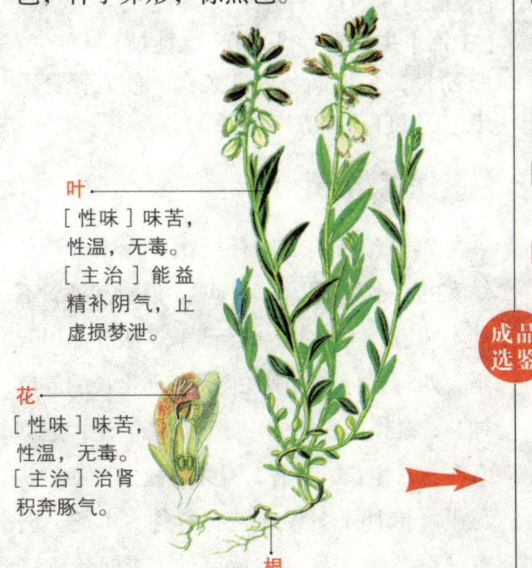

药用部分

远志根

[性味]味苦，性温，无毒。

[主治]主咳逆伤中，补虚，除邪气，利九窍，益智慧，聪耳明目，增强记忆力。久服可以轻身延年。（出自《神农本草经》）

远志叶

[主治]能益精补阴气，止虚损梦泄。（出自《名医别录》）

【发明】李时珍说：远志入足少阴肾经，不是心经药。它的作用主要是安神定志益精，治健忘。

成品选鉴

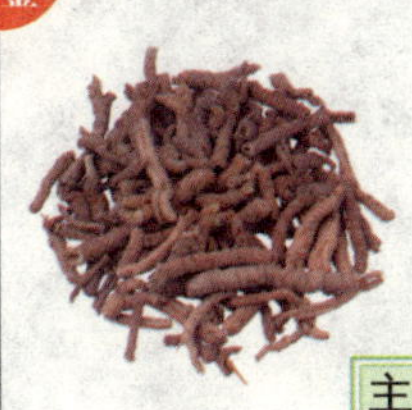

表面灰黄色至灰棕色，有皱纹及裂纹。质硬而脆，易折断，断面皮部棕黄色，木部黄白色。气微，味苦、微辛，嚼之有刺喉感。

主要药用部分

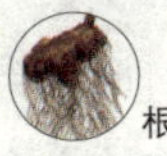

实用妙方

- **喉痹作痛：**取远志肉研末，吹喉痛处，至涎出为止。
- **治乳肿痛：**远志焙干研细，用酒冲服二钱，药渣外敷患处。
- **各种痈疽，用远志酒治疗：**取远志，不限量，入淘米水中浸洗后，捶去心，研为末。每次服三钱，用温酒一盏调匀，沉淀后饮上面清澈部分，药渣敷患处。

【功效】益气血，安心神，健脾胃。

神经衰弱和失眠患者的必备佳品

灵芝

菜部·芝栭类　养心安神药

又名：菌。李时珍说，"芝"本作"之"，篆文像草生长在地上的样子。后人借"之"字为语气词，所以加草头为"芝"以与"之"相区别。芝是菌类，可以食用。

药用部分

青芝（一名龙芝）

[性味]味酸，性平，无毒。

[主治]主明目，补肝气，安精魂。久服轻身不老。（出自《神农本草经》）

增强记忆。（出自《新修本草》）

赤芝（一名丹芝）

[性味]味苦，性平，无毒。

[主治]主胸中郁结，益心气，补中，长智慧，增记性。久食，令人轻身不老，延年成仙。（出自《神农本草经》）

黄芝（一名金芝）

[性味]味甘，性平，无毒。

[主治]主心腹五邪，益脾气，安神，使人忠信和乐。久食，令人轻身不老，延年成仙。（出自《神农本草经》）

白芝（一名玉芝、素芝）

[性味]味辛，性平，无毒。

[主治]治咳逆上气，益肺气，通利口鼻，使人意志坚强，长勇气，安魄。久食，令人轻身不老，延年成仙。（出自《神农本草经》）

黑芝（一名玄芝）

[性味]味咸，性平，无毒。

[主治]治尿闭，能利水道，益肾气，通九窍，使人耳聪目明。久食，令人轻身不老，延年成仙。（出自《神农本草经》）

紫芝（一名木芝）

[性味]味甘，性温，无毒。

[主治]主耳聋，利关节，保精神，益精气，坚筋骨，令人面色好。久食，使人轻身不老。（出自《神农本草经》）

医家名论

李时珍说：芝的种类很多，也有开花结实的。本草唯以六芝标明，但对其种属不能不知道。《神农本草经》载，吸收山川云雨、四时五行、阴阳昼夜精华而生长的五色神芝，是供圣王用的。《瑞应图》说，芝草常在六月生长，春青，夏紫，秋白，冬黑。葛洪《抱朴子》说，芝有石芝、木芝、肉芝、菌芝等，品种有数百种。李时珍常疑惑，芝乃是腐朽余气所生，就像人生瘤赘。而古今都认为芝是瑞草，又说吃了芝能成仙，实在是迂腐荒谬。

使用禁忌

实证慎服。恶恒山。畏扁青、茵陈蒿。一次不可服用过多。

形态特征

一年生，有柄，栓质。菌盖半圆形或肾形，盖表褐黄色或红褐色，盖边渐趋淡黄，有同心环纹，微皱或平滑，有亮漆状光泽，边缘微钝。菌肉乳白色，近管处淡褐色。菌口近圆形，初白色，后呈淡黄色或黄褐色。菌柄圆柱形，侧生或偏生。

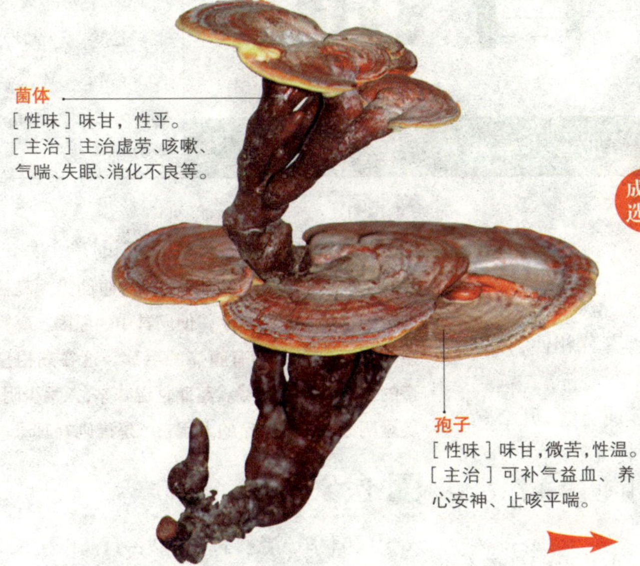

产地分布

主要分布于浙江、福建、广东、贵州、江西、湖南、安徽、黑龙江、吉林等地。

成熟周期

植株：一年生菌盖
栽种：2~3月
花期：（隐性无花）
采收：9~10月（全株）

成品选鉴

外形呈伞状，皮壳坚硬，黄褐色至红褐色，有光泽，具环状棱纹和辐射状皱纹。边缘常稍内卷，菌肉白色至淡棕色。气微香，味甘。

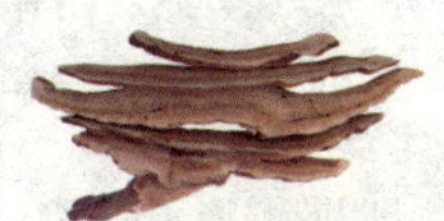

主要药用部分

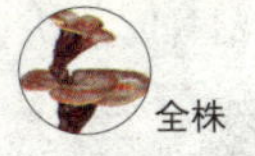
全株

实用妙方

- **治慢性支气管炎：**服用灵芝片，日3次，每次1片（含量相当于生药0.5克）。或用灵芝酊（20%浓度），日3次，每次10毫升（每日量相当于生药6克）。一般15～30天开始见效。
- **治支气管哮喘：**小儿患者每日肌肉注射1～2毫升（每毫升含0.5～1克生药），连续注射1个月左右。

中药趣味文化

古人对灵芝的信奉

灵芝历史悠久，自古以来就被认为是吉祥、富贵、美好、长寿的象征，有『仙草』『瑞草』之称。传说秦始皇为求长生不老，曾派徐福带领三千童男童女到蓬莱仙岛寻不死之药，要寻找的就是『灵芝仙草』。《白蛇传》中，白娘子为救夫君，历尽艰辛从仙山上盗来灵芝仙草，给许仙一吃便起死回生。传说中的长寿老翁彭祖，因常服武夷山的『灵芝仙草』，活到七百六十岁，依然不见衰老。由此可见古人对灵芝的信奉。

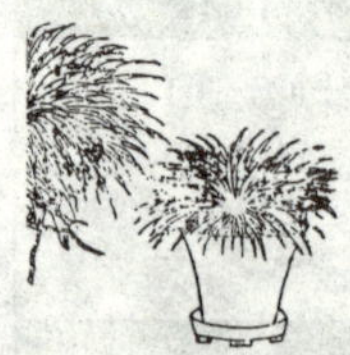

【功效】除风寒湿痹，咳逆上气，开心窍，补五脏，通九窍，明耳目。

补五脏，开九窍，醒神益脑

菖蒲

草部 · 水草类　开窍药

又名：昌阳、尧韭、水剑草。李时珍说，因其是蒲类植物中生长昌盛的，所以叫菖蒲。《典术》上说，尧帝时，天降精于庭为韭，感百阴之气为菖蒲，所以叫尧韭。

药用部分

菖蒲根

[性味] 味苦、辛，性温，无毒。

徐之才说：与秦皮、秦艽相使，恶地胆、麻黄。

[主治] 能除风寒湿痹，咳逆上气，开心窍，补五脏，通九窍，明耳目，出声音。主耳聋、痈疮，能温肠胃，治尿频。（出自《神农本草经》）

四肢湿痹不能屈伸，小儿温疟身热不退，可用菖蒲煎汤洗浴。（出自《名医别录》）

治耳鸣、头昏、泪下，杀诸虫，疗恶疮疥瘙。（甄权）

将菖蒲根做末炒，趁热外敷，能除风下气，疗男子肾病、女子血海冷败，治健忘，除烦闷，止心腹痛，霍乱转筋及耳痛。（出自《日华子诸家本草》）

治痰蒙清窍引起的昏迷、癫痫，疗崩漏，安胎漏，散痈肿。捣汁服，能解巴豆、大戟毒。（李时珍）

治九种胃气，止疼痛。（出自《滇南本草》）

补肝益心，祛湿逐风，除痰消积，开胃宽中。疗噤口毒痢，风痹惊痫。（出自《本草备要》）

止鼻血，散牙痈。（出自《本草再新》）

菖蒲叶

[主治] 洗疥疮、大风疥。（李时珍）

【发明】李时珍说：开国之初，周颠仙见太高祖皇帝经常嚼食菖蒲喝水，便问其中的原因。高祖皇帝说：吃了不会有腹痛的毛病。这在高祖皇帝的御制碑中有记载。菖蒲性温味辛，入手少阴、足厥阴经。心气不足的人用它，是虚则补其母。

医家名论

《日华子诸家本草》载：菖蒲以生长在石涧中，坚小，一寸九节的为好。

李时珍说：菖蒲有五种。生长在池泽中，蒲叶肥，根长二三尺的是泥菖蒲，也叫白菖；生长在溪涧中，蒲叶瘦，根长二三尺的是水菖蒲，也叫溪荪；生长在水石之间，叶有剑脊，瘦根密节，根长一尺多的是石菖蒲；人们用砂石栽种一年的，到春天剪洗，越剪越细，高四五寸，叶如韭，根如匙柄粗的，也是石菖蒲；经多次剪洗，根长二三分，叶长一寸多的，称为钱蒲。服食入药用的只有上面所说的两种石菖蒲，其余的都不可用。

使用禁忌

阴虚阳亢、烦躁汗多、咳嗽、吐血、精滑者慎服。心劳、神耗者禁用。

形态特征

多年生草本，根茎横卧，外皮黄褐色。叶剑状线形，长30～50厘米，先端渐尖，暗绿色，有光泽。花茎高10～30厘米，花淡黄绿色。浆果肉质，倒卵形，红色。

叶

[性味] 味辛，性温，无毒。

[主治] 洗疥疮、大风疥。

产地分布

主要分布于安徽、江苏、浙江、江西、湖南、四川、湖北等地，以安徽大别山所产者最为道地。

成熟周期

植株：多年生草本

栽种：2~3月

花期：6~9月

采收：9~10月（根）

成品选鉴

表面类白色至棕红色，有细纵纹。质硬，折断面呈海绵样，类白色或淡棕色。气较浓烈而特异，味苦、辛。

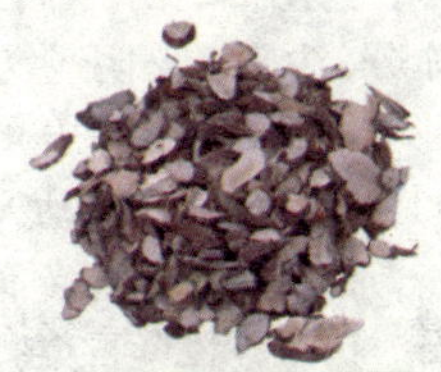

主要药用部分

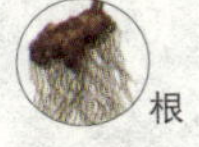

根

实用妙方

- **霍乱胀痛：** 生菖蒲锉四两，水和捣汁，分四次温服。
- **食积、气积、血积等引起的各种鼓胀：** 取石菖蒲八两，锉细，斑蝥四两，去翅足，同炒黄后，去掉斑蝥不用。将炒好的石菖蒲研为细末，加醋糊成梧桐子大的丸子，每次用温水送服三十至五十丸。也可以加入香附末两钱。
- **眼睑长挑针：** 用菖蒲根同盐一起，研末敷患处。

中药趣味文化

我国的菖蒲文化

菖蒲在我国传统文化中，是可以防疫驱邪的灵草。菖蒲『不假日色，不资寸土』『耐苦寒，安淡泊』『生野外则生机盎然，富有而滋润；着厅堂则亭亭玉立，飘逸而俊秀』。江南人家每逢端午节时，悬菖蒲、艾叶于门、窗，饮菖蒲酒，以祛避邪疫；夏、秋之夜，燃菖蒲、艾叶，以驱蚊灭虫，这些习俗保持至今。古人夜读，常在油灯下放置一盆菖蒲，原因就是菖蒲具有吸附空气中微尘的功能，可免灯烟熏眼之苦。

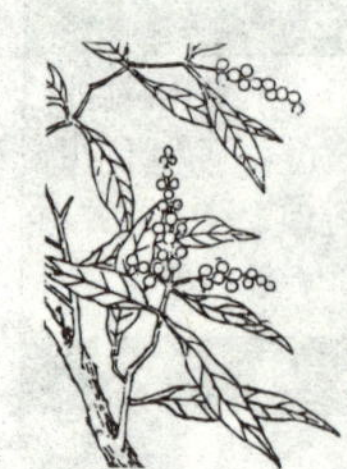

温暖肝胃的驱寒药

吴茱萸

【功效】降逆止呕，助阳止泻。

果部·味果类　温里药

又名：吴萸、茶辣、漆辣子、优辣子、曲药子、气辣子。茱萸南北都有，入药以吴地产的为好，所以有吴之名。多生于温暖地带的山地，芳香浓郁，味辛辣。

药用部分

吴茱萸果实

[性味] 味辛、苦，性温，有小毒。

王好古说：味辛、苦，性热。性味俱厚，为阳中之阴。半浮半沉，入足太阴经血分，少阴、厥阴经气分。

孙思邈说：陈久的吴茱萸为好，闭口的有毒。多食伤神动火，令人咽喉不通。

徐之才说：与蓼实相使。恶丹参、消石、白垩，畏紫石英。

[主治] 能温中下气，止痛，除湿血痹，逐风邪，开腠理，治咳逆寒热。（出自《神农本草经》）

利五脏，祛痰止咳，除冷气，治饮食不消，心腹诸冷绞痛，中恶心腹痛。（出自《名医别录》）

疗霍乱转筋、胃冷吐泻、腹痛、产后心痛。治全身疼痛麻木，腰脚软弱，能利大肠壅气，治痔疮，杀三虫。（甄权）

杀恶虫毒，治龋齿。（陈藏器）

下女产后余血，治肾气、脚气水肿，通关节，起阳健脾。（出自《日华子诸家本草》）

主痢疾，止泻，厚肠胃。（孟诜）

治痞满塞胸，咽膈不通，润肝燥脾。（王好古）

能开郁化滞，治吞酸，厥阴痰涎头痛，阴毒腹痛，疝气血痢，喉舌口疮。（李时珍）

杀恶虫毒，牙齿虫蛀。（出自《本草拾遗》）

【发明】张元素说：吴茱萸的作用有三，能去胸中逆气满塞，止心腹感寒疼痛，消宿酒。与白豆蔻相使。

李时珍说：茱萸辛热，能散能温；苦热，能燥能坚。所以它所治的病，都是取其能散寒温中，郁湿解郁的作用。

医家名论

《名医别录》载：吴茱萸生长于上谷和冤句一带。每年九月九日采摘，阴干，以存放时间久的为好。

李时珍说：茱萸的树枝柔软而粗，叶子长且有皱。它的果实长在树梢，累累成簇，果实中没有核，与花椒不同。有一种粒大，有一种粒小，以粒小的入药为好。《淮南万毕术》中说，井边适宜种植茱萸，叶子落入井中，人们饮用这种水不得瘟疫。在屋里挂上茱萸子，可以辟邪气。

使用禁忌

呕吐吞酸属胃火、腹痛属血虚有火者不宜用。因暑邪入于肠胃而赤白下痢者不宜用，一切阴虚之证及有内热的人不宜使用。

形态特征

常绿灌木或小乔木，高3～10米。树皮青灰褐色，有细小圆形的皮孔。叶对生，椭圆形至卵形，全缘或有不明显的钝锯齿，两面均被淡黄褐色长柔毛。圆锥花序，顶生，花瓣白色，长圆形。果实扁球形，紫红色，种子黑色，有光泽。

叶
［性味］味辛，性温，有小毒。
［主治］利五脏，祛痰止咳，除冷气，治饮食不消。
实
［性味］味辛、苦，性温，有小毒。
［主治］能温中下气，止痛，除湿血痹。
茎
［性味］味辛，性温，有小毒。
［主治］主痢疾，止泻，厚肠胃。

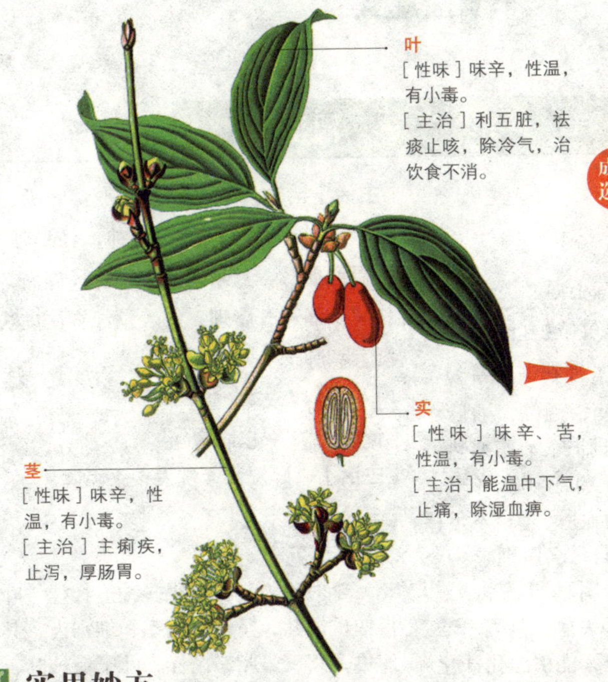

产地分布
主要分布于江苏、浙江、江西、湖南、四川、云南、贵州、陕西等地。

成熟周期	
植株	常绿灌木或小乔木
栽种	3~4月（提前2~3年）
花期	4~6月
采收	8~10月（果实）

成品选鉴

略呈五角状扁球形，表面暗黄绿色至褐色，粗糙，内有5颗种子，质硬而脆，气芳香浓郁，味辛辣而苦。

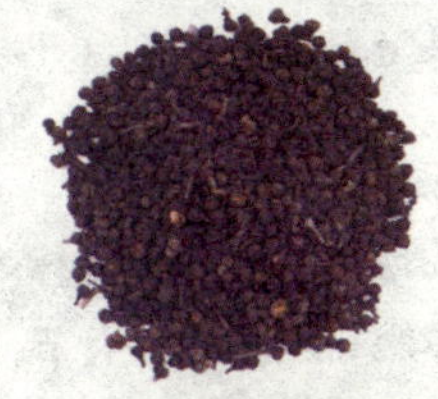

主要药用部分

果实

实用妙方

- **全身发痒：**用吴茱萸一升，酒五升，煮成一升半，温洗。
- **冬天受寒：**吴茱萸五钱煎汤服，取汗。
- **呕吐、头痛，用吴茱萸汤：**吴茱萸一升、枣二十枚、生姜一两、人参一两，加水五升，煎成三升，每服七合，一日三次。

中药趣味文化

吴茱萸名字的由来

据说，吴茱萸在春秋时本名『吴萸』，因产在吴国而得此名，是一味止痛良药。后来吴国衰落，楚国强大，吴国每年需向楚国进贡。一次吴国将它进献给楚王。楚王不解其意，很生气，觉得吴国不把自己放在眼里。御医朱大夫恳请楚王允许他用吴萸治疗楚王的腹痛，楚王的腹痛病果然好了。为表彰朱大夫的功劳，楚王下令把『吴萸』更名为『吴朱萸』。后来，为了标明这是一种草，改为『吴茱萸』。

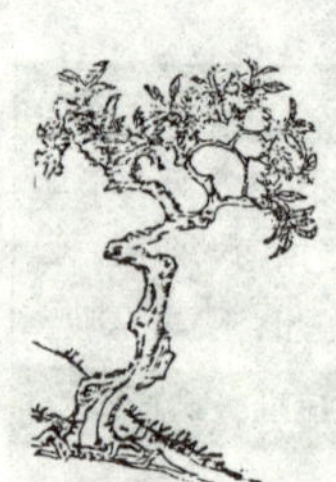

【功效】补火助阳，散寒止痛，温经通脉，引火归元。

香气浓郁的温里药

桂

木部·香木类　温里药

又名：牡桂。产于南方高山地区，四季常青。桂树一般自为林，不与其他杂树共同生长。中秋前后开花，花香气浓郁甜腻，可酿酒或制作成糕点。

药用部分

肉桂

[性味]甘、辛，大热，有小毒。

[主治]主上气咳逆，结气喉痹吐吸，利关节，补中益气。(出自《神农本草经》)

主心痛，胁风，胁痛，温筋，通脉，止烦、出汗。主温中，利肝肺气，心腹寒热、冷疾，霍乱转筋，头痛，腰痛，止唾，咳嗽，鼻齆；能堕胎，坚骨节，通血脉，理疏不足；宣导百药，无所畏。(出自《名医别录》)

补命门不足，益火消阴。(王好古)

治寒痹，风喑，阴盛失血，泻痢；治阳虚失血，内托痈疽痘疮，能引血化汗化脓，解蛇蝮毒。(李时珍)

桂心

[性味]苦、辛，无毒。

[主治]治九种心痛，腹内冷气、痛不忍，咳逆结气壅痹，脚部痹，止下痢，除三虫，治鼻中息肉，破血，通利月闭，胞衣不下。治一切风气，补五劳七伤，通九窍，利关节，益精明目，暖腰膝，治风痹骨节挛缩，生肌肉，消瘀血，破胸腹胀痛，杀草木毒。治咽喉肿痛，失音，阳虚失血。

牡桂

[性味]辛，温，无毒。

[主治]治上气咳逆结气，喉痹吐吸，利关节，补中益气，久服通神，轻身延年。可温筋通脉，止烦出汗。去冷风疼痛，去伤风头痛，开腠理，解表发汗，祛皮肤风湿，利肺气。

叶

[性味]苦，无毒。

[主治]捣碎浸水，洗发，去垢除风。

医家名论

李时珍说：桂有很多种。牡桂，叶长得像枇杷叶，坚硬，有毛和细锯齿，其花白色，其皮多脂；菌桂，叶子像柿叶，尖狭而光净，有三纵纹路而没有锯齿，其花有黄有白，其皮薄而卷曲。现在的商人所卖的都是以上两种。但皮卷的是菌桂，半卷的和不卷的是牡桂。

使用禁忌

饮食肉桂过量，轻者会出现口干、喉咙痛、精神不振、失眠等症状，还可能诱发高血压、胃肠炎等疾病。夏季不宜多食，孕妇慎用。

形态特征

常绿乔木，高12～17米。树皮灰褐色，芳香。叶互生，革质，长椭圆形至近披针形，无锯齿，有光泽。圆锥花序腋生或近顶生，花冠小，黄色或白色。浆果椭圆形或倒卵形，暗紫色。种子长卵形，紫色。

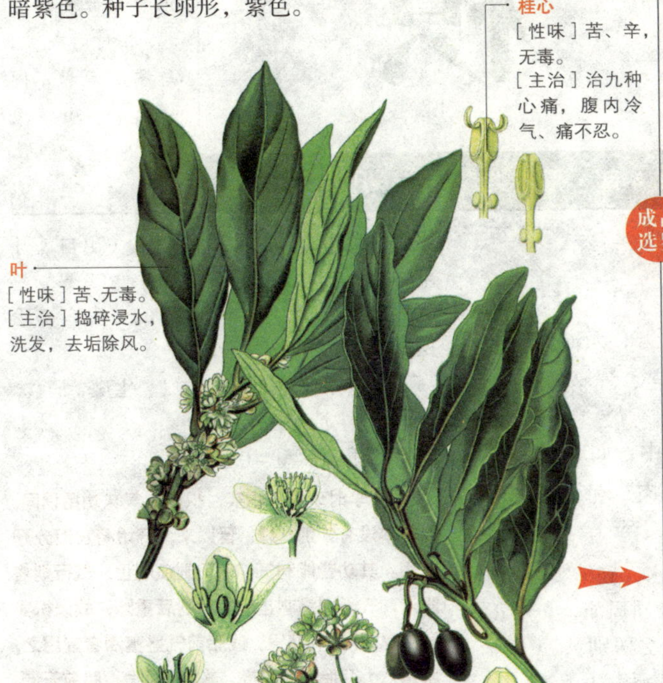

产地分布

主要分布于广西、广东、福建、台湾、云南等省，其中以广西栽培为多。

成熟周期

植株：常绿乔木
栽种：2~3月（提前8~10年）
花期：9~10月
采收：7~8月（皮）

成品选鉴

外皮褐色或棕褐色，粗糙，或有灰棕色花斑，内表面灰棕色或棕色，断面浅棕色或棕色。质硬，香气弱，微有樟脑气，味辛凉、微辣。

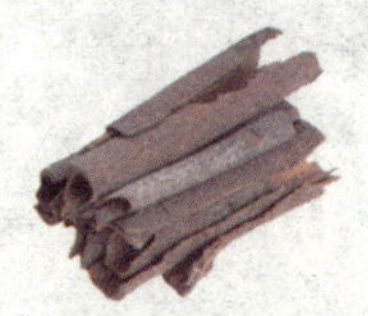

主要药用部分

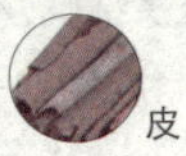

实用妙方

- **产后心痛，恶血冲心，气闷欲绝：**桂心三两研末，以狗胆汁做如芡子大小的丸子，每次用热酒服一丸。
- **心腹胀痛，气短欲绝：**桂二两，水一升二合，煮至八合，顿服。
- **喉痹不语，中风失音：**取桂放在舌下，咽汁。又方：桂末三钱，水二盏，煎成一盏，服用取汗。

中药趣味文化

巧用肉桂治喉痛

相传有一天，西施抚琴吟唱自编的《梧叶落》，忽然觉得咽喉疼痛，用了一些清热泻火的中药，却不见什么效果。一位名医来为她诊病，望闻问切一番后，又仔细问询了病情。见西施四肢不温，六脉沉细，小便清长，于是开了以下处方：肉桂一斤。西施命下人去药房照方抓药。药店老板对名医的方子很不以为然，直骂庸医害人。西施取一小块儿肉桂放在口里嚼，感觉香甜可口。嚼完半斤，症状全消，饮食也正常了。

消积破气，通利关节

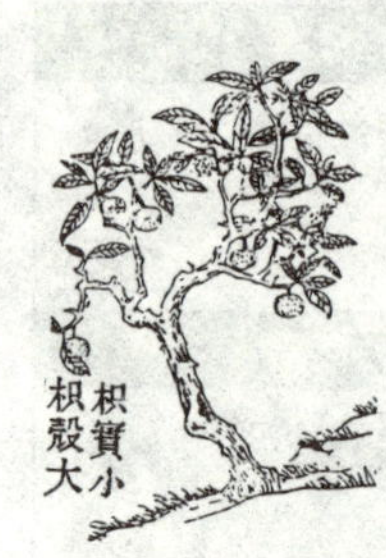

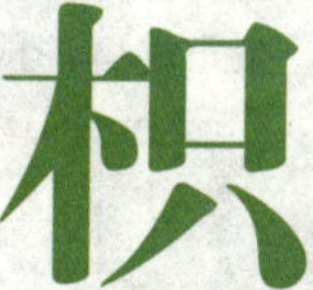

枳

枳实、枳壳，两者皆可入药。“橘生淮北则为枳”，由此可见，枳一般分布在淮北，相对耐寒。它与橘是两种不同的植物，枳很像橘，但比橘要小一些。

【功效】破气消积，化痰除痞。

木部 · 灌木类　理气药

药用部分

枳实

[性味] 味苦、微酸，性寒，无毒。

张元素说：性寒味苦，气厚味薄，浮而升（微降），阴中之阳。

[主治] 主大风在皮肤中，如麻豆苦痒，除寒热结，止痢，长肌肉，利五脏。（出自《神农本草经》）

除胸胁痰癖，逐停水，破结实，消胀满，心下急痞痛，逆气，胁风痛，安胃气，止溏泄，明目。（出自《名医别录》）

解伤寒结胸，入陷胸汤用；主上气喘咳。肾内伤冷，阴痿而有气，加而用之。（甄权）

祛胃中湿热。（出自《珍珠囊》）

主心痞，化心胸痰，消食，散败血，破积坚。（出自《主治秘诀》）

破气，化痰，消食宽肠，杀虫，败毒。（出自《本草再新》）

枳壳

[性味] 味苦、酸，性微寒，无毒。

[主治] 治遍身风疹，肌中如麻豆恶痒，主肠风痔疾，心腹结气，两胁胀虚，关膈拥塞。（甄权）

主风痒麻痹，通利关节，劳气咳嗽，背膊闷倦，散留结、胸膈痰滞，逐水，消胀满、大肠风，安胃，止风痛。（出自《开宝本草》）

破气，泄肺中不利之气。（出自《珍珠囊》）

破心下坚痞，利胸中气，化痰，消食。（出自《主治秘诀》）

治里急后重。（李时珍）

【发明】李时珍说：枳实、枳壳，气味功用俱同，以前本没有分别，魏、晋以来，开始将它们分开使用。其功皆能利气，气下则痰喘止，气行则痞胀消，气通则痛刺止，气利则后重除，故以枳实利胸膈，枳壳利肠胃。或胎前气盛壅滞者宜用之，所谓八九月胎必用枳壳、苏梗以顺气，胎前无滞，则产后无虚也。若气禀弱者，即大非所宜矣。

医家名论

苏颂说：现在洛西、江湖州郡等地皆有，以商州的为最好。树木像橘但稍小，高五七尺。叶如橙、多刺。春天开白花，秋天长成果实，在九十月采摘的为枳壳。现在的人用汤泡去苦味后，蜜渍糖拌，当作果品。

使用禁忌

脾胃虚弱及孕妇慎服。小儿如服大量果皮，可致中毒。

形态特征

小乔木，茎枝三棱形，光滑。叶退化成单叶状，互生，革质，叶片长椭圆形，全缘或有不明显的波状锯齿。总状花序，花瓣白色，长椭圆形。果圆形而稍扁，成熟时橙黄色，果皮粗糙。

产地分布

主要分布于华东、华中、华南、西南各省以及陕西南部。

成熟周期

植株：小乔木
栽种：2~3月
（提前2~3年）
花期：5~6月
采收：7~8月（果实）

实

［性味］味苦、微酸，性寒，无毒。

［主治］除寒热结，长肌肉，利五脏，止痢。

壳

［性味］味苦、酸，性微寒，无毒。

［主治］主风痒麻痹，通利关节，劳气咳嗽。

成品选鉴

该品呈半球形，外果皮暗棕绿色，具颗粒状突起和皱纹，切面中果皮略隆起，黄白色或黄褐色。质坚硬。气清香，味苦、微酸。

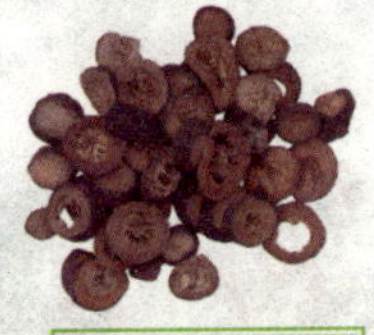

主要药用部分

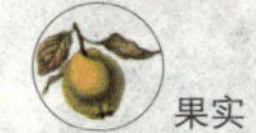

果实

实用妙方

• **卒胸痹痛：** 枳实捣末，汤服方寸匕，每日三次，夜一次。

• **产后腹痛：** 枳实（麸炒）、芍药（酒炒）各二钱，水一盏煎服。亦可研末服。

• **奔豚气痛：** 枳实炙后研末。饮下方寸匕，日三次，夜一次。

中药趣味文化

橘子和枳实

『橘化为枳』是一句古老的成语，见于《晏子春秋·内篇杂下》：『橘生淮南则为橘，生于淮北则为枳，叶徒相似，其实味不同，所以然者何，水土异也。』橘味甜美，枳味酸苦，由于水土的不同，淮南的橘种在淮北就会变成枳，比喻由于环境的影响，人的习性也会由好变坏。枳又名枸橘，俗称臭橘，果肉少而味酸。现代研究表明，橘和枳虽然都属于芸香科，但不同种，橘不会变成枳，古人观察不周，因而造成误会。

行气止痛的佛家圣品

檀香

【功效】行气止痛，散寒调中。

木部 · 香木类　理气药

又名：旃檀、真檀。主产于印度、澳大利亚、印度尼西亚等地，我国的主要种植区在海南、广东、云南、台湾等地。檀香一向备受佛家的推崇，其香气能让人达到沉静的境界。

形态特征

常绿小乔木，叶片椭圆状卵形，聚伞式圆锥花序腋生或顶生，果成熟时深紫红色至紫黑色。

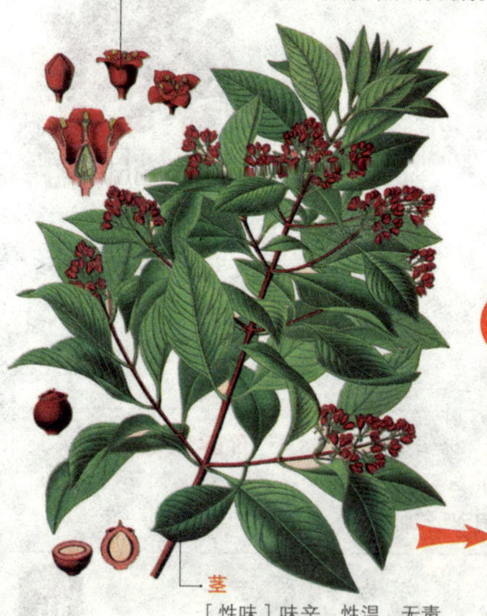

药用部分

紫檀

[性味]味咸，性微寒，无毒。

[主治]可磨涂风毒。刮末敷金疮，能止血止痛。

白檀

[性味]味辛，性温，无毒。

[主治]主消风热肿毒。治中恶鬼气，杀虫。煎服，止心腹痛、霍乱肾气痛。磨水，可涂外肾及腰肾痛处。散冷气，引胃气上升，噎膈吐食。另外如面生黑子，可每夜用浆水洗拭至红，再磨汁涂，甚佳。

成品选鉴

心材圆柱形，有的略弯曲，表面淡灰黄色，光滑细密，有时可见纵裂纹，有刀削痕。横切面棕色，显油迹；纵向劈开纹理顺直。质坚实，不易折断。气清香，味微苦。燃烧时香气浓烈。以体重质坚、显油迹、香气浓郁而持久、烧之气香者为佳。

主要药用部分

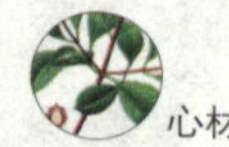

实用妙方

- **胃脘寒痛，呕吐食少：** 取心材适量研末，用干姜汤泡服。

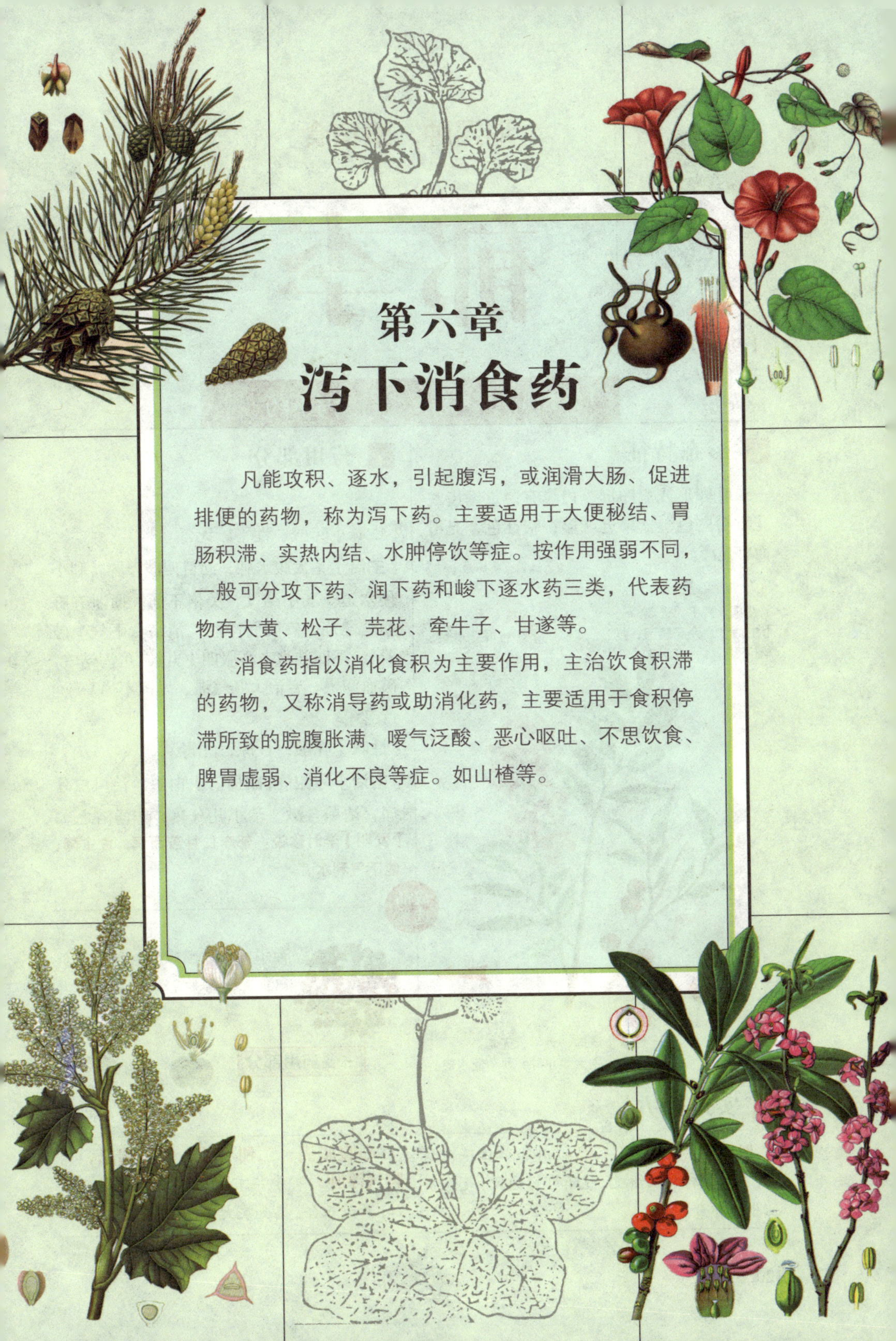

第六章
泻下消食药

凡能攻积、逐水，引起腹泻，或润滑大肠、促进排便的药物，称为泻下药。主要适用于大便秘结、胃肠积滞、实热内结、水肿停饮等症。按作用强弱不同，一般可分攻下药、润下药和峻下逐水药三类，代表药物有大黄、松子、芫花、牵牛子、甘遂等。

消食药指以消化食积为主要作用，主治饮食积滞的药物，又称消导药或助消化药，主要适用于食积停滞所致的脘腹胀满、嗳气泛酸、恶心呕吐、不思饮食、脾胃虚弱、消化不良等症。如山楂等。

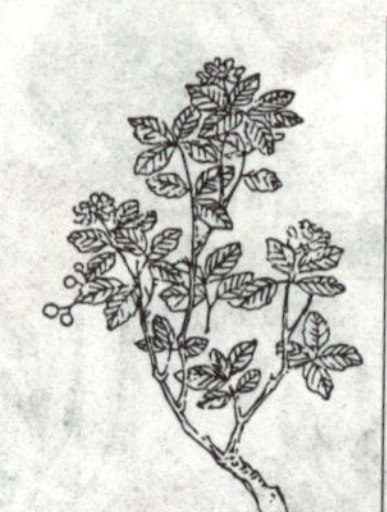

【功效】润肠缓下，利尿，治浮肿脚气。

消浮肿，清宿食

郁李

木部·灌木类 泻下药

又名：车下李、爵李、雀梅、棠棣。生于高山川谷及丘陵上，山野到处都有，五六月采根。郁李子红熟可食，微涩，可蜜煎。

形态特征

叶卵形或宽卵形，边缘有锐重锯齿。花瓣粉白色，核果近球形，暗红色，光滑而有光泽。

叶
[性味]性平，无毒。
[主治]治大肠气滞、燥涩不通。
花
[性味]味酸，性平，无毒。
[主治]破癖气，下四肢水。
果实
[性味]味酸，性平，无毒。
[主治]主大腹水肿，利小便水道。

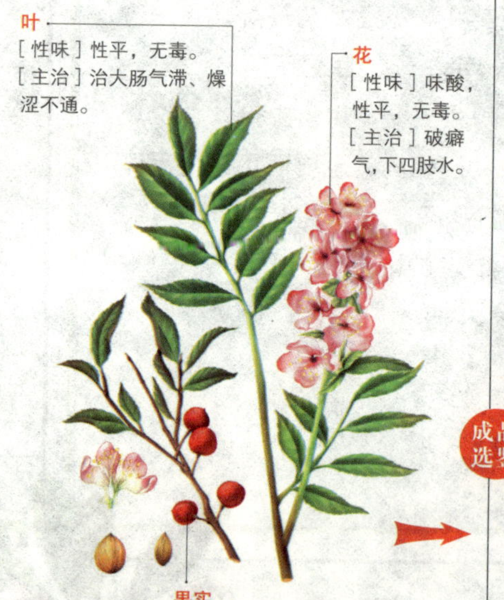

药用部分

郁李仁

[性味]味酸，性平，无毒。

[主治]主大腹水肿，面目四肢浮肿，利小便水道。肠中结气，关格不通。通泄五脏膀胱急痛，宣腰胯冷脓，消宿食下气。破癖气，下四肢水。酒服四十九粒，可泻结气。破血润燥。专治大肠气滞、燥涩不通。

郁李根

[性味]味酸，性凉，无毒。

[主治]牙龈痛，龋齿。去白虫。治风虫牙痛，浓煎含漱。治小儿身热，作汤浴之。

【发明】李时珍说：郁李仁甘苦而润，性主降，能下气利水。

成品选鉴

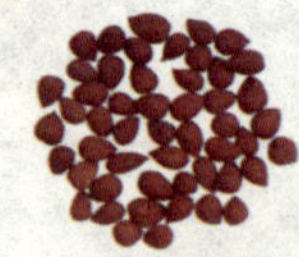

种子卵形或圆球形，种皮淡黄白色至浅棕色。先端尖，基部钝圆。气微，味微苦。

主要药用部分

种子

根

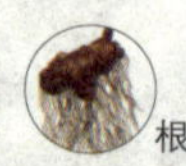

实用妙方

· **肿满气急，睡卧不得：** 用郁李仁一合，捣末，和面做饼吃，吃下即可通便，气泄出后即愈。

· **心腹胀满，二便不通，气急喘息，脚气浮肿：** 郁李仁十二分，捣烂，水磨取汁，薏苡三合，捣如粟大，一同煮粥吃。

性味苦寒的泄水圣药

甘遂

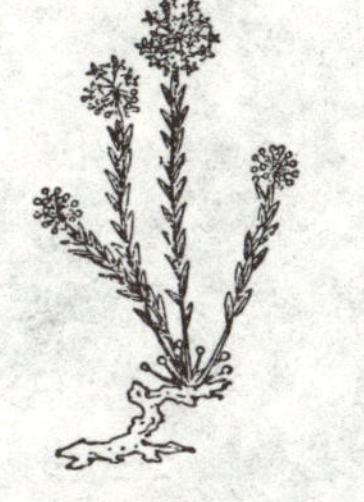

【功效】泻水逐饮，消肿散结。

草部·毒草类　泻下药

甘遂又名甘藁、陵藁、陵泽、甘泽、重泽、苦泽、白泽、主田、鬼丑。甘遂苗像泽漆，根皮赤而肉白，以连珠实重的为好。

形态特征

全株含白色乳汁。茎常从基部分枝，下部带紫红色，上部淡绿色。

叶
[性味]味苦，性微寒，有毒。
[主治]能泻十二种水疾，去痰水。
根
[性味]味苦，性寒，有毒。
[主治]能破坚积聚，利水谷道。

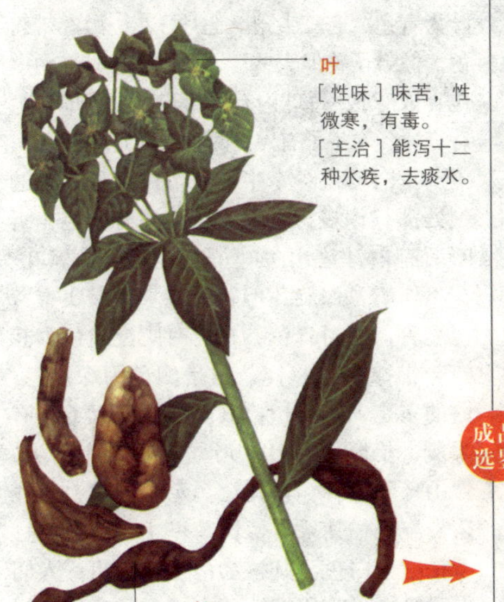

药用部分

甘遂根

[**修治**]李时珍说：现在的人用面裹煨熟用，去其毒。

[**性味**]味苦，性寒，有毒。

徐之才说：与瓜蒂相使，恶远志，反甘草。

[**主治**]主大腹疝瘕，腹满，面目浮肿，留饮宿食，能破坚积聚，利水谷道。（出自《神农本草经》）

下五水，散膀胱留热，皮中痞，热气肿满。（出自《名医别录》）

泻肾经及隧道水湿，脚气，阴囊肿坠，痰迷癫痫，噎膈痞塞。（李时珍）

成品选鉴

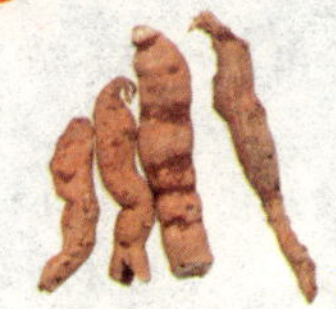

质脆，易折断，断面粉性，皮部类白色，木部淡黄色，有放射状纹理；以肥大、类白色、粉性足者为佳。

主要药用部分

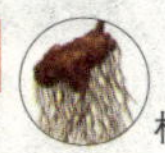

根

实用妙方

- **水肿腹满：**甘遂（炒）二钱二分，牵牛一两半，同研末，水煎，时时含呷。
- **疝气偏肿：**甘遂、茴香等份，同研末，每次用酒送服二钱。
- **水肿喘急，大小便不通，用十枣丸：**甘遂、大戟、芫花等份，同研末，用枣肉和成梧桐子大的丸子。每天清晨用热汤送服四十九，以利去黄水为度。

泻下驱虫的胃肠“清洁工”

牵牛子

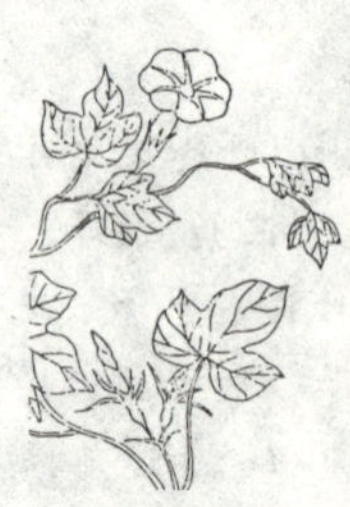

【功效】泻水通便，消痰涤饮，杀虫攻积。

草部·蔓草类　峻下逐水药

又名：黑丑、草金铃、盆甑草、狗耳草。叶有三尖角。花不作瓣，像旋花但较大些。子有黑白两种，大如荞麦，有三棱。

药用部分

牵牛子

[**性味**] 味苦，性寒，有毒。

[**主治**] 逐痰消饮，通大肠气秘风秘，杀虫。（出自《本草纲目》）

主下气，疗脚满水肿，除风毒，利小便。（出自《名医别录》）

治腰痛，下寒性脓液，为泻蛊毒药，疗一切气壅滞。（出自《日华子诸家本草》）

治痃癖气块，利人小便，除水气，虚肿。落胎。（甄权）

与山茱萸同服，去水病。（孟诜）

除气分湿热，三焦壅结。（李杲）

能祛痰消饮，通大肠气秘风秘，杀虫，达命门。（李时珍）

适用于急性关节炎。（出自《江苏植药志》）

泻下，利尿，杀虫。治便秘、消化不良、肾炎水肿、小儿咽喉炎。（出自《新疆中草药手册》）

【发明】李杲说：牵牛子辛烈，能泻人元气，比诸辛药泻气尤甚。今重为备言之，若病湿胜，湿气不得施化，致大小便不通，则宜用之耳，湿去则气得周流，所谓五脏有邪，更相平也。

医家名论

苏颂说：牵牛子到处都有生长。三月生苗，作藤蔓绕篱墙，高的有二三丈。它的叶为青色，有三尖角。七月开花，微红带碧色，像鼓子花但大些。八月结实，外有白皮包裹成球状，每球内有子四五枚，大如荞麦，有三棱。牵牛子有黑白两种，九月后采收。

李时珍说：牵牛子有黑白两种，黑的到处都有，多为野生。其藤蔓有白毛，折断后有白汁流出。叶子有三尖，像枫叶。花不作瓣，像旋花但较大些。其果实有蒂包裹着，生时青色，枯老时则泛白色。其核与棠梂子核一样，只是颜色为深黑色。白的多是人工种植，其藤蔓微红无毛，有柔刺，掐断有浓汁。叶子圆形，有斜尖，像山药的茎叶。其花比黑牵牛花小，色浅碧带红色。其果实蒂长约一寸，生时青色，干枯时呈白色。其核为白色，稍粗。人们也采摘嫩果实用蜜糖煎制成果品食用，叫作天茄。那是因为它的蒂像茄子。

使用禁忌

孕妇及胃弱气虚者忌服。不胀满、不便秘者勿用。治痰壅气滞、咳逆喘满，则不可久服。不宜用本品攻泻消积，克伐胃气。

形态特征

全株密被白色长毛。叶互生，阔心形，全缘；叶柄与总花梗近等长。花序有花 1 ~ 3 朵；萼片 5 深裂，裂片卵状披针形，先端尾尖；花冠白色、蓝紫色或紫红色。

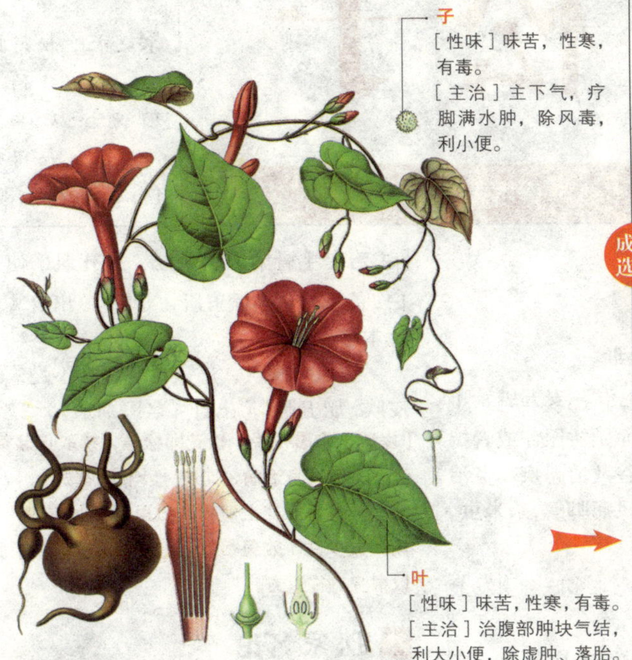

子

[性味] 味苦，性寒，有毒。

[主治] 主下气，疗脚满水肿，除风毒，利小便。

叶

[性味] 味苦，性寒，有毒。

[主治] 治腹部肿块气结，利大小便，除虚肿、落胎。

产地分布

除西北和东北的一些省外，全国各地均有分布。

成熟周期

植株：一年生草本

栽种：3~4 月

花期：6~9 月

采收：10 月（种子）

成品选鉴

种子似橘瓣状，略有 3 棱，表面灰黑色或淡黄白色。质坚硬，以颗粒饱满、无果皮等杂质者为佳。

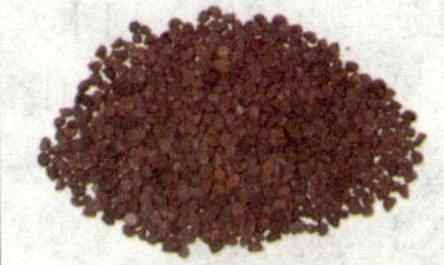

主要药用部分

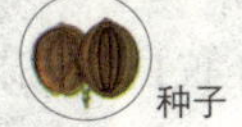

种子

实用妙方

- **水肿尿涩：** 牵牛子研为末，每服一匙，以小便通利为度。
- **湿气中满，足胫微肿，小便不利，气急咳嗽：** 黑牵牛子末一两，制厚朴半两，同研为末，每次用姜汤送服二钱。
- **风热赤眼：** 白牵牛为末，以葱白汤煮，研绿豆大小的丸子，每次服五丸。
- **停饮肿满：** 黑牵牛子四两，茴香一两（炒），或加木香一两。上为细末，以生姜自然汁调一二钱，临卧服。

中药趣味文化

牵牛子名字的由来

从前，有个小伙子叫李虎，身体很结实，却得了鼓胀病，多次诊治不见好转。他夫人请来一个老郎中，老郎中开了个药方：『用野喇叭花子煎汤服用。』他夫人照药方煎汤给李虎吃了几剂，果然见效。为感谢老郎中救命之恩，李虎牵了一头牛，要送给老郎中，并问老郎中给他吃的是什么药。当时这种野喇叭花还没名字。老郎中想：这种花子能治好他的宿疾，力能牵牛，今日病人又牵牛上门，不如就叫『牵牛子』吧！

延年益寿的"长寿果"

松子

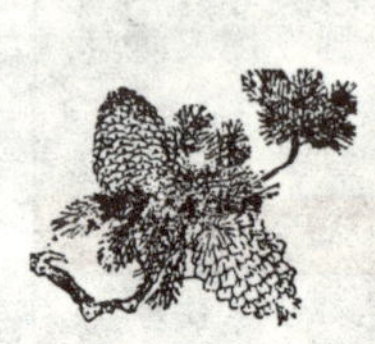

【功效】润肠通便，润肺止咳。

木部 · 香木类　泻下药

松树属于乔木类，松柏为百木之长。松好比公，柏好比伯。因此松从公，柏从伯。松树坚固，常年不死。

药用部分

松叶

[性味] 味苦，性温，无毒。

[主治] 治风湿疮，生毛发，安五脏，不饥延年。切细，用水及面做饼服，或者捣成粉制成丸服，可以断谷及治恶疾。炙治冻疮、风疮效果颇佳。去风痛脚痹，杀米虫。

松花（松黄）

[性味] 味甘，性温，无毒。多吃会引发上焦热病。

[主治] 主润心肺，益气，除风止血，还可以酿酒。

松脂（松香）

[修治] 苏颂说：凡是取用松脂，须先经炼制。用大釜加水放入瓦器中，用白茅垫在瓦器底部，又在茅上加黄沙，厚一寸左右。然后把松脂散布于上，用桑树发火来烧，汤变少时频加热水。等到松脂全部进入釜中再取出来，然后投入冷水里，冷凝后又蒸热，如此两次。其白如玉，再拿来使用。

[性味] 味苦甘，性温；归肝、脾经。

[主治] 主痈疽恶疮，头疡白秃，疥瘙风气，安五脏，除热。（出自《神农本草经》）

松子

[性味] 味苦、甘，性温。

[主治] 主骨节风、头眩，去死肌，使人白，能散水气，润五脏，充饥。（出自《开宝本草》）

逐风痹寒气，虚羸少气，补不足，润皮肤，肥五脏。（出自《名医别录》）

【发明】朱震亨说：松花即松黄，拂取正蒲黄，酒服，能轻身治病，比皮、叶和脂都好。

苏颂说：花上黄粉，山里人及时拂取，做汤时放少许，效果很好。但不能长久存放，所以很少寄往远方。

医家名论

李时珍说：松树挺拔耸直多枝节，其皮粗厚有鳞形，其叶后凋。二三月抽蕤开花，长四五寸，采其花蕊叫作松黄。结的果实形状如猪心，叠成鳞砌，秋后种子长成时鳞裂开，而且叶子有二针、三针、五针的区别。三针的是栝子松，五针的是松子松。其种子如柏子，只有辽海和云南的种子大小如巴豆，可以吃，称作海松子。

使用禁忌

松子存放时间长会产生哈喇味，不宜食用，胆功能不良者也应慎食松子。此外，松子有润肠通便的作用，所以肠滑泄泻者应慎用。

形态特征

树皮多为鳞片状，线状披针形，叶缘具齿。花单性，雌雄同株。结球果，卵圆形或圆锥形，有木质的鳞片；球果成熟时种鳞张开，种子脱落。

花
[性味] 味甘，性温，无毒。
[主治] 主润心肺，益气，除风止血。
子
[气味] 味苦、甘，性温，无毒。
[主治] 润肺，治燥结咳嗽。
叶
[性味] 味苦，性温，无毒。
[主治] 治风湿疮，生毛发，安五脏。

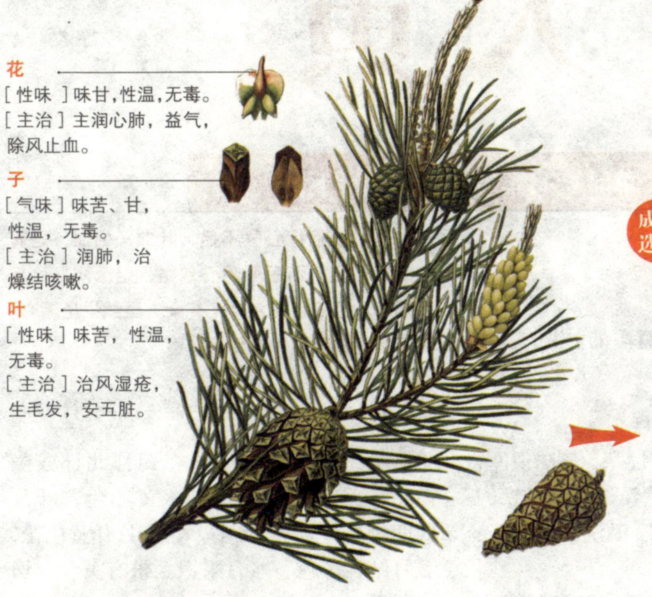

产地分布

主要分布于云南及东北小兴安岭地区。

成熟周期

植株：高大乔木
栽种：3~4 月
（提前 10 年以上）
花期：5~6 月
采收：9~10 月（种子）

成品选鉴

松子颗粒仁丰满、大而均匀、色泽光亮、干燥者佳。闻起来无油脂腐败的异味，而有干果的香甜味。

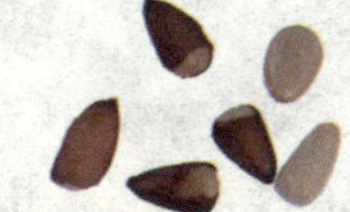

主要药用部分

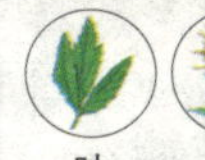

叶

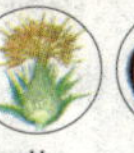

花

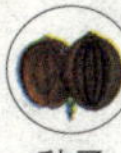

种子

实用妙方

• **关节风痛：** 用松叶捣汁一升，在酒中浸七日，每服一合，一日服三次。	• **中风口斜：** 青松叶一斤，捣成汁，放酒中浸两宿，又在火旁温一宿，初服半升，渐加至一升，以头面出汗为度。	• **风牙肿痛：** 松叶一把、盐一合、酒二升，共煎含漱。	• **风热牙痛：** 油松节如枣大一块，切碎，加胡椒七颗，浸热酒中，趁热再加飞过的白矾少许，取以漱口。又方：松节二两，槐白皮、地骨皮各一两，煎汤漱口，热漱冷吐。

中药趣味文化

松子的神奇功效

《神仙传》中记载，有一个名叫赵瞿的人得了很重的癞病，家里人害怕感染，就把他送到深山老林之中。有一天，赵瞿忽遇三位鹤发童颜的老者，送给他一些松子仁和柏子仁，并对他说：『此物不但能治你的病，而且还可以使你长生不老，服至一年，病当痊愈，愈则去根。』赵瞿谨遵老者的嘱咐，不到一年，病果然痊愈，而且自觉身体强健，便回家了。又继续服用两年，面颜转少，行走如飞。传说此人活了三百多岁。

峻猛“将军”，泻下有奇功

大黄

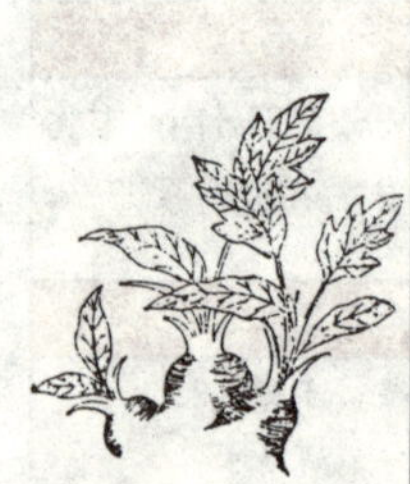

【功效】攻积滞，清湿热，泻火，凉血，祛瘀，解毒。

草部·毒草类　泻下药

又名：黄良、将军、火参、肤如。大黄，是因其颜色而得名。大黄能推陈致新，就像平定祸乱致太平，所以得“将军”之名。

药用部分

大黄根

[修治] 陈藏器说：大黄有蒸的、生的、熟的，不能一概用之。

[性味] 味苦，性寒，无毒。

张元素说：大黄味苦性寒，气味俱厚，沉而降，属阴。用之须酒浸煨熟，是寒因热用。大黄酒浸入太阳经，酒洗入阳明经，其余经不用酒。

[主治] 能下瘀血，除寒热，破肿块，去留饮宿食，荡涤畅胃，排出肠道积滞，通利水谷，调中化食，安和五脏。（出自《神农本草经》）

可平胃下气，除痰实，肠间积热，心腹胀满，女子寒血闭胀，小腹痛，各种陈久瘀血凝结。（出自《名医别录》）

通女子月经，利水肿，利大小肠，疗热肿毒，小儿寒热时疾，烦热蚀脓。（甄权）

泻各种实热不通，除下焦湿热，消宿食，泻心下痞满。（张元素）

主下痢赤白，里急腹痛，小便淋沥，实热燥结，潮热谵语，黄疸，各种火疮。（李时珍）

【发明】李时珍说：大黄是足太阴、手足阳明、手中厥阴五经血分之药。凡病在五经血分者，适宜使用。如果病在气分而用大黄，是诛伐无过。泻心汤治疗心气不足、吐血、衄血，是真心之气不足，而手厥阴心包络、足厥阴肝、足太阴脾、足阳明胃之邪火有余。虽然说是泻心，实际是泻四经血中的伏火。

医家名论

吴普说：大黄生长在蜀郡北部或陇西。二月叶子卷曲生长，黄赤色，叶片四四相当，茎高三尺多。它三月开黄色花，五月结实黑色，八月采根。根有黄汁，切片阴干。

苏恭说：大黄的叶、子、茎都像羊蹄，但茎高达六七尺而且脆，味酸，叶粗长而厚。根细的像宿羊蹄，大的有碗大，长二尺。其性湿润而易蛀坏，烘干就好。

陈藏器说：用的时候应当区分，如果取深沉、能攻病的，可用蜀中像牛舌片紧硬的；如果取泻泄迅速、除积滞祛热的，当用河西所产有锦纹的大黄。

使用禁忌

凡表证未罢，血虚气弱，脾胃虚寒，无实热、积滞、郁结者均应慎服。哺乳妇女服用后，可能引起婴儿腹泻。妇女产前、产后及月经期间也必须慎用。

形态特征

高 1.5 米左右，茎直立，疏被短密柔毛。根生叶有长柄，叶片圆形至卵圆形，掌状浅裂，先端锐尖。圆锥花序，花小成簇，淡绿色或黄白色。瘦果三角形，有翅，顶端下凹，呈红色。花果期 6—7 月。

花

[性味] 味苦，性寒，无毒。

[主治] 通利水谷，调中化食，安和五脏。

叶

[性味] 味酸，性寒，无毒。

[主治] 能下瘀血，除寒热，破肿块。

产地分布

主要分布于陕西、甘肃、青海、四川、湖北、贵州、云南、西藏等地。

成熟周期

植株：多年生高大草本

栽种：3~4 月（提前 3~4 年）

花期：6~7 月

采收：9~10 月（根）

成品选鉴

外皮表面黄棕色，质坚实，有的中心稍松软，断面淡红棕色或黄棕色，显颗粒性。气清香，味苦而微涩，嚼之黏牙，有砂粒感。

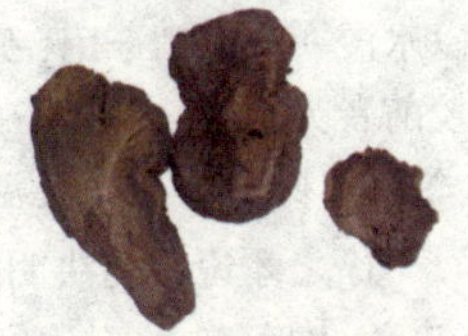

主要药用部分

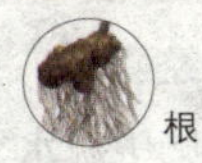

根

实用妙方

• **热痢，里急后重：** 大黄一两，用酒浸泡半日，取出煎服。

• **产后血块：** 大黄末一两，头醋半升，熬膏做成梧桐子大的丸子，每服五丸，温醋化下。

• **湿热眩晕：** 取酒炒大黄研末，用清茶送服二钱。

• **汤火伤灼：** 大黄生研，调蜜涂搽，不仅止痛，还能灭瘢。

中药趣味文化

大黄与黄根

从前有个郎中，承袭祖业擅长采挖黄连、黄芪、黄精、黄芩、黄根这五种药材为人治病，被誉为『五黄先生』。一次一位孕妇因泻肚子来求医。他一时疏忽，把治泻的黄连错写成了泻火通便的黄根，结果孕妇服后大泻不止，差点没命，胎儿也死了。这事被告到县衙，县老爷念郎中一向名声极好，只责罚他赔孕妇家一些银两。但让他给黄根改个名字，以免日后混淆再惹麻烦。郎中便把黄根改叫『大黄』以便区别。

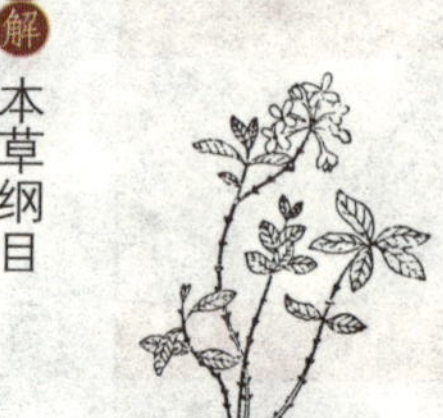

【功效】泻水逐饮，祛痰止咳，杀虫疗疮。

既能泻水，又可行气

芫花

草部 · 毒草类　泻下药

又名：杜芫、赤芫、去水、毒鱼、头痛花。根名黄大戟、蜀桑。称去水，是说它的功用；称毒鱼，是说它的药性；称大戟，言其形似。

药用部分

花

［修治］陶弘景说：用的时候再微熬，不可近眼。

李时珍说：芫花以留数年陈久的为好。用的时候以好醋煮沸十数次，去醋，以水浸一夜，晒干用，则毒灭。或用醋炒，较前者为次。

［性味］味甘、辛，性温，有小毒。

徐之才说：与决明相使。反甘草。

［主治］咳逆上气，喉鸣喘，咽肿短气，蛊毒鬼疟，疝瘕痈肿。杀虫鱼。（出自《神农本草经》）

消胸中痰水，喜唾，水肿，五水在五脏皮肤及腰痛，下寒毒肉毒。根：疗疥疮。可用来毒鱼。（出自《名医别录》）

治心腹胀满，去水气寒痰，涕唾如胶，通利血脉，治恶疮风痹湿，一切毒风，四肢挛急，不能行步。（甄权）

去水气，利五脏寒痰，能泻水肿胀满。（出自《药性论》）

疗咳嗽瘴疟。（出自《日华子诸家本草》）

治水饮痰癖，胁下痛。（李时珍）

消痰饮水肿，治咳逆咽肿，疝瘕痈毒。（出自《本经逢原》）

煎汁渍丝线，系痔易落，并能系瘤。（出自《本草原始》）

芫花根

［性味］味辛、苦，性温。

［主治］疗疥疮。（出自《名医别录》）

治风湿筋骨痛，跌打损伤。（出自《分类草药性》）

【发明】李时珍说：杨士瀛《仁斋直指方论》上说，破癖须用芫花，行水后便养胃。

医家名论

吴普说：芫花二月生，叶青色，加厚则黑。花有紫、赤、白的。三月实落尽，才生叶。三月采花，五月采叶，八月、九月有采根，阴干。

苏颂说：芫花各处都有。宿根旧枝茎紫，长一二尺。根入土深三五寸，为白色，像榆根。春天生苗叶，小而尖，像杨柳枝叶。二月开紫花，很像紫荆而作穗，又像藤花而细。

使用禁忌

体质虚弱、津液亏损者，孕妇，以及心脏病、溃疡病、消化道出血患者禁用。反甘草。用量宜轻，逐渐增加，病去即止，不可久服。

形态特征

落叶灌木，茎多分枝，幼枝有淡黄色绢状柔毛，老枝褐色或带紫红色，无毛或有疏柔毛。叶对生，长椭圆形或椭圆形，背面有长绢状柔毛。花紫色或粉红色，簇生于叶腋。

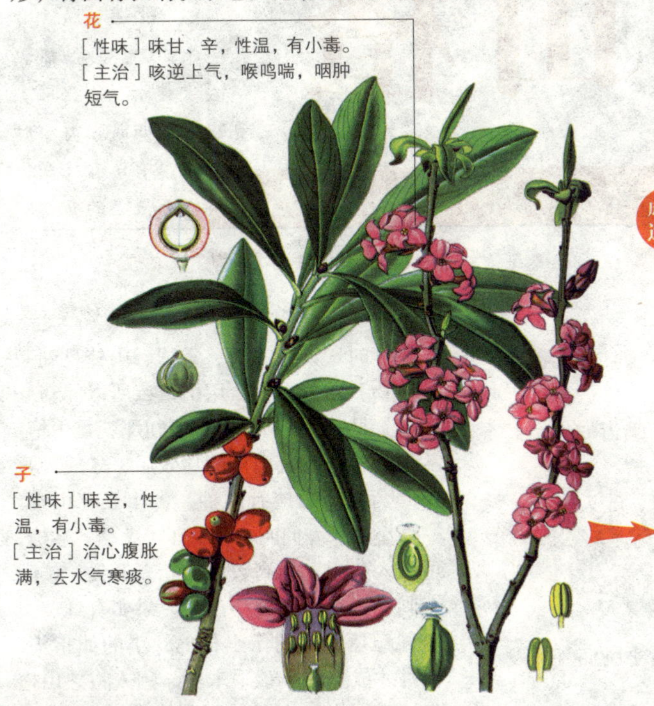

花

[性味] 味甘、辛，性温，有小毒。

[主治] 咳逆上气，喉鸣喘，咽肿短气。

子

[性味] 味辛，性温，有小毒。

[主治] 治心腹胀满，去水气寒痰。

产地分布

主要分布于华北、华东、华中、华南、西南、西北各省。

成熟周期

植株：落叶灌木

栽种：10~11 月

花期：3~5 月（次年）

采收：4~5 月（花）

成品选鉴

芫花单朵呈棒槌状，多弯曲，花被筒表面淡紫色，密被短柔毛，先端有裂口，裂片淡紫色或黄棕色。质软。气微，味甘、微辛。

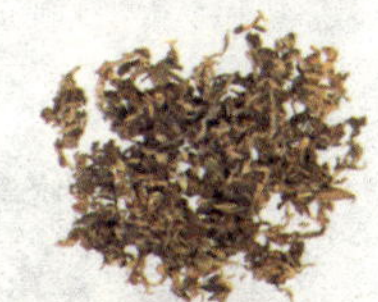

主要药用部分

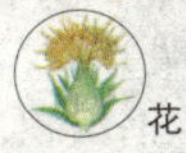
花

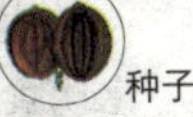
种子

实用妙方

- **咳嗽有痰：**芫花（炒）一两，加水一升，煮沸四次，去渣，再加入白糖半斤。每服约一个枣子大的分量。忌食酸咸物。
- **牙痛难忍：**用芫花末擦牙令热，痛定后，以温水漱口。
- **白秃头疮：**芫花末，以猪油和涂之。
- **干呕胁痛，用十枣汤：**芫花（熬过）、甘遂、大戟等份，研为末。以大枣十枚、水一升半，煮成八合后，去渣纳药。体壮者服一钱，体弱者服半钱，清晨服下，能下泻则病除，否则次晨再服药。

中药趣味文化

酷似丁香的『头痛花』

芫花在《山海经》中就有记载：『首山其草多芫，是也。』芫花呈紫色或粉红色，生于山坡路边或疏林中，形态和丁香很相似，并且也在春季里开放，香气浓烈，所以常常被误认作丁香。芫花是中国植物图谱数据库收录的有毒植物，它全株有毒，花蕾和根的毒性最大，含刺激皮肤的油状物，中毒后会引起腹痛和水泻。入药的芫花可泻下逐水，解毒杀虫。芫花的香气过于浓重，闻久了会头疼，所以有别称『头痛花』。

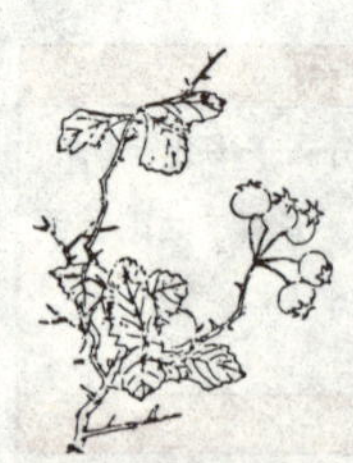

【功效】化滞消积、开胃消食、活血散瘀、化痰行气。

健胃消食的灵丹妙药

山楂

果部·山果类　消食药

又名：赤爪子、鼠楂、猴楂、茅楂、朹（音qiú）子、羊梂、棠梂子、山里果。入药归脾、胃、肝经，有消食化积、活血散瘀的功效。

药用部分

果实

[性味] 味酸、甘，性冷，无毒。

李时珍说：味酸、甘，性微温。生吃使人烦躁易饥，损齿，有龋齿的人尤其不宜吃。

[主治] 煮汁服，止水痢。洗头浴身，治疮痒。（出自《新修本草》）

煮汁洗漆疮，多愈。（陶弘景）

治腰痛有效。（苏颂）

能消食积，补脾，治小肠疝气，发小儿疮疹。（吴瑞）

化饮食，消肉积，治痰饮痞满吞酸，滞血痛胀。（李时珍）

化血块、气块，活血。（宁源）

山楂叶

[性味] 味酸，性平。

[主治] 茎叶煮汁，洗漆疮。（出自《肘后备急方》）

山楂核

[性味] 味苦，性平。

[主治] 吞之化食磨积，治癞疝。（李时珍）

治疝，催生。（出自《本草从新》）

【发明】朱震亨说：山楂能消化饮食。如果胃中没有食积，脾虚不能运化，没有食欲者，多吃山楂，反而会克伐脾胃生发之气。

医家名论

李时珍说：赤爪、棠梂、山楂是同一种植物。古方中很少用山楂，所以《新修本草》虽载有赤爪，后人不知那就是山楂。从朱丹溪开始著山楂的功效后，才成为重要的药物。山楂有两种，都生长在山中。一种小的，人们叫它棠朹子、茅楂、猴楂，可以入药用。树高数尺，叶有五尖，丫间有刺。三月开五瓣小白花。果实有红、黄两种颜色，大的像小林檎，小的如指头，九月才成熟，小孩采来卖。闽人将熟山楂去掉皮、核后，与糖、蜜同捣，做成山楂糕。它的核像牵牛子，黑色，很坚硬。另一种大的，山里人称作羊朹子。树高丈余，花叶都与小的相同，但果实稍大而颜色为黄绿色，皮涩肉虚，这与小的不同。初时味特别酸涩，经霜后才可以吃。它们两者的功效应该是相同的，但采药的不收这种。

使用禁忌

生食多，令人嘈烦易饥，损齿，齿龋人尤不宜。脾胃虚，兼有积滞者，当与补药同施，亦不宜过用。多食耗气，空腹及羸弱人或虚病后忌之。

形态特征

落叶灌木，枝密生，有细刺，幼枝有柔毛。叶倒卵形，先端常 3 裂，基部狭楔形下延至柄，边缘有尖锐重锯齿。伞房花序，总花梗和花梗均有柔毛，花白色。果球形或梨形，红色或黄色，宿萼较大，反折。

叶
[性味] 味酸，性冷，无毒。
[主治] 化血块气块，活血。
果实
[性味] 味酸、甘，性冷，无毒。
[主治] 煮汁服，止水痢。

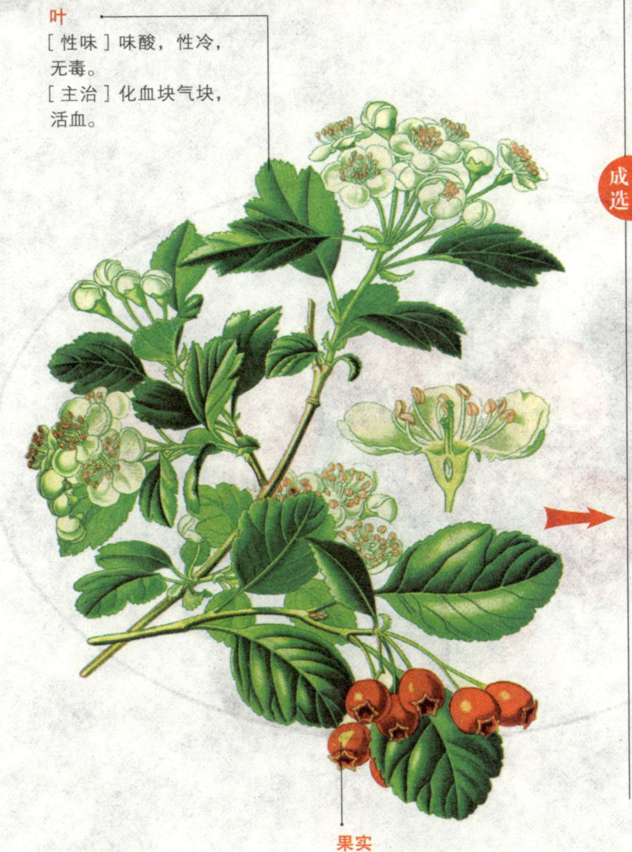

产地分布

主要分布于东北、华北、华中、华东等地区。

成熟周期

植株：落叶灌木
栽种：3~4 月（提前 4~5 年）
花期：5~6 月
采收：8~9 月（果实）

成品选鉴

本品为圆形，皱缩不平。外皮红色，具皱纹，有灰白色小斑点。果肉深黄色至浅棕色。气微清香，味酸、微甜。

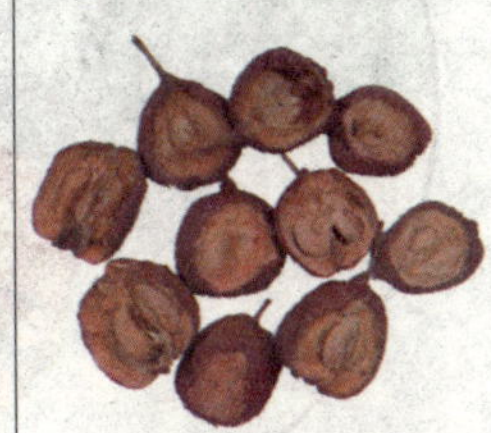

主要药用部分

果实

实用妙方

· **偏坠疝气：** 山楂肉、茴香（炒）各一两，同研末，调糊做成梧桐子大的丸子，每次空腹服一百丸，白开水送下。	· **肠风下血：** 干山楂研为末，用艾汤调下。	· **高脂血症：** 山楂一钱，杭菊一钱，决明子一钱，稍煎后代茶饮。

中药趣味文化

山楂与糖葫芦

南宋绍熙年间，宋光宗最宠爱的黄贵妃生了怪病，面黄肌瘦，不思饮食。御医用了许多贵重药品，都不见什么效果。皇帝见爱妃日渐憔悴，也整日愁眉不展。无奈之下只好张榜求医。一位江湖郎中揭榜进宫，为黄贵妃诊脉后说：『只要用冰糖与红果（即山楂）煎熬，每顿饭前吃五至十枚，不出半月病准见好。』按照这个方法，贵妃的病果然在半个月内痊愈了。后来，这种做法流传到民间渐渐演变成了冰糖葫芦。

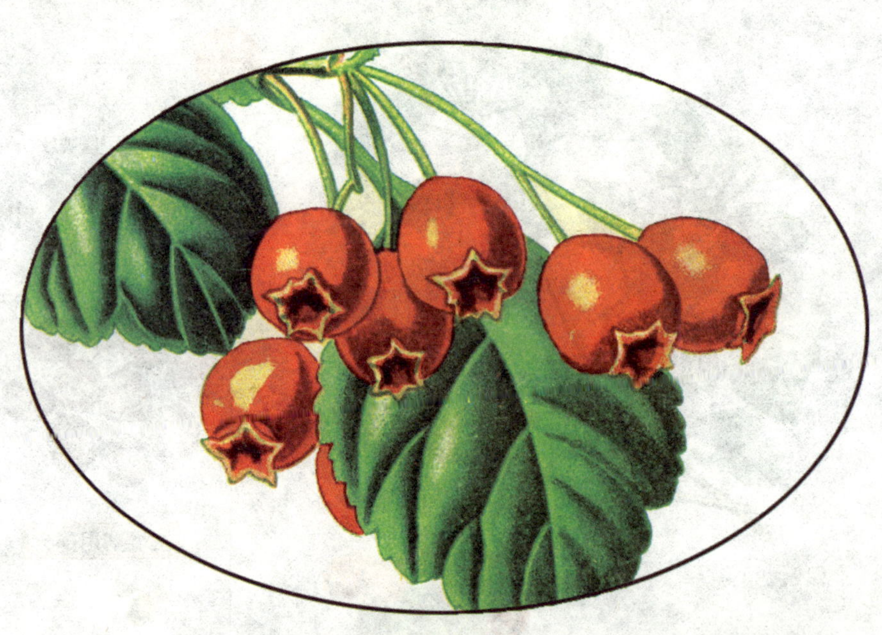

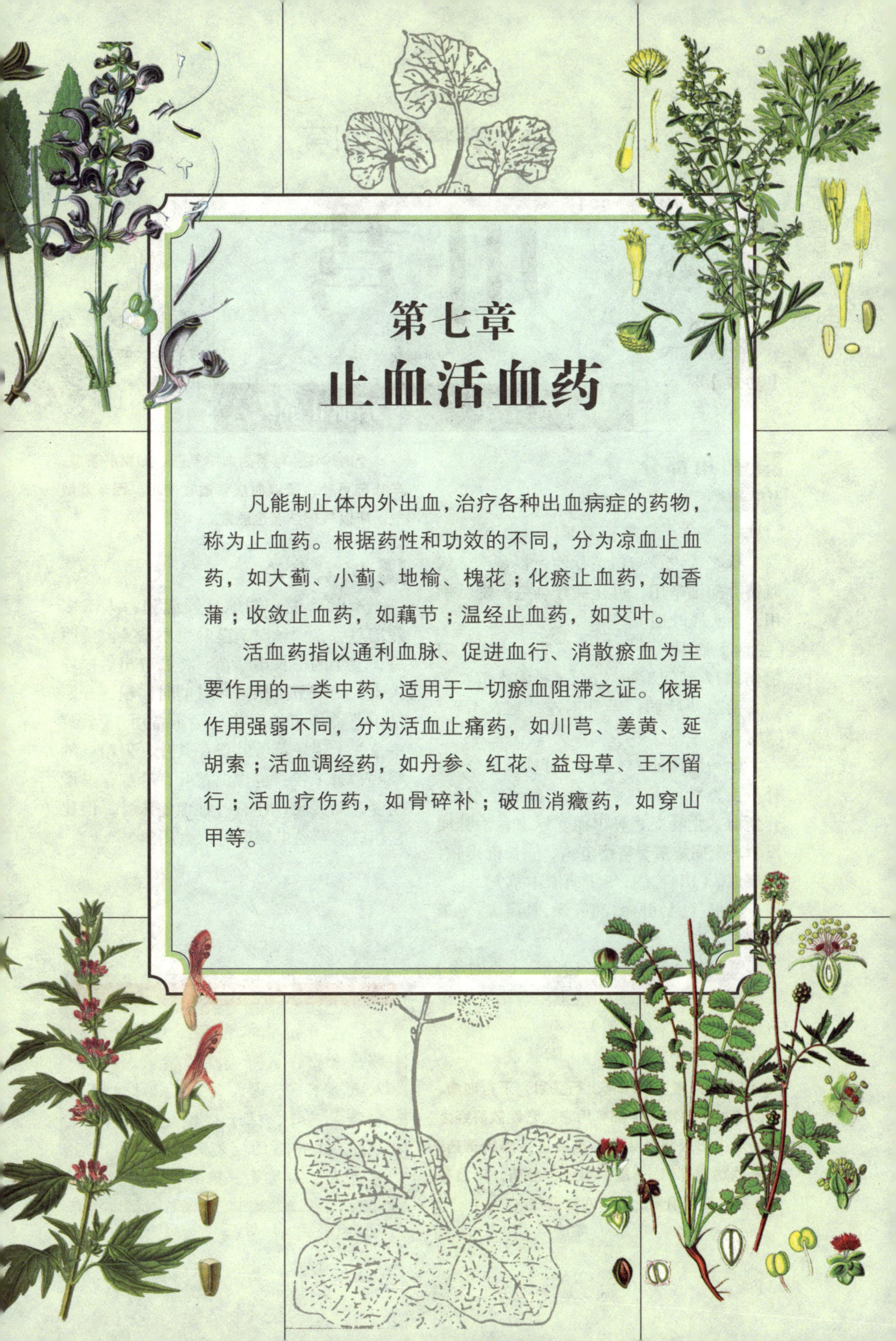

第七章

止血活血药

凡能制止体内外出血，治疗各种出血病症的药物，称为止血药。根据药性和功效的不同，分为凉血止血药，如大蓟、小蓟、地榆、槐花；化瘀止血药，如香蒲；收敛止血药，如藕节；温经止血药，如艾叶。

活血药指以通利血脉、促进血行、消散瘀血为主要作用的一类中药，适用于一切瘀血阻滞之证。依据作用强弱不同，分为活血止痛药，如川芎、姜黄、延胡索；活血调经药，如丹参、红花、益母草、王不留行；活血疗伤药，如骨碎补；破血消癥药，如穿山甲等。

血虚头痛必用川芎

川芎

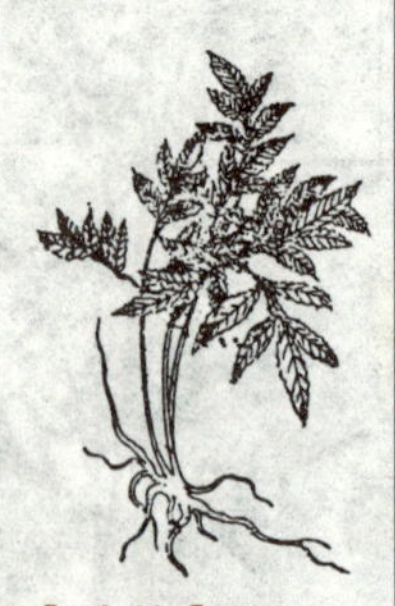

【功效】活血行气，祛风止痛。

草部·芳草类 | 活血止痛药

又名：胡劳、香果、山鞠穷。川芎以产自胡戎的品质最优，又称胡䓖。后世的人因其状如雀脑，叫它雀脑芎。

药用部分

川芎根、茎

[性味]味辛，性温，无毒。

徐之才说：与白芷相使，畏黄连，伏雌黄。配细辛用，可止痛疗金疮。配牡蛎用，治头风吐逆。

[主治]治中风头痛，寒痹筋挛拘挛，刀箭伤，妇人经闭不孕。(出自《神农本草经》)

治腰腿软弱，半身不遂，胞衣不下。(甄权)

治一切风证、气分病、劳损及血分病。补五劳，壮筋骨，调血脉，破癥结宿血，养新血，止吐血、鼻出血、尿血，治脑痈发背、瘰疬瘿赘、痔瘘疮疥，能长肉排脓，消瘀血。(出自《日华子诸家本草》)

疏肝气，补肝血，润肝燥，补风虚。(王好古)

燥湿，止泻痢，行气开郁。(李时珍)

用蜂蜜拌和做丸，晚上服，治疗风痰有很好的疗效。(苏颂)

治齿根出血，含服。(陶弘景)

【发明】张元素说：川芎上行头目，下行血海，所以清神及四物汤中都有用它。它能散肝经之风，治少阳厥阴经头痛，是血虚头痛的圣药。川芎的功用有四，一是少阳经引经药，二治各经头痛，三助清阳之气，四祛湿气在头。

李时珍说：芎䓖为血中气药。如果肝苦急，辛味药可补，所以血虚者适宜使用。因辛能散气，所以气郁结者也适宜。

医家名论

李时珍说：蜀地气候温和，人工多栽培芎䓖，深秋时节茎叶也不枯萎。清明后，上年的根长出新苗，将枝分出后横埋入土，则节节生根。八月的时候根下开始结川芎，便可挖取蒸后晒干备用。《救荒本草》上说：芎䓖叶像芹菜叶，但略微细窄些，有丫杈；也像白芷叶，叶细；又像胡荽叶而微壮；还有一种像蛇床叶，但比它粗些。芎䓖的嫩叶可以食用。

使用禁忌

气升痰喘不宜用，火剧中满，脾虚食少，火郁头痛皆禁用。凡病人上盛下虚，虚火炎上，呕吐咳嗽，自汗、盗汗，咽干口燥，发热作渴烦躁，法并忌之。久服则走散真气。恶黄芪、山茱萸、狼毒，反藜芦。

形态特征

多年生草本。全株有浓烈香气。根茎呈不规则的结节状拳形团块，下端有多数须根。茎直立，圆柱形，中空，表面有纵直沟纹，根茎匍匐，下部木质化。单叶对生，具短柄。

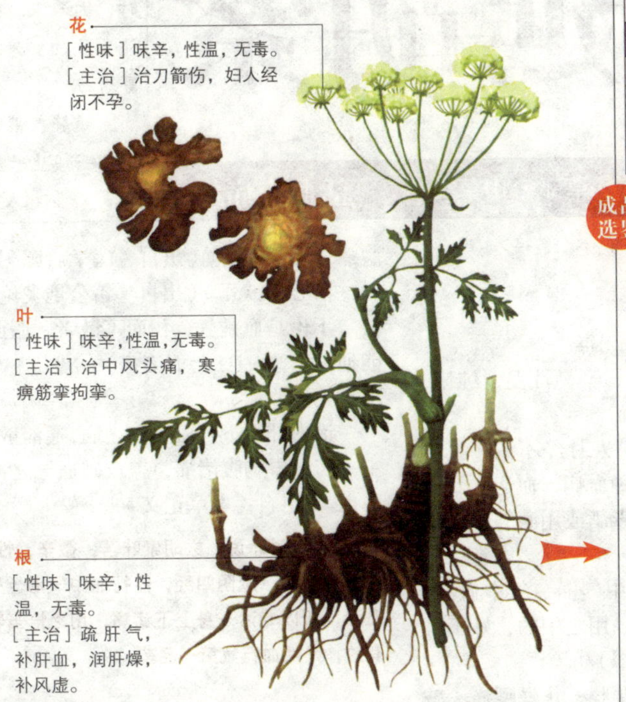

产地分布

主要分布于云、贵、川，以及广西、湖北、江西、浙江、江苏、陕西、甘肃、内蒙古、河北等地。

成熟周期

植株：多年生草本
栽种：8~9月
花期：4~5月（次年）
采收：5~6月（根）

成品选鉴

根块表面黄褐色至黄棕色，粗糙皱缩，质坚实，不易折断，断面黄白色或灰黄，具波状环纹形成层，全体散有黄棕色油点。香气浓郁而特殊。

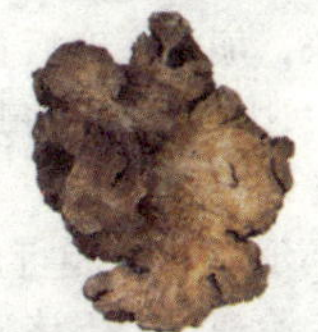

主要药用部分

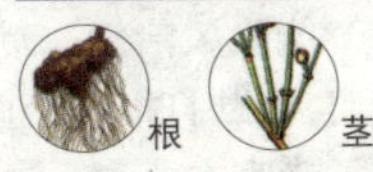

实用妙方

- **气虚头痛：** 取川芎研末，每取二钱，用腊茶调服，效果明显。
- **风热头痛：** 取川芎一钱，茶叶二钱，水一盅，煎至五分，饭前热服。
- **偏头痛：** 将川芎锉细，泡酒，每天饮用。
- **心痛：** 大川芎一个，研为末，用烧酒送服。
- **牙痛：** 大川芎一个，焙后加入细辛，共研为末，擦牙。
- **诸疮肿痛：** 将川芎煅后研末，加入适量轻粉，用麻油调涂患处。

中药趣味文化

良药降苍穹

唐朝初年，药王孙思邈云游到四川采药。一天，师徒二人见林中一只白鹤，突然头颈低垂，双脚颤抖，不断地哀鸣，这只雌鹤患了急病。然而没过几天，白鹤就渐渐好起来了，很快就恢复了健康。药王发现它在空中一边飞，一边吃一种开小白花的植物。药王发现这种植物有活血通经、祛风止痛的作用，便用它去为病人对症治病。药王因此吟诗一首：『青城天下幽，川西第一洞。仙鹤过往处，良药降苍穹。』苍穹由此而得名。

活血行气第一品药

延胡索

【功效】活血，利气，止痛。

草部·山草类 | 活血止痛药

又名：玄胡索、元胡索、元胡。此草名玄胡索时，因避宋真宗名讳，故改玄为延。夏季开花，有镇痛、镇静、催眠作用。一般生长在山林地下，以根入药。

药用部分

延胡索根

[性味] 味辛，性温，无毒。

王好古说：味苦、辛，性温，纯阳，浮，入手、足太阴经。

[主治] 能破血，疗妇人月经不调，腹中结块，崩漏，产后各种血病，血运，暴血冲上，因损下血。将其煮酒或用酒磨服。（出自《开宝本草》）

延胡索，能行血中气滞，气中血滞，故专治一身上下诸痛，用之中的，妙不可言。（出自《本草纲目》）

能除风治气，暖腰膝，止暴腰痛，破癥瘕，治跌打损伤瘀血，能落胎。（出自《日华子诸家本草》）

凡用之行血，酒制则行；用之上血，醋制则止；用之破血，非生用不可；用之调血，非炒用不神。随病制宜，应用无穷者也。（出自《本草汇言》）

主肾气，破产后恶露及儿枕，与三棱、鳖甲、大黄为散，能散气，通经络。蛀蚛成末者，使之惟良，偏生产后病也。（出自《海药本草》）

治心气小腹痛，有神。（王好古）

散气，治肾气，通经络。（李珣）

能活血利气，止痛，通小便。（李时珍）

治脾胃气结滞不散，主虚劳冷泻，心腹痛，下气消食。（出自《医学启源》）

治心痛欲死。（出自《雷公炮炙论》）

不论是血是气，积而不散者，服此力能通达。理一身上下诸痛。（出自《本草求真》）

治内外上下气血不宣之病，通滞散结，主一切肝胃胸腹诸痛，盖攻破通导之冲和品也。（出自《本草正义》）

【发明】李时珍说：玄胡索味苦、微辛，性温，入手足太阴、厥阴四经，能行血中气滞、气中血滞，所以专治一身上下诸痛，用之恰当特别有效，是活血行气第一品药。

医家名论

陈藏器说：延胡索生长在奚地，从安东道运来，根像半夏，色黄。

李时珍说：奚也就是东北夷地。现在二茅山西上龙洞有栽种。每年寒露后栽种，立春后生苗，叶如竹叶样，三月长三寸高，根丛生像芋卵，立夏后挖取。

使用禁忌

妊娠期间不能服用延胡索。经事先期及一切血热为病，禁用。产后血虚或经血枯少不利，气虚作痛者，也不宜使用。

形态特征

块茎扁球形，上部略凹陷，下部生须根，有时纵裂成数瓣，断面深黄色。茎直立或倾斜。叶宽三角形，花冠淡紫红色，葫果条形，数粒，细小，扁长圆形，黑色，有光泽，表面密布小凹点。

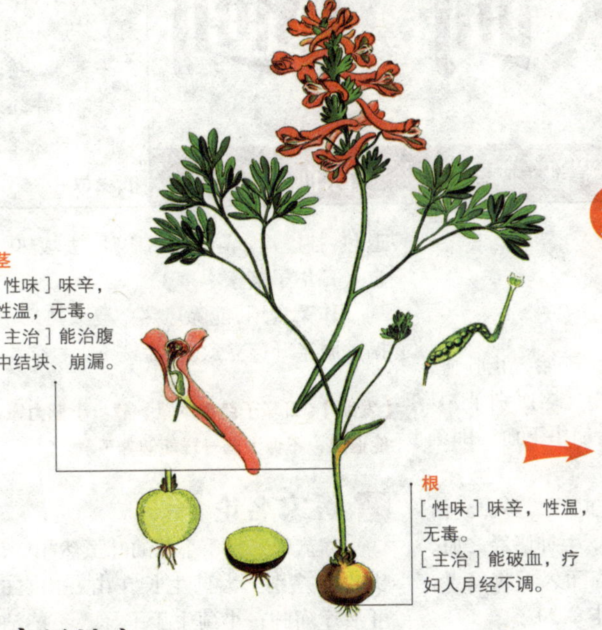

茎

[性味] 味辛，性温，无毒。

[主治] 能治腹中结块、崩漏。

根

[性味] 味辛，性温，无毒。

[主治] 能破血，疗妇人月经不调。

产地分布

主要分布于安徽、江苏、浙江、湖北、河南等地，人工栽培以陕、甘、川、滇居多。

成熟周期

植株：多年生草本

栽种：9~10 月

花期：3~4 月（次年）

采收：6 月（根）

成品选鉴

表面黄色或褐黄色，质坚硬而脆，断面黄色，角质，有蜡样光泽。无臭，味苦。以个大、饱满、质坚、色黄、内色黄亮者为佳。

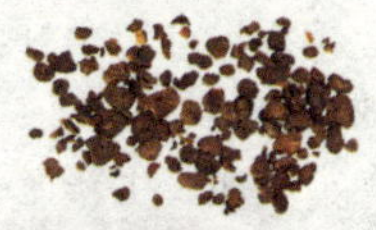

主要药用部分

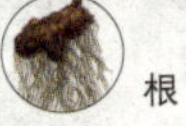

根

实用妙方

· **老少咳嗽：** 延胡索一两，枯矾二钱半，共研为末。每次取二钱，用软糖一块和药含咽。

· **产后诸病：** 凡产后血污不净，腹满，及产后血晕，心头硬，或寒热不禁，或心闷，手足烦热等病，都可将延胡索炒后研末，每次用酒送服一钱，很有效。

· **尿血：** 延胡索一两，朴硝七钱半，研末，每次服四钱，用水煎服。

· **妇女气血瘀滞的腹中刺痛、月经不调：** 延胡索去皮醋炒，当归酒浸炒各一两，橘红二两，共研为末，酒煮米糊和药做成丸子，如梧桐子大，每次空腹用艾醋汤送服一百丸。

中药趣味文化

延胡索的故事

相传，唐朝末年，有一天，一位行医的老人上山采药时，不慎失足跌落到山下，昏迷不醒。他鼻青脸肿，身上也摔伤了，处处瘀青。当老人醒过来后，感到浑身疼痛，动弹不得。于是，他让后辈们挖出他身边的野草球茎，带回家直接生吃或者煎水服。过了几天，老人就能行走自如了。儿孙们见此药的功效如此神奇，便问老人叫什么药。老人说叫延胡索。从此，延胡索就被用来救治患者了，并逐渐传至其他地方。

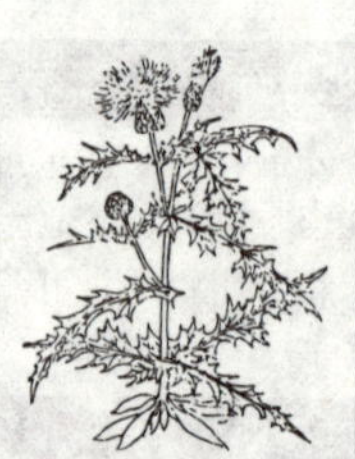

【功效】养精保血，治女子赤白带下，安胎，止吐血鼻出血，令人肥健。

皆是凉性能止血

大蓟 小蓟

草部·隰草类　凉血止血药

又名：虎蓟(大蓟)、猫蓟(小蓟)、马蓟、刺蓟、山牛蒡、鸡项草、千针草、野红花。它们的叶都多刺，很相似。

药用部分

大蓟根

[性味]味甘，性温，无毒。

[主治]治女子赤白带下，安胎，止吐血，鼻出血，令人肥健。(出自《名医别录》)

捣根绞汁服半升，治崩中下血，即刻见效。(甄权)

消瘀血，生新血，止吐血、鼻血。治小儿尿血，妇人红崩下血，生补诸经之血，消疮毒，散瘰疬结核，疮痈久不收口者，生肌排脓。(出自《滇南本草》)

治金疮。(出自《玉楸药解》)

坚肾水，去血热，泄逆气。治肠风，肠痈。(出自《医林纂要》)

叶

[主治]治肠痈，腹脏瘀血，将其生研，用酒随意送服。治恶疮疥癣，则同盐研敷。(出自《日华子诸家本草》)

小蓟根、苗

[性味]味甘，性温，无毒。

[主治]养精保血。(出自《名医别录》)

破旧血，止新出血，治突然下血、血痢、金疮出血、呕血等，都绞取汁温服。煎后和糖服，可促进金疮愈合，用来治蜘蛛蛇蝎毒，服用也佳。(陈藏器)

治热毒风及胸膈烦闷，能开胃下食，退热，补虚损。苗生研后服汁，去烦热。(出自《日华子诸家本草》)

作菜食用，能除风热。夏天热烦不止，捣汁服半升，立愈。(孟诜)

【发明】《日华子诸家本草》载：小蓟力微，只能退热，不像大蓟一样能健养下气。

医家名论

苏恭说：大、小蓟的叶虽然相似，但功效有差别。大蓟生长在山谷，它的根可治疗痈肿；小蓟生于平泽，不能消肿。大、小蓟都能破血。

苏颂说：小蓟到处都有，俗名青刺蓟。二月生苗，长到二三寸时，连根一起可做菜食用，味好。四月长至一尺多高，多刺，花从蓟中心长出来，如红蓝花但为青紫色。北方人叫它千针草。

寇宗奭说：大、小蓟都相似，花如发髻。但大蓟高三四尺，叶皱；小蓟高一尺多，叶不皱，以此来区别它们。做菜食用，虽有尖毛，但对人体无害。

使用禁忌

脾胃虚寒而无瘀滞者忌服。不宜用于胃弱泄泻及血虚极、脾胃弱不思饮食等症。气虚体质的人应慎用。

形态特征

茎直立，叶椭圆形或椭圆状披针形，先端钝或圆形，通常无叶柄，上部茎叶渐小，叶缘有细密的针刺或刺齿。头状花序单生于茎端，花冠紫红色。瘦果椭圆形或长卵形，略扁平。

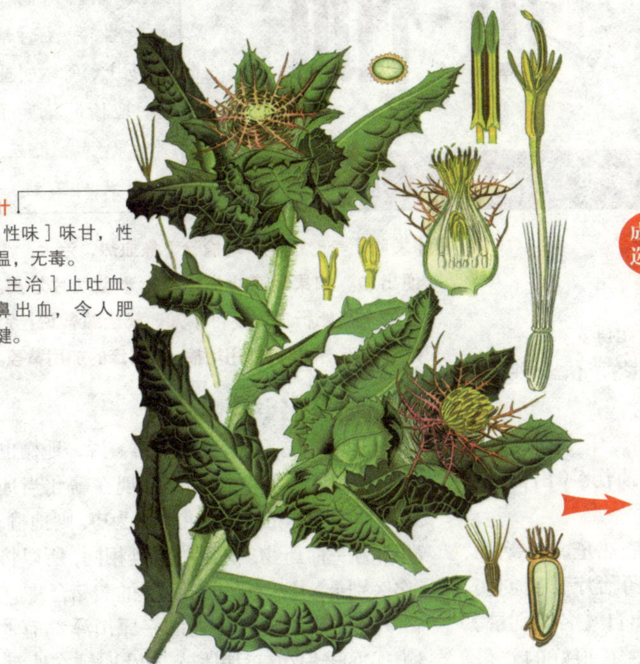

叶
[性味] 味甘，性温，无毒。
[主治] 止吐血、鼻出血，令人肥健。

产地分布

全国各地均有分布，主产于江苏、浙江、四川等地。

成熟周期

植株：多年生草本
栽种：3~4 月
花期：6~7 月
采收：8~9 月(根、茎、叶)

成品选鉴

根茎褐棕色或绿褐色，质略硬而脆。断面灰白色，髓部疏松或中空。叶皱缩，多破碎，绿褐色，气微味

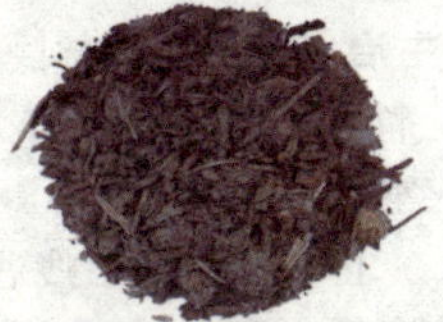

主要药用部分

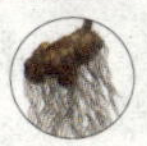
根

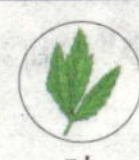
叶

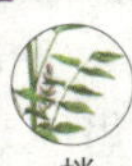
梢

实用妙方

·突然便鲜血:	·小产流血过多:	·刀伤出血不止:	·小便热淋:	·妇人阴痒：
小蓟叶捣汁，温服一升。	小蓟根叶、益母草各五两，加水三大碗，煎煮成一盏，分两次服，一日服完。	将小蓟苗捣烂外敷伤处。	蓟根捣汁服。	用小蓟煮汤，每日外洗三次。

中药趣味文化

救过凌统的『功臣』

大蓟是一种特别常见的草药，在路边、田野、山边都能看到它的身影。它还救过三国时期大将凌统的命呢。凌统在一次战斗中受伤，当时他身中数箭，血流如注，因伤势严重而跌落马下。恰好他身边有个懂医药的士兵，赶忙从道旁扯来一种茎秆笔直的草药，揉搓后按在他的伤口上，很快就把血止住了，凌统因此才保住了性命。这种有着神奇的止血功效的草药就是大蓟。

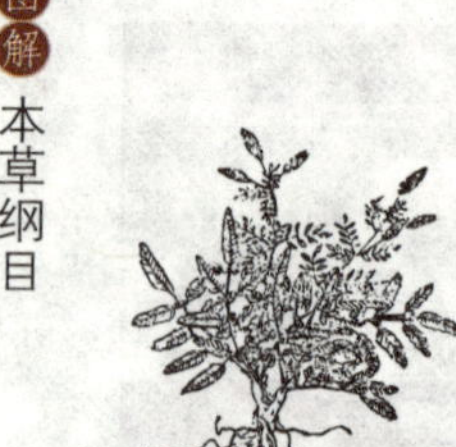

【功效】凉血止血，清热解毒。

清火明目的凉血药

地榆

草部·山草类　凉血止血药

又名：玉豉、酸赭。其叶像榆但要长些，初生时铺在地上，所以叫地榆。地榆的花和子是紫黑色的，像豉，所以又叫玉豉。

药用部分

地榆根

[**性味**] 味苦，性微寒，无毒。

徐之才说：恶麦门冬，伏丹砂、雄黄、硫黄。

[**主治**] 主产后腹部隐痛，带下崩漏，能止痛止汗，除恶肉，疗刀箭伤。（出自《神农本草经》）

止脓血，治诸瘘恶疮热疮，补绝伤，疗产后内塞，可制成膏药治疗刀箭创伤。能解酒，除渴，明目。（出自《名医别录》）

治冷热痢疾、疳积，有很好的效果。（出自《开宝本草》）

止吐血、鼻出血、便血、月经不止、崩漏及胎前产后各种血症，并治水泻。（出自《日华子诸家本草》）

治胆气不足。（李杲）

地榆汁酿的酒，可治风痹，且能补脑。将地榆捣汁外涂，用于虎、犬、蛇虫咬伤。（李时珍）

止血痢蚀脓。（甄权）

主带下十二病。（出自《新修本草》）

治酒寒，面寒疼，肚腹疼。（出自《滇南本草》）

清火明目。治带浊痔漏，产后阴气散失。亦敛盗汗，疗热痞。（出自《本草正》）

【发明】李时珍说：地榆除下焦血热，治大、小便出血。如果用来止血，取上半截切片炒用。它的末梢能行血，不可不知。杨士瀛曾说：治疗各种疮，疼痛的加用地榆，伴瘙痒的加用黄芩。

医家名论

李时珍说：据《外丹方言》说，地榆也称酸赭，因它味酸，色如赭。现在蕲州当地人把地榆叫作酸赭，又讹传赭为枣，则地榆、酸赭为一种药物，主治功用也相同，所以将《名医别录》中"有名未用"类的酸赭合并。

苏颂说：现在各处的平原川泽都有地榆。它的老根在三月里长苗，初生时铺在地面，独茎直上，高三四尺，叶子对分长出，像榆叶但窄而细长，呈锯齿状，青色。七月开花像葚子，为紫黑色。它的根外黑里红，像柳根。

陶弘景说：可用来酿酒。山里人在没有茶叶时，采它的叶泡水喝也很好。叶还能炸着吃。把它的根烧成灰，能够烂石，故煮石方里古人经常使用它。

使用禁忌

虚寒泻痢及热痢初起都不宜使用。胎产虚寒泄泻，血崩脾虚泄泻者禁用。痈疮久病无火，并阳衰血症者禁用。性能伤胃，误服过多会导致食欲不振、胃纳不佳。恶麦门冬。

形态特征

根粗壮，多呈纺锤形，茎直立，有棱；叶子对分长出，卵圆形，呈锯齿状，青色。花像葚子，为紫黑色。根外黑里红，像柳根。穗状花序椭圆形，果实包藏在宿存萼筒内，外面有斗棱。

花
[性味] 味苦，性微寒，无毒。
[主治] 止吐血、鼻出血、便血、月经不止。

叶
[性味] 味苦，性微寒，无毒。
[主治] 作饮代茶，甚解热。

根
[性味] 味苦，性微寒，无毒。
[主治] 主产后腹部隐痛，除恶肉，疗刀箭伤。

产地分布

主要分布于东北、华北、华东，以及福建、广东、四川、陕西等地。

成熟周期

植株：多年生草本
栽种：3~4 月
花期：7~9 月
采收：10 月（根）

成品选鉴

表面棕褐色，具明显纵皱。质坚，稍脆，横断面形成层环明显，皮部淡黄色，木部棕黄色或带粉红色，呈显著放射状排列。气微，味微苦涩。

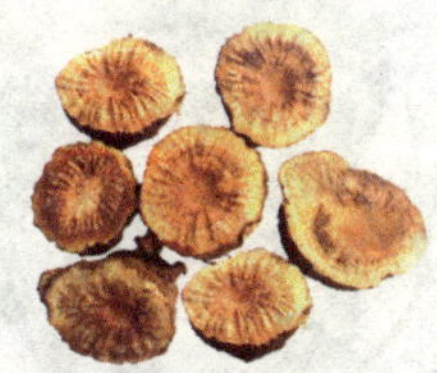

主要药用部分

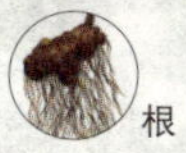
根

实用妙方

- **吐血及妇人赤白漏下，人极黄瘦：** 地榆三两，米醋一升，煎沸几次后去渣，饭前温服一合。
- **小儿湿疮：** 用地榆煎成浓汁，每日外洗两次。
- **赤白下痢：** 地榆一斤，水三升，煮取一升半，去渣后熬成膏，每次空腹服三合，一日两次。
- **久病肠风下血，痛痒不止：** 地榆五钱，苍术一两，水二盅，煎取一盅，空腹服，一日一次。

中药趣味文化

『诗仙』李白与地榆

唐代大诗人李白喜欢喝酒，尤其喜欢五加皮和地榆做的药酒。传说他用刺五加、地榆各一斤，用袋盛装，放入好酒中。把坛子封上口，放在大锅里，用文武火来煮。之后，把药渣捞出来，晒干研碎，做成药丸，早晚各服用一次，服用时用煮药材的酒送下。据说这个药酒的方子能添精补髓、健脑增智，李白就是靠它写出了流传千古的诗歌文章。

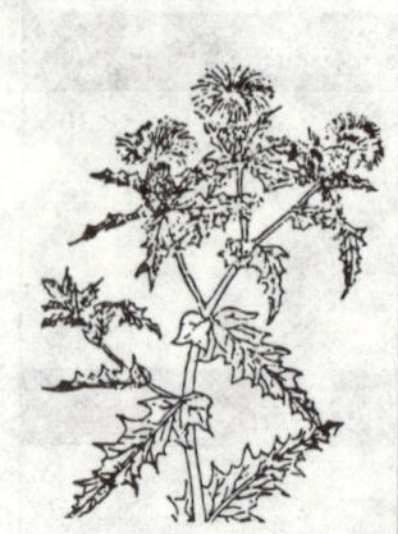

【功效】活血通经，祛瘀止痛。

活血美容的中药名花

红花

草部 · 隰草类 活血调经药

又名：红蓝花、黄蓝。初生的嫩叶、苗都可以食用。它的叶像小蓟叶，在五月开花，像大蓟花，为红色。

形态特征

花下结球猬，多刺，花开在球上。球中结实，为白色像小豆大的颗粒。

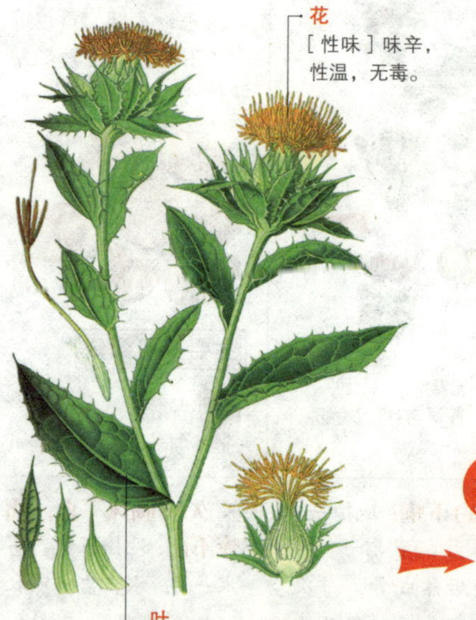

药用部分

花

[性味]味辛，性温，无毒。

[主治]治产后失血过多、饮食不进，腹内恶血不尽绞痛，胎死腹中，用红蓝花和酒煮服。也治蛊毒。(出自《开宝本草》)

红蓝花本行血之药也，血晕解、留滞行，即止，过用能使血行不止而毙。(出自《本草经疏》)

多用破积血，少用养血。(朱震亨)

活血润燥，止痛散肿，通经。(李时珍)

【发明】李时珍说：血生于心包，藏于肝，属于冲任。红花汁与之同类，所以能行男子血脉，通女子经水。多用则行血，少用则养血。

成品选鉴

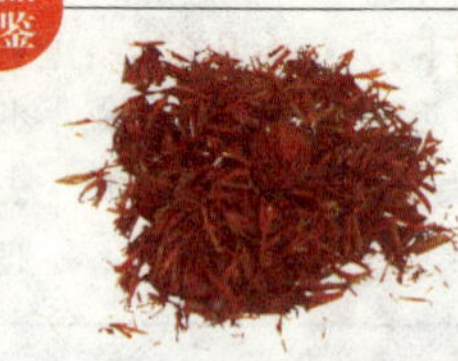

筒状花缩弯曲，成团或散在，质柔软。气微香，味微苦。以花冠长、色红、鲜艳、质柔软无枝刺者为佳。

主要药用部分

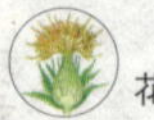

花

实用妙方

· **风疾兼腹内血气痛：** 红花一大两，分作四份。取一份，加酒一升，煎取一盅半，一次服下。如不止，再服。

· **一切肿疾：** 红花熟捣取汁服。

· **喉痹壅塞不通：** 将红花捣烂，取汁一升服下，以病愈为度。如在冬天没有新鲜的花，可用干花浸湿绞汁煎服。

活血效果好，行气更有效

姜黄

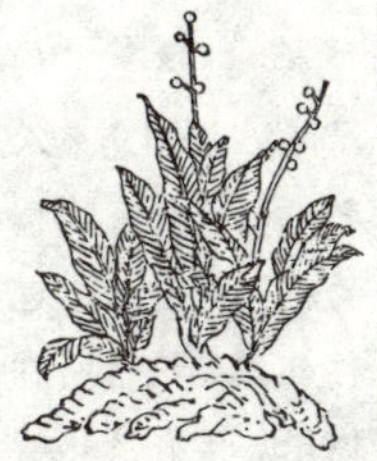

【功效】破血行气，通经止痛。

草部·芳草类　活血止痛药

姜黄又名蒁(音shù)、宝鼎香。现在以扁如干姜的，为片子姜黄；圆如蝉腹的，为蝉肚郁金。两者都可浸水染色。蒁的外形虽然像蝉肚郁金，但色不黄。

形态特征

根茎发达，分枝呈椭圆形或圆柱状，橙黄色，极香；根粗壮，末端膨大成块根。

花
[性味]味辛、苦，性大寒，无毒。
[主治]祛邪辟恶，治气胀，产后败血攻心。
叶
[性味]味辛、苦，性大寒，无毒。
[主治]治风痹臂痛。
根
[性味]味辛、苦，性大寒，无毒。
[主治]主心腹结积，能下气破血，消痈肿。

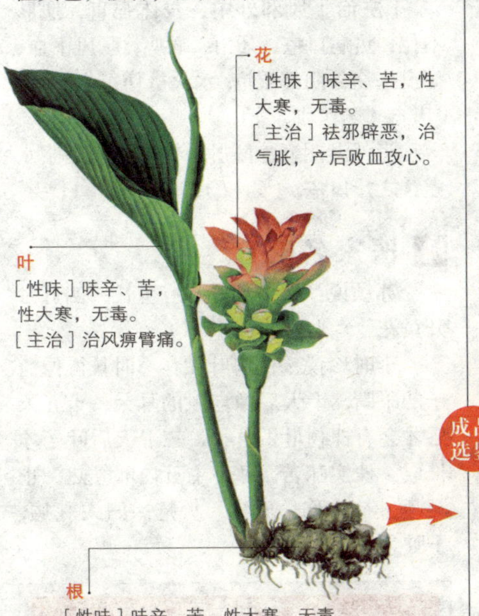

药用部分

姜黄根

[性味]味辛、苦，性大寒，无毒。

[主治]主心腹结积，能下气破血，除风热，消痈肿，药效强于郁金。(出自《新修本草》)

治癥瘕血块，通月经，治跌打损伤瘀血，止暴风痛冷气，下食。(出自《日华子诸家本草》)

祛邪辟恶，治气胀，产后败血攻心。(苏颂)

治风痹臂痛。(李时珍)

【发明】李时珍说：姜黄、郁金、蒁药三物，外形功用都相近。但郁金入心治血；姜黄入脾，兼治气；蒁药则入肝，兼治气中之血，这是它们的区别。古方五痹汤用片子姜黄，治风寒湿气手臂痛。

成品选鉴

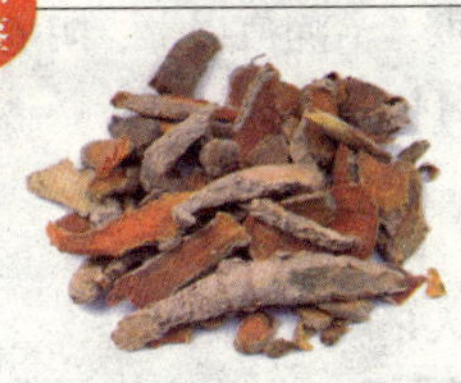

表面深黄色，粗糙。质坚实，不易折断，断面棕黄色至金黄色，角质样，有蜡样光泽。气香特异，味苦、辛。

主要药用部分

根

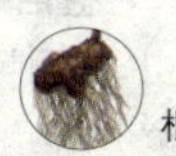

实用妙方

· **心痛难忍：** 姜黄一两，桂三两，共研末，每次用醋汤送服一钱。

· **疮癣初生：** 用姜黄研末外擦。

· **产后血瘀，腹内有血块：** 姜黄、桂心等份，研为末，用酒调服方寸匕，血下尽后即愈。

芳香清甜的止血药

槐花

【功效】清肝泻火，凉血止血。

木部·灌木类　凉血止血药

槐者，同"怀"，指怀念来人之意。一般将槐树的花称为槐花，也称槐蕊，花蕾叫作槐米，具有清热解毒、凉血润肺、降血压的功效。

药用部分

槐花

［性味］味苦，性平。

［主治］凉血止血，清肝泻火。用于治吐血、便血、痔疮出血、尿血崩漏、高血压症。外用适量。止血多炒炭用，祛痰止咳多生用。

炒香频嚼，治失音及喉痹。又疗吐血、衄、崩中漏下。（李时珍）

治五痔、心痛、眼赤，杀腹藏虫及热，治皮肤风，并肠风泻血、赤白痢。（出自《日华子诸家本草》）

凉大肠热。（出自《医学启源》）

治大、小便血，舌衄。（出自《本草求真》）

为凉血要药。治胃脘卒痛，杀蛔虫。（出自《本草求原》）

凉大肠，杀疳虫。治痈疽疮毒、阴疮湿痒、痔漏等。（出自《本草正》）

槐叶

［性味］味苦，性平。

《得配本草》：入足厥阴、阳明经。

［主治］清肝泻火，凉血解毒，燥湿杀虫。治惊痫、壮热、肠风、溲血、痔疮、疥癣、湿疹、疔肿。

主邪气、产难、绝伤。又主瘾疹、牙齿诸风疼。（出自《食疗本草》）

煎汤，治小儿惊痫壮热，疥癣及疔肿。（出自《日华子诸家本草》）

槐白皮

［性味］味苦，性平。

［主治］风邪外中，身体强直，肌肤不仁，热病口疮，牙疳，喉痹，肠风下血，痈疽疮疡，阴部湿疮；水火烫伤。主烂疮。（出自《名医别录》）

煮汁淋阴囊疗坠肿、气痛。以煎浆水煮含之疗口疮。（甄权）

医家名论

苏颂说：槐树到处都有生长，四五月开黄花，六七月成熟。

李时珍说：槐树叶在春季时长得像兔子的眼睛，十天后像老鼠的耳朵，十五天后才会有槐树叶的样子，三十天后叶子才长成。槐实味苦、寒，主五内邪气热，止涎唾，补绝伤，五痔，火疮，妇人乳瘕，子脏急痛。

使用禁忌

槐花虽然美味，但在食用时也有一些禁忌。由于槐花比较甜，糖尿病人最好不要多吃。粉蒸槐花不易消化，消化系统不好的人，尤其是中老年人不宜过量食用。同时，过敏性体质的人也应谨慎食用槐花。

形态特征

枝叶密生，羽状复叶，花蝶形，夏季开黄白色花，略具芳香。荚果肉质，念珠状不开裂，黄绿色，常悬垂树梢，内含种子 1 ~ 6 粒。种子肾形，棕黑色。

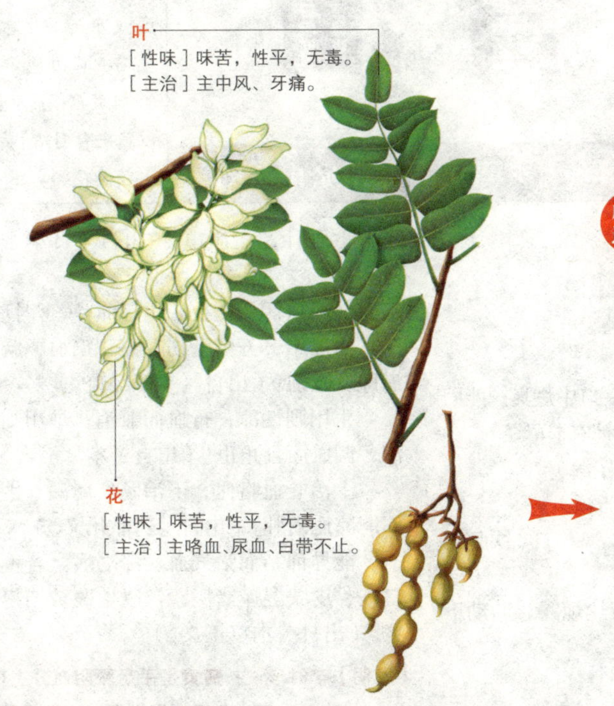

产地分布

全国各地均有栽培，尤以黄土高原及华北平原最为常见。

成熟周期

植株：高大乔木
栽种：2~3 月
（提前 3~4 年）
花期：6~7 月
采收：6~7 月（花）

成品选鉴

花皱缩而卷曲，花瓣多散落；花萼钟状，黄绿色；花瓣黄色或黄白色。无臭，味微苦。以个大、紧缩、色黄绿、无梗叶者为佳，

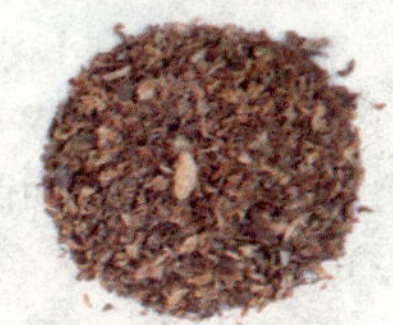

主要药用部分

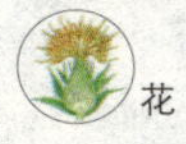
花

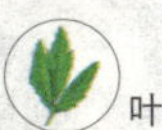
叶

实用妙方

• **痈疽发背：** 凡中热毒，眼花头晕，口干舌甘，心惊背热，四肢麻木，用槐花一堆，炒成褐色，泡好酒一碗，乘热饮酒，汗出即愈。

• **疔疮肿毒：** 用槐花微炒，核桃仁二两，放入酒一碗煎开多次，热服。疮未成者二三服，疮已成者一二服，即可见效。

• **肠风泻血：** 用槐角一两，地榆、当归（酒焙）、防风、黄芩、枳壳（麸炒）各半两，共研为末，加酒、糊做成丸子，如梧桐子大。每服五十丸，米汤送下。此方名“槐角丸”。

中药趣味文化

诗歌中的槐花

在中国诗歌中提及槐花的诗句很多，多用以表达一种悲凉和愁思，唐代罗邺曾有一首诗名为《槐花》，全文为『行宫门外陌铜驼，两畔分栽此最多。欲到清秋近时节，争开金蕊向关河。层楼寄恨飘珠箔，骏马怜香撼玉珂。愁杀江湖随计者，年年为尔剩奔波』。其他例如白居易的《秋日》中『袅袅秋风多，槐花半成实』及《秋凉闲卧》中『薄暮宅门前，槐花深一寸』，都寄托了秋日悲凉肃杀之感。

药用兼食用的水边仙草

香蒲

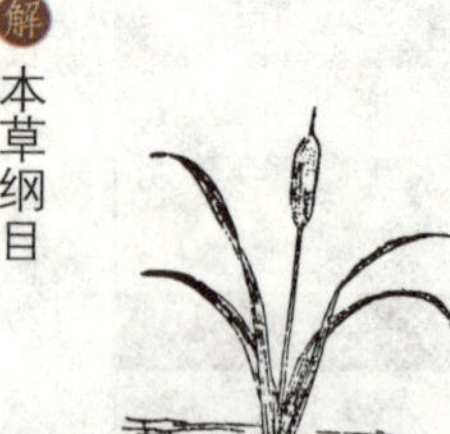

【功效】止血、祛瘀、利尿。

草部·水草类　化瘀止血药

又名：甘蒲、醮石。生于浅水、河流两岸、池沼等地水边，以及沙漠地区浅水滩中。春天生苗，取白色鲜嫩的制成腌菜，也可以蒸来食用，蒲黄即香蒲的花粉。

药用部分

蒲蒻（又名蒲笋、蒲儿根）

[性味]味甘，性平，无毒。

李时珍说：性寒。

[主治]除五脏心下邪气，口中烂臭。能固齿、明目、聪耳。（出自《神农本草经》）

能祛热燥，利小便。（宁源）

生吃，可止消渴。（汪颖）

能补中益气，和血脉。（出自《饮膳正要》）

捣成汁服，治孕妇劳热烦躁，胎动下血。（李时珍）

蒲黄

[修治]使用的时候，不要用松黄和黄蒿。这两种和蒲黄非常相似，只是味不正会使人呕吐。真蒲黄须隔三层纸焙干至黄色，蒸半日，冷却后再焙干备用。

《日华子诸家本草》载：破血消肿者，生用；补血止血者，炒用。

[性味]味甘，性平，无毒。

[主治]主心腹膀胱寒热，能利小便，止血，消瘀血。（出自《神农本草经》）

治痢血、鼻血、吐血、尿血等血证。能利水道，通经脉，止女子崩漏。（甄权）

治妇人带下，月经不调，血气心腹痛，孕妇流血或流产。能排脓，治疮疖游风肿毒，下乳汁，止泄精。（出自《日华子诸家本草》）

能凉血活血，止心腹诸痛。（李时珍）

治癌结，五劳七伤，停积瘀血，胸前痛即发吐衄。（出自《本草经疏》）

生用则性凉，行血而兼消；炒用则味涩，调血而且止也。（出自《本草汇言》）

上治吐血咯血，下治肠红崩漏。生用亦能凉血消肿。（出自《药品化义》）

能导郁结而治气血凝滞之病。若舌疮口疮、皮肤湿痒诸病，敷以生蒲黄细粉可愈。（出自《本草正义》）

【发明】李时珍说：蒲黄是手足厥阴血分主药，所以能治血治痛。蒲黄生用则行血，熟用则能止血。它与五灵脂同用，能治一切心腹诸痛。

医家名论

李时珍说：蒲丛生于水边，似莞但狭小，有脊而柔软，二三月生苗。采其嫩根，煮后腌制，过一夜可食。也可以炸食、蒸食及晒干磨粉做成饼吃。

使用禁忌

孕妇慎服。不可多食。一切劳伤发热、阴虚内热、无瘀血者禁用。

形态特征

多年生水生或沼生草本。根状茎乳白色，地上茎粗壮，叶片条形，光滑。花序轴呈棒状，具白色弯曲柔毛，干燥后絮状，有丰富的花粉。小坚果椭圆形至长椭圆形，褐色，微弯。

叶
[性味] 味甘，性平，无毒。
[主治] 能固齿，明目聪耳。
根
[性味] 味甘，性平，无毒。
[主治] 除五脏心下邪气，口中烂臭。

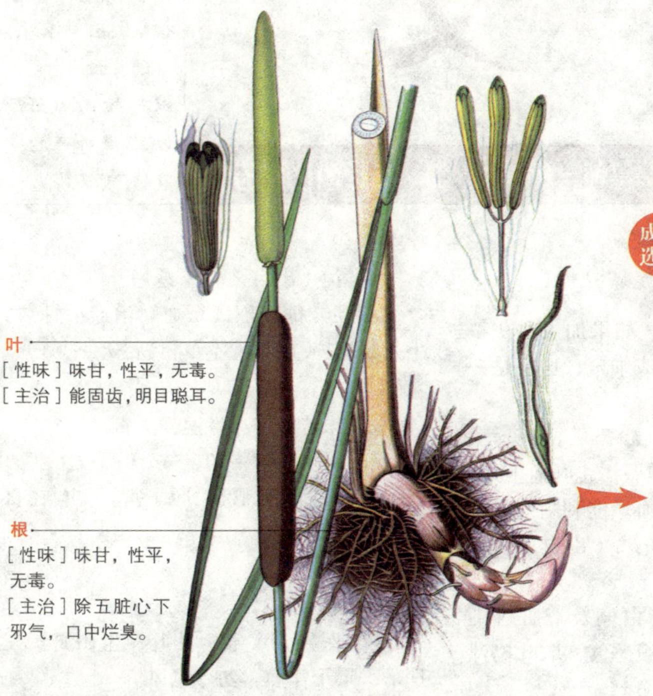

产地分布

主要分布于东北、华北、华东，以及河南、陕西、广东、云南、台湾等地。

成熟周期

植株：多年生草本
栽种：3~4 月
花期：5~8 月
采收：5~8 月（花）

成品选鉴

蒲黄为黄色细粉，质轻松，易飞扬，手捻之有润滑感，入水不沉。无臭，味淡。以色鲜黄、润滑感强、纯净者为佳。

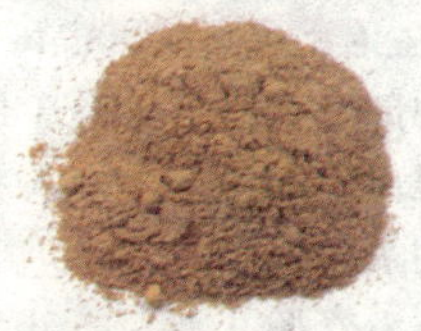

主要药用部分

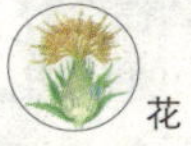

花

实用妙方

· **肺热鼻出血：** 蒲黄、青黛各一钱，用新汲水调服。

· **肠痔出血：** 蒲黄末方寸匕，水服，一日三次。

· **产后血瘀：** 蒲黄三两，加水三升，煎取一升，一次服下。

· **关节疼痛：** 蒲黄八两，熟附子一两，同研为末，每次用凉水送服一钱，一日一次。

· **乳汁不通及乳痈：** 将蒲黄草根捣烂外敷患处，同时煎汁服汤吃渣。

中药趣味文化

织女和『仙草』香蒲

很久以前，人间的水边是只长些芦苇不长香蒲的。香蒲是一种能治病的仙草，长在天河岸边，王母娘娘派天兵天将守护。一天，织女散步来到天河边，看到天河中长满了挺拔的香蒲，就随手拔下一株，一个人坐在天河边，用香蒲的叶子编织起花环来。这时织女的几个姐姐也来到了天河边，看到织女，就怂恿她一起去人间沐浴。织女走得匆忙，无意间把一株香蒲带到了人间，从此香蒲就留在了人间，随风而飘，见水生根。

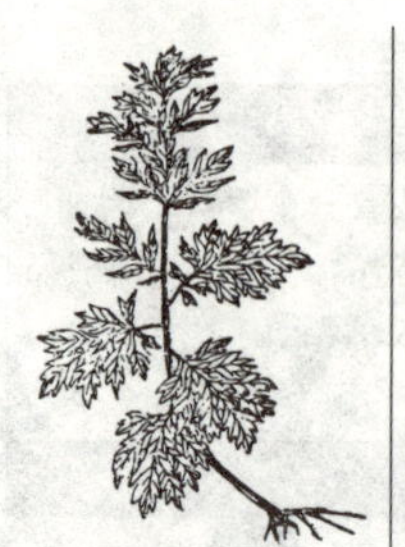

艾灸回阳理气治百病

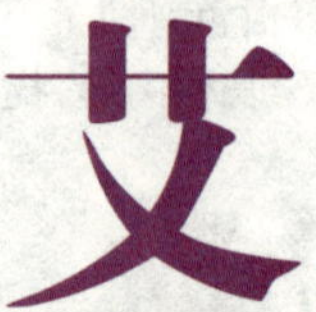

【功效】回阳，理气血，逐湿寒，止血安胎。

草部·隰草类　温经止血药

又名：冰台、医草、黄草、艾蒿。初春生苗，茎像蒿，叶的背面为白色，以苗短的为好。以蕲州所产的艾最好，称为蕲艾。

药用部分

艾叶

[修治] 艾叶不好着力，如果加入白茯苓三五片同碾，马上可碾成细末，这也是一种不同的修治方法。

[性味] 味苦，性微温，无毒。

[主治] 灸百病。也可煎服，止吐血下痢，阴部生疮，妇女阴道出血。能利阴气，生肌肉，辟风寒，使人有子。（出自《名医别录》）

安胎止腹痛。止赤白痢及五脏痔泻血。长服止冷痢。又心腹恶气，取叶捣汁饮。（出自《药性论》）

捣汁服，止损伤出血，杀蛔虫。（陶弘景）

主鼻血下血，脓血痢，水煮或制成丸、散都可以。（苏恭）

止崩血、肠痔血，搨金疮，止腹痛，安胎。用苦酒作煎剂，治癣极有效。捣汁饮，治心腹一切冷气。（甄权）

治带下，止霍乱转筋，痢后寒热。（出自《日华子诸家本草》）

治带脉病，腹胀腰疼。（王好古）

温中逐冷除湿。（李时珍）

主下血、衄血、脓血痢，水煮及丸散任用。（出自《新修本草》）

金疮，崩中，霍乱，止胎漏。（出自《食疗本草》）

温胃。（出自《珍珠囊》）

调经开郁，理气行血。治产后惊风，小儿脐疮。（出自《本草再新》）

艾实

[性味] 味苦、辛，性温，无毒。

[主治] 明目，疗一切鬼气。（甄权）

壮阳，助肾强腰膝，暖子宫。（出自《日华子诸家本草》）

医家名论

《名医别录》载：艾叶，生田野。三月采，曝干作煎，勿令见风。

李时珍说：艾叶与苦酒、香附相使。凡用艾叶，必须用陈久的，通过修治使它变细软，称作熟艾。如果用生艾灸火，则容易伤人的肌脉。拣取干净的艾叶，放入石臼内用木杵捣熟，筛去渣滓，取白的再捣，捣至柔烂如绵为度。用的时候焙干，这样灸火才得力。入妇人丸散中使用，必须用熟艾，用醋煮干，捣成饼子，烘干再捣成细末用。

使用禁忌

阴虚火旺、血燥生热及宿有失血病者禁用。

形态特征

多年生草本，地下根茎分枝多。外被灰白色软毛，叶片卵状椭圆形，羽状深裂，基部裂片常成假托叶，裂片椭圆形至披针形，边缘具粗锯齿，正面深绿色，稀疏白色软毛，背面灰绿色，有灰色绒毛。

叶
[性味] 味苦，性微温，无毒。
[主治] 灸百病。

种子
[性味] 味苦、辛，性温，无毒。
[主治] 治湿痹邪气，霍乱大吐下，转筋不止。

产地分布

主要分布于东北、华北、华东、西南，以及陕西、甘肃等地。

成熟周期

植株：多年生草本
栽种：2~3月
花期：6~7月
采收：6月(叶)

成品选鉴

干燥的叶片，多皱缩破碎，上面灰绿色，下面密生灰白色绒毛。质柔软，气清香，味微苦辛。以下面灰白色、绒毛多、香气浓郁者为佳。

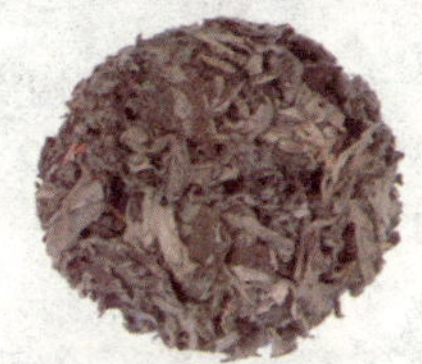

主要药用部分

实用妙方

- **流行伤寒，温病头痛，壮热脉盛：** 用干艾叶三升，加水一斗，煮取一升，一次服完取汗。
- **中风口噤：** 用熟艾灸承浆穴与两侧颊车穴，各五壮。
- **脾胃冷痛：** 用开水冲服白艾末两钱。
- **久痢：** 艾叶、陈皮等份，水煎服。
- **盗汗不止：** 熟艾二钱、白茯神三钱、乌梅三个，加水一盅，煎至八分，临睡前温服。

中药趣味文化

艾叶救大象

古时有个人叫莫徭，一次在芦苇丛旁遇到一头老象，卧在地上痛苦地呻吟。老象一见莫徭，便举起前脚，莫徭看到它脚上扎进了一个竹钉。莫徭用力将竹钉拔出，鲜血随即涌出。旁边的小象拔起一把艾叶，交到莫徭手中。莫徭把艾叶敷在老象的伤口上，血便立刻止住了，老象竟能站起来走动了。后来老象经常和小象一起为莫徭耕田犁地，人们也因此而知道了这普普通通的艾叶是一种止血的良药。

轻松赶走痛经的烦恼

丹参

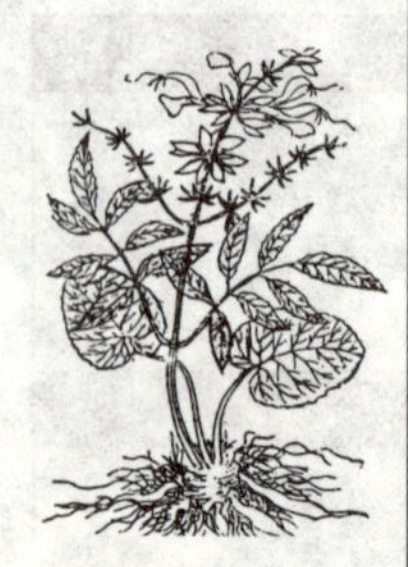

【功效】活血，通心包络，治疝气痛。

草部 · 山草类　活血调经药

又名：赤参、山参、木羊乳、逐马、奔马草。中医有理论说，五参五色配五脏，而丹参入心，故又名赤参，可治风湿脚软。

药用部分

丹参根

[性味] 味苦，性微寒，无毒。

徐之才说：畏咸水，反藜芦。

[主治] 治心腹疼痛，肠鸣，寒热积聚，能破癥除瘕，止烦满，益气。（出自《神农本草经》）

养血，除心腹痼疾结气，能强腰脊治脚痹，除风邪留热。久服对人体有益。（出自《名医别录》）

养神定志，通利关节血脉，治冷热劳，骨节疼痛，四肢不遂，头痛赤眼，热病烦闷。破瘀血，生新血，安生胎，堕死胎，止血崩带下。治妇人月经不调，血邪心烦，疗恶疮疥癣，瘿瘤肿毒丹毒，排脓止痛，生肌长肉。（出自《日华子诸家本草》）

泡酒饮用，疗风痹脚软。（陶弘景）

主治各种邪气所致的脘腹胀痛、腹中雷鸣，能定精。（甄权）

活血，通心包络，治疝气痛。（李时珍）

治心腹邪气，肠鸣幽幽如走水等疾，止烦满益气者，郁积去而烦满愈。（出自《本经逢原》）

补心定志，安神宁心。治健忘怔忡，惊悸不寐。（出自《滇南本草》）

活血散瘀，镇静止痛。治月经不调，痛经、风湿痹痛、子宫出血、吐血、乳腺炎、痈肿。（出自《云南中草药选》）

可生新安胎，调经除烦，养神定志，及一切风痹、崩带、癥瘕、目赤、疝痛、疮疥肿痛等症，养神定志。（出自《本草求真》）

【发明】李时珍说：丹参色赤味苦，性平而降，属阴中阳品，入手少阴、厥阴经，是心与心包络的血分药。按《妇人明理论》所说，四物汤治妇科疾病，不问胎前产后，月经多少，都可通用。只有一味丹参散，主治与它相同，是因丹参能破宿血，补新血，安生胎，堕死胎，止崩中带下，调经的作用大致与当归、地黄、川芎、芍药相似的缘故。

医家名论

苏颂说：现在陕西、河东州郡及随州都有，二月生苗，高一尺多。茎方有棱，为青色。它的叶不对生，如薄荷而有毛，三至九月开花成穗，花为紫红色，像苏花。根红色，如手指般大，长一尺多，一苗多根。

李时珍说：丹参各处山中都有。一枝上长五叶，叶如野苏而尖，青色有皱毛。小花成穗像蛾形，中间有细子，根皮红而肉色紫。

使用禁忌

不宜与藜芦同用。服用抗凝结药物的心脏病人，如同时服用丹参，可能引起严重出血。丹参可引起过敏反应，使用时需注意。

形态特征

叶如野苏而尖，青色有皱毛。茎有长柔毛，小叶椭圆卵形，组成顶生或腋生假总状花序，小花成穗像蛾形，中间有细子，根皮红而肉色紫。小坚果黑色，椭圆形。

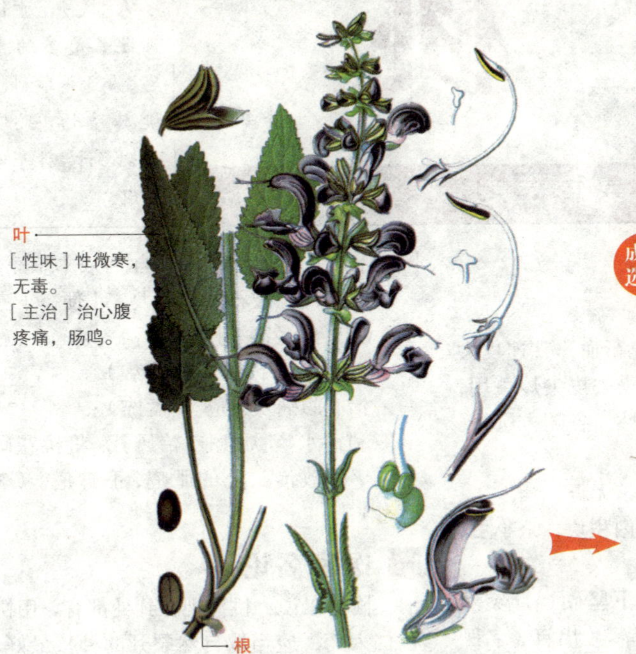

叶

［性味］性微寒，无毒。

［主治］治心腹疼痛，肠鸣。

根

［性味］味苦，性微寒，无毒。

［主治］寒热积聚，止烦满，益气。

产地分布

主要分布于华东大部、华北大部，以及辽宁、河南、湖北、四川、甘肃、陕西等地。

成熟周期

植株：多年生草本

栽种：2~3月（提前1年）

花期：5~6月

采收：9~10月（根）

成品选鉴

表面棕褐色，具纵皱纹及须根痕；质坚硬，易折断，断面纤维性。木部黄白色，导管放射状排列。气微香，味淡，微苦涩。

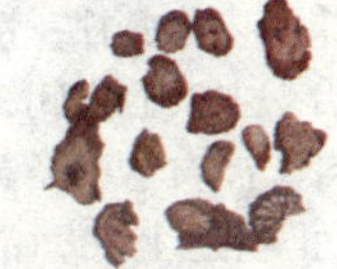

主要药用部分

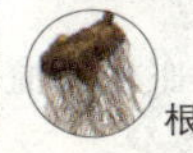

根

实用妙方

· **丹参散，治月经不调，胎动不安，产后恶露不净，兼治冷热劳，腰脊痛，骨节烦疼等：** 取丹参洗净切片，晒干研细。每次用温酒送服二钱。

· **治烫伤，能除痛生肌：** 丹参八两锉细，加水稍稍调拌，取羊油二斤，同煎沸，外涂伤处。

· **小儿惊痫发热，用丹参摩膏：** 丹参、雷丸各半两，猪油二两，同煎沸，滤去渣，取汁收存。用时，抹于小儿身体表面，每日三次。

· **治乳痈：** 丹参、白芷、芍药各二两，捣碎，用醋浸一夜，加猪油半斤，用小火熬成膏，去渣取浓汁外敷。

中药趣味文化

丹参的故事

很久以前，一个小伙子的母亲患了妇科病，经常崩漏下血，怎么也治不好。听人说东海中的海岛上生长着一种花呈紫蓝色、根呈红色的药草能治愈其母亲的病。青年冒着生命危险出海到了海岛上，找到了这种草药，挖出它的根带回来，煎汤给母亲喝，果然见效。村里人都说这种药草凝结了小伙子的一片孝心，又因为这种植物的根是红色的，便给它取名『丹心』，后来渐渐传成『丹参』了。

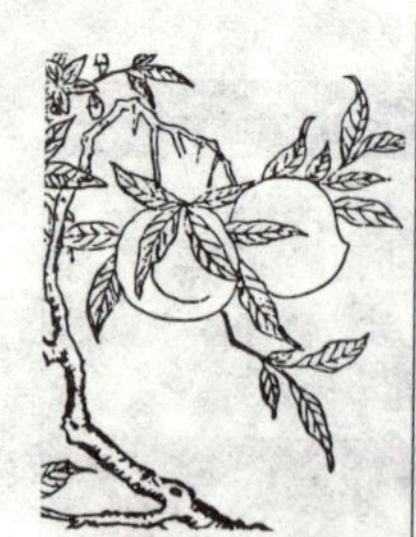

【功效】补中益气，养阴生津，润肠通便。

补中益气，活血化瘀的鲜果

桃

果部·五果类　活血调经药

桃树开花早，易种植且子多，故字从木、兆。十亿称兆，是多的意思。属于蔷薇科、桃属植物，果实香甜多汁，种子可药用。

药用部分

桃仁

[修治] 李时珍说：桃仁行血，宜连皮尖生用；润燥活血，宜汤浸去皮尖炒黄用，或与麦麸同炒，或烧存性，各随方选择。双仁的有毒，不能食用。

[性味] 味苦、甘，性平，无毒。

[主治] 主瘀血血闭，腹内积块，杀小虫。（出自《神农本草经》）

止咳逆上气，消心下坚硬，疗突然出血，通月经，止心腹痛。（出自《名医别录》）

治血结、血秘、血燥，通润大便，破瘀血。（张元素）

杀三虫。每晚嚼一枚和蜜，用来涂手和脸，效果好。（孟诜）

主血滞、风痹、骨蒸、肝疟寒热、产后血病。（李时珍）

能泻血热，滋肠燥。若连皮研碎多用，主破蓄血，逐月水，及遍身疼痛，四肢木痹，左半身不遂，左足痛甚者，以其舒经活血行血，有祛瘀生新之功；若去皮捣烂少用，入大肠，治血枯便闭，血燥便难。（出自《药品化义》）

桃花

[性味] 味苦，性平，无毒。

[主治] 使人面色润泽。（出自《神农本草经》）

除水气，破石淋，利大、小便，下三虫。（出自《名医别录》）

消肿胀，下恶气。（苏恭）

治心腹痛及秃疮。（孟诜）

利宿水痰饮积滞，治风狂。将桃花研为末，可敷治头上的肥疮，手脚疮。（李时珍）

医家名论

陶弘景说：桃树现在到处都有。用桃核仁入药，应当取自然裂开的种核最好，山桃仁不能用。

李时珍说：桃的品种很多，易于栽种，而且结实也早。山中毛桃，即《尔雅》中所说的榹桃，小而多毛，核黏味差。但它的仁饱满多脂，可入药用，这大概是外不足而内有余吧。

孟诜说：能发丹石毒，生的尤为损人。

使用禁忌

血燥虚者慎之。凡血枯而经闭不通，血虚而产后腹痛，津液不足而大便不通者，禁用。生桃吃多了，会令人鼓胀，生痈疖，有损无益。桃与鳖同食，患心痛。服术的人忌食。

形态特征

叶卵状披针形或圆状披针形，边缘具细密锯齿，两边无毛或下面脉腋间有鬓毛。花单生，先叶开放，近无柄；萼筒钟，有短绒毛，裂叶卵形；花瓣粉红色，倒卵形或矩圆状卵形。果球形或卵形，径 5 ~ 7 厘米，表面被短毛，白绿色。

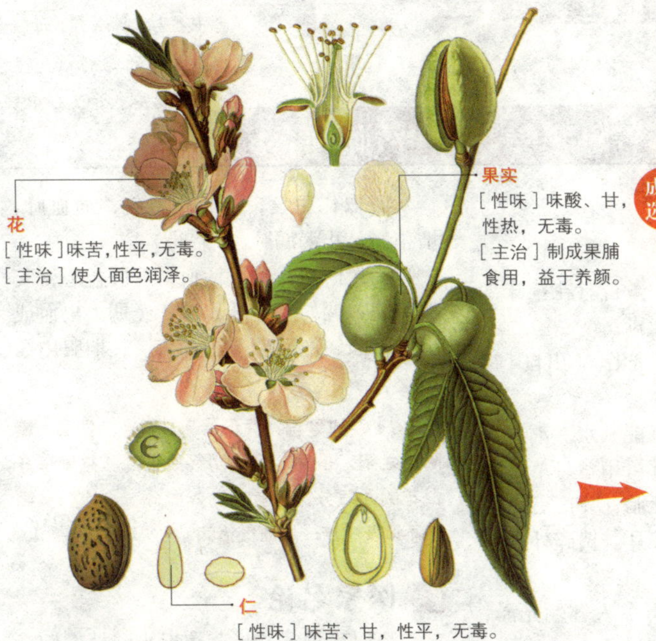

产地分布

广泛分布于全国各地。

成熟周期

植株：乔木
栽种：2~3 月
（提前 3~5 年）
花期：3~4 月
采收：6~7 月（种子）

成品选鉴

果核黄色或黄棕色，侧面观贝壳形，壁一边略厚，层纹细密；表面观类圆形、圆多角形或类方形，底部壁上纹孔大而较密。

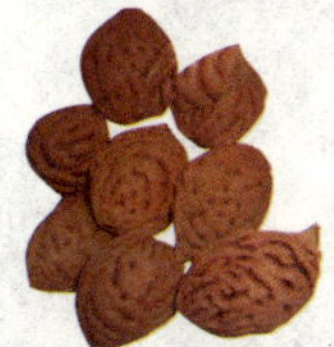

主要药用部分

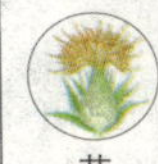
花

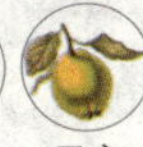
果实

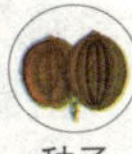
种子

实用妙方

- **上气咳嗽，胸满气喘：**桃仁三两，去皮尖，加水一升研汁，与粳米二合煮粥食用。
- **崩中漏下：**桃核烧存性，研为末，用酒送服一匙，一日三次。
- **风虫牙痛：**针刺桃仁，灯上烧烟出，吹灭，安痛齿上咬之。
- **治半身不遂：**桃仁若干，去皮去尖，黄酒中浸七日，晒干研为末，以蜜调和成梧桐子大的丸。每日 2 次，每次 15 丸，开水送服。

中药趣味文化

孙膑和『寿桃』的故事

相传孙膑年轻时离家拜鬼谷子为师学习兵法。十几年后才第一次回家看望母亲，临行时鬼谷子送了一个仙桃给孙膑，说：『你在外学艺未能报养育之恩，你带这个仙桃回去给令堂贺寿吧。』孙膑在母亲过寿那天才赶到，从怀里捧出师父送的仙桃给母亲。老母亲吃了他带回来的桃子，一下子就变得年轻了。人们听说之后纷纷效仿，都在父母生日的时候送鲜桃祝寿，借此祝福父母健康长寿。

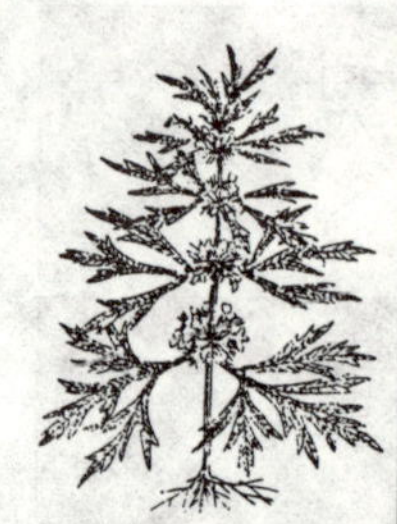

【功效】利水消肿，清热解毒。

活血祛瘀的妇科第一药

益母草

草部·隰草类　活血调经药

益母草及子都长得充盛密蔚，故别名茺蔚。益母草的果实叫子。它的功用对妇人有益，还能明目益精，所以有益母、益明的名称。其茎像方麻，所以又叫它野天麻。

药用部分

茎、苗、叶、根

[性味] 茎、叶：味辛、微苦。花：味微苦、甘。根：味甘。均无毒。

[主治] 治荨麻疹，可做汤洗浴。（出自《神农本草经》）

捣汁服用，治浮肿，能利水。消恶毒疔肿、乳痈丹游等毒，都可用益母草茎叶外敷。另外，服汁可下死胎，疗产后血胀闷。将汁滴入耳内，治聤耳。捣碎外敷可治蛇虫毒。（苏恭）

用来做驻颜的药，可令人容颜光泽，除粉刺。（陈藏器）

活血破血，调经解毒。治流产及难产，胎盘不下，产后大出血、血分湿热、血痛，非经期大出血或出血不断，尿血、泄血，疳痢痔疾，跌打后内伤瘀血，大、小便不通。（李时珍）

子

[修治] 李时珍说：凡用，微炒香，也可以蒸熟，放烈日下晒干，春簸去壳，取仁使用。

[性味] 味辛、甘，性微温，无毒。

[主治] 主明目益精，除水气，久服轻身。（出自《神农本草经》）

疗血逆高烧、头痛心烦。（出自《名医别录》）

治产后血胀。（出自《日华子诸家本草》）

春取仁生食，能补中益气，通血脉，增精髓，止渴润肺。（吴瑞）

治风解热，顺气活血，养肝益心，安魂定魄，调妇女经脉，治非经期大出血或出血不断、产后胎前各种病。长期服用令妇女有孕。（李时珍）

【发明】李时珍说：茺蔚子味甘微辛，性温，属阴中之阳，是手、足厥阴经的主药。益母草开白花的入气分，开紫花的入血分。治疗妇女经脉不调及胎产一切血气诸病。

医家名论

李时珍说：益母草在近水湿处生长繁茂。初春生苗，像嫩蒿，到夏天长至三四尺高，茎是方的，像麻黄茎。它的叶子像艾叶，但叶背为青色，一梗有三叶，叶子有尖尖的分叉。此草一寸左右长一节，节节生穗，丛簇抱茎。四五月间，穗内开小花，花为红紫色，也有淡白色的。每个花萼内有细子四粒，大小像茼蒿子，有三棱，为褐色。其草生长期间有臭气，夏至后即枯萎，根为白色。

使用禁忌

阴虚血少忌服。血热、血滞及胎产艰涩者宜之；若血气素虚兼寒，及滑陷不固者，皆非所宜。

形态特征

茎上部多分枝，表面青绿色，断面中部有髓。叶交互对生，有柄；叶片青绿色，质鲜嫩，揉之有汁；下部茎生叶掌状3裂，上部叶羽状裂成3片，少数有锯齿。气微，味微苦。

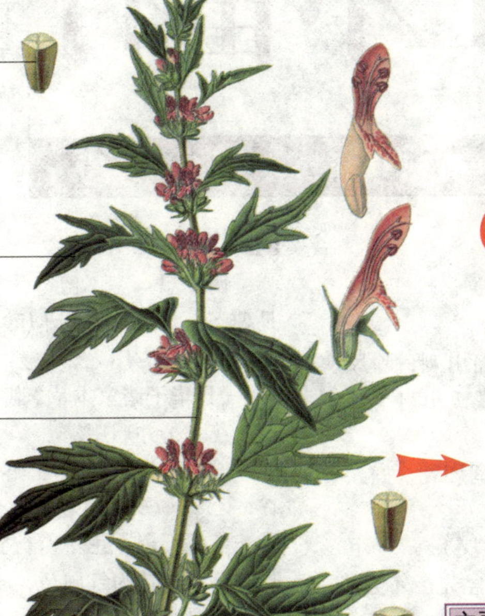

子
[性味]味辛、甘，性微温，无毒。
[主治]主明目益精，除水气，久服轻身。

叶
[性味]陈藏器说：性寒。
[主治]治荨麻疹，可做汤洗浴。

茎
[性味]陈藏器说：性寒。
[主治]治荨麻疹，可做汤洗浴。

产地分布

广泛分布于全国各地。

成熟周期

植株：一年或二年生草本
栽种：2~3月
花期：6~8月
采收：6~8月
（根、茎、叶）

成品选鉴

茎表面灰绿色或黄绿色；体轻，质韧，断面中部有髓。叶片灰绿色，多皱缩、破碎，易脱落。小花淡紫色。

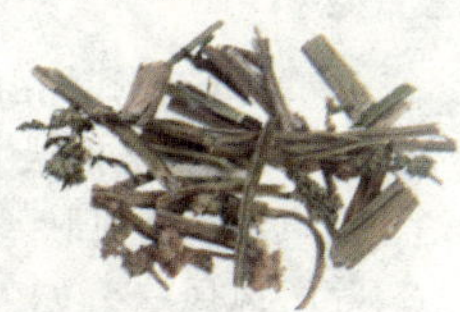

主要药用部分

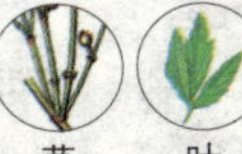
茎

叶

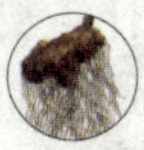
根

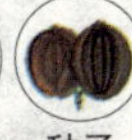
种子

实用妙方

- **带下赤白：** 益母草开花时采，将其捣为末，每次服二钱，饮前用温汤送下。
- **做洗浴汤：** 新生小儿，取益母草五两煎水洗浴，可预防生疮、疥。
- **赤白杂痢，用二灵散：** 益母草（晒干）、陈盐梅（烧存性）等份，研为末，每次服三钱，白痢用干姜汤送服，赤痢用甘草汤送服。
- **痔疮便血：** 取益母草叶捣汁服。

中药趣味文化

益母草的来历

从前有一个叫茺蔚的人，他的母亲在生他的时候落下了『月子病』。茺蔚长大了就开始为母亲问病求药。一位老僧被他的孝心感动，送了他四句诗：『草茎方方似黄麻，花生节间节生花，三棱黑子叶似艾，能医母疾效可夸。』茺蔚跋山涉水，终于在河岸边找到了这种开满紫红色小花的植物，带回家中给母亲煎汤服用。母亲的病很快就好了。于是人们就把这种草药取名益母草，它的种子就叫作茺蔚子了。

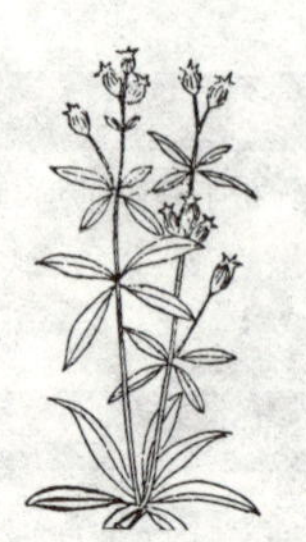

【功效】 活血调经，下乳消痈，利尿通淋。

活血通经，下乳消肿

王不留行

又名：禁宫花、剪金花、金盏银台。此药性走而不止，即使有王命也不能留其行，所以叫王不留行。

草部 · 隰草类　活血调经药

药用部分

苗、子

[性味] 味苦，性平，无毒。

[主治] 主金疮止血，逐痛出刺，除风痹内寒。久服轻身耐老增寿。（出自《神农本草经》）

止心烦鼻衄，痈疽恶疮瘘乳，妇人难产。（出自《名医别录》）

治风毒，通血脉。（甄权）

疗游风风疹，妇人月经先后不定期，颈背部长疮。（出自《日华子诸家本草》）

下乳汁。（张元素）

利小便，出竹木刺。（李时珍）

治疔疮。（出自《本草从新》）

入肝，固血脏，更司小水，故治淋不可少。（出自《本草述》）

凡病逆而上冲者用之可降，故可恃之以作臣使之用也。（出自《本草新编》）

除风痹者，风热壅于经络也。（出自《本草正义》）

【发明】 张元素说：王不留行，用来催乳引导，取其利血脉的作用。

李时珍说：王不留行能走血分，是阳明冲任的药物。民间有“穿山甲、王不留，妇人服了乳长流”的说法，可见其性行而不住。

医家名论

陶弘景：王不留行，今处处有。人言是蓼子，亦不尔。叶似酸浆，子似菘子，而多入痈瘘方用之。

《日华子诸家本草》载：王不留行，根、苗、花、子并通用。

《本草图经》载：王不留行，生太行山谷，今江、浙及并河近处皆有之。苗茎俱青。

韩保升说：王不留行到处都有。它的叶像菘蓝，花为红白色，子壳像酸浆，子壳中的果实圆黑像菘子，大如黍粟。三月收苗，五月收子，根、苗、花、子都通用。

李时珍说：王不留行多生长在麦地中。苗高的有一二尺。三四月开小花，像铎铃（形如古代乐器的钟），红白色。结实像灯笼草子，壳有五棱，壳内包一实，大小如豆。实内有细子，像菘子，生白熟黑，正圆如细珠可爱。

使用禁忌

王不留行无明显的不良作用，但孕妇、月经过多者、小便带血而无滞涩疼痛者，均应忌用本药。此外，由于动物实验发现王不留行有抗早孕作用，因此准备怀孕的女性忌用。

形态特征

茎直立，上部叉状分枝，节稍膨大。叶对生，粉绿色，卵状披针形或卵状椭圆形，基部稍连合而抱茎。聚伞花序顶生，花梗细长。蒴果卵形，包于宿萼内。种子球形，黑色。

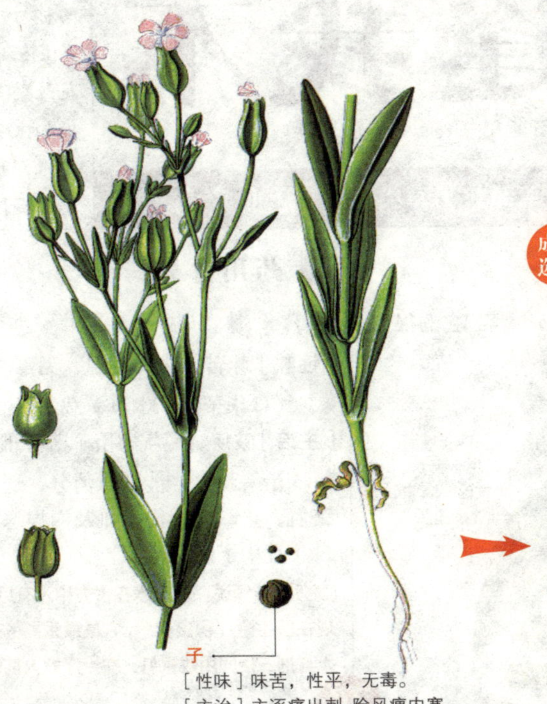

［性味］味苦，性平，无毒。
［主治］主逐痛出刺，除风痹内寒。

产地分布

除华南外，全国各地均有分布。

成熟周期

植株：一年或二年生草本植物
栽种：9~10月
花期：4~5月（次年）
采收：5~6月（种子）

成品选鉴

种子圆球形或近球形，表面黑色，少数红棕色，略有光泽，密布细小颗粒状突起。质硬，难破碎。以粒饱满、色黑者为佳。

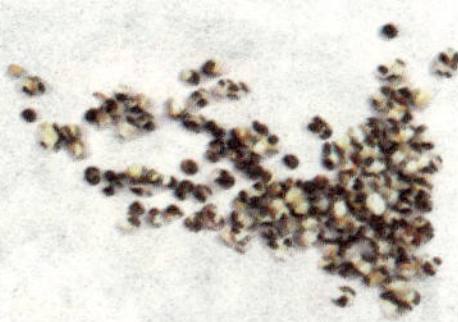

主要药用部分

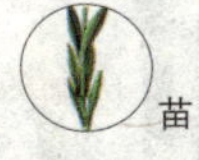
苗

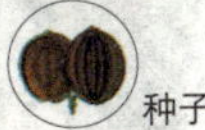
种子

实用妙方

· **鼻血不止：** 剪金花连茎叶阴干，煎成浓汁温服，很快见效。

· **头风白屑：** 王不留行、香白芷等份，研为末干撒头皮上，第二天清晨梳去。

· **痈疽诸疮，用王不留行汤：** 王不留行、桃枝、茱萸根皮各五两，蛇床子、牡荆子、苦竹叶、蒺藜子各三升，大麻子一升，加水二斗半，煮取一斗，频洗患处。

中药趣味文化

『王命而不能留其行』

邳彤是刘秀手下的一员猛将，是云台二十八将之一。就是邳彤发现的王不留行这味药。一次，王朗追杀刘秀到了一个小村庄，他命令村民做饭菜给军队吃，腾出房子给军队住宿，但村民拒不从命。直到天黑，王朗也不见村民来送吃的，进村一看，家家户户都关门闭户。王朗只好无奈地离开了。邳彤因这次『王命而不能留其行』的事，而给这味通乳的中药起名为『王不留行』。

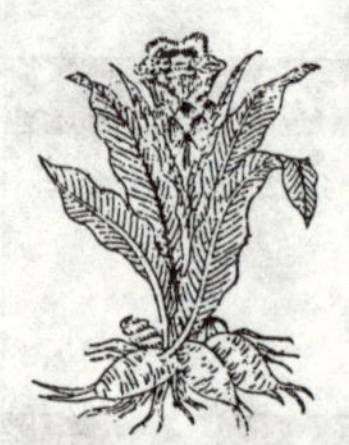

蓬莪术

【功效】治一切气，能通月经，消瘀血，止跌打损伤出血及内损恶血。

草部 · 芳草类　活血疗伤药

又名：蓬药。

主产于浙江、四川、广西，浙江产的称为温莪术，广西产的称为桂莪术。三月生苗，五月开花，花呈穗状，黄色，根如生姜。九月采其根，削去粗皮，蒸熟晒干后入药。

形态特征

开花成穗，呈黄色，头微紫。它的根如生姜，而茂在根下，像鸭蛋，大小不等。

叶
[性味]味苦、辛，性温，无毒。
[主治]破痃癖冷气，用酒、醋磨服。
花
[性味]味苦、辛，性温，无毒。
[主治]解毒，饮食不消化。
根
[性味]味苦、辛，性温，无毒。
[主治]治疗心腹痛，中恶疰忤鬼气，霍乱冷气。

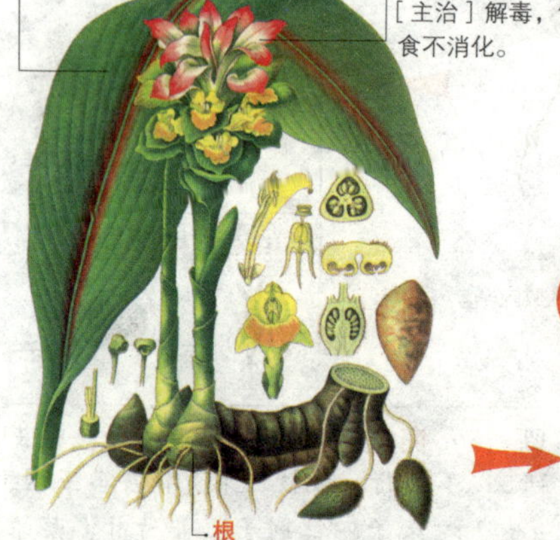

药用部分

蓬莪术根

[性味]味苦、辛，性温，无毒。

《日华子诸家本草》载：得酒、醋良。

[主治]破痃癖冷气，用酒、醋磨服。(甄权)

治一切气，能开胃消分，通月经，消瘀血，止跌打损伤出血及内损恶血。(出自《日华子诸家本草》)

【发明】苏颂说：蓬莪术在古方中没有见到使用的。现在医生治疗积聚诸气，它是最重要的药物。蓬莪术与荆三棱同用效果好，在治疗妇人药中也多用。

成品选鉴

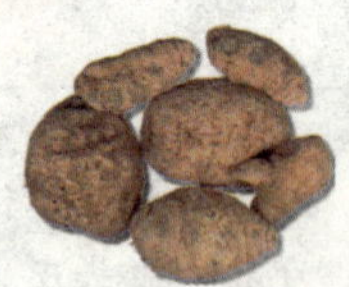

为类圆形或椭圆形薄片，表面黄绿色或棕褐色，有黄白色的内皮层环纹及淡黄棕色的点状维管束。周边灰黄色或棕黄色。气微香，味微苦而辛。贮干燥容器内，置通风干燥处，防蛀。

主要药用部分

根

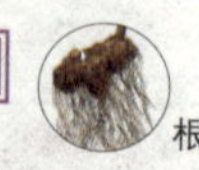

实用妙方

· **一切冷气，心腹痛：** 蓬莪术二两（醋煮），木香一两（煨），共研为末，每次用淡醋汤送服半钱。

· **妇人血气游走作痛及腰痛：** 蓬莪术、干漆各二两，研为末，每次用酒送服二钱。腰痛则用核桃酒送服。

· **气短不接，用正元散，兼治滑泄及小便数：** 蓬莪术一两，金铃子（去核）一两，共研为末，加入硼砂一钱，炼过研细。每次空腹用温酒或盐汤送服二钱。

调经止痛，女人经期必备

月季花

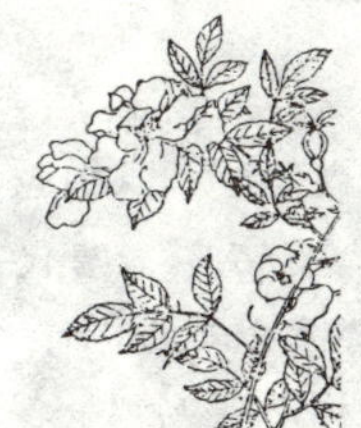

【功效】活血调经、疏肝解郁、消肿解毒。

草部 · 蔓草类　活血调经药

又名：月月红、胜春、瘦客、斗雪红。我国各地均有分布。花期较长，一般能从4月开到10月，是很受欢迎的观赏花卉。品种繁多，还有一种变色月季，花色可随开放时间变化。

形态特征

羽状复叶，椭圆或卵圆形，叶缘有锯齿。花生于枝顶，常簇生，花色甚多。

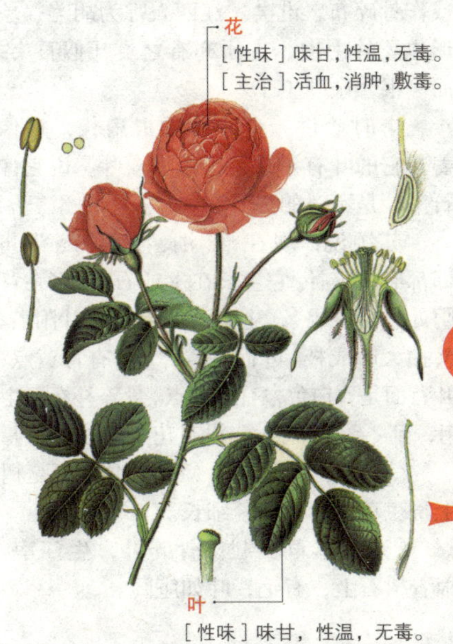

药用部分

花

[**性味**] 味甘，性温，无毒。

[**主治**] 活血，消肿，敷毒。（李时珍）

活血调经。治月经困难，月经期拘挛性腹痛。外用捣敷肿毒，能消肿止痛。（出自《现代实用中药》）

通经活血化瘀，清肠胃湿热，泻肺火，止咳，止血止痛，消痈毒。治肺虚咳嗽咯血，痢疾，瘰疬溃烂，痈疽肿毒，妇女月经不调。（出自《泉州本草》）

成品选鉴

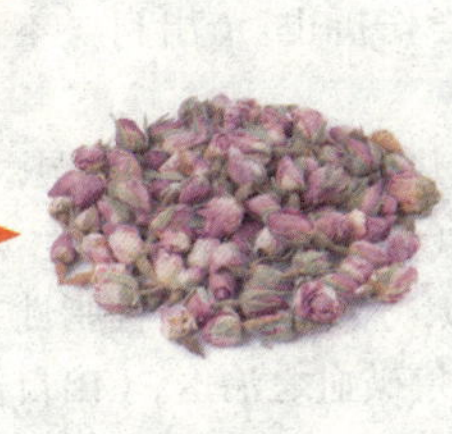

花朵多呈圆形或类球形，花瓣5片或重瓣，覆瓦状排列，紫色或淡红色，脉纹明显。体轻，质脆，易碎。气清香，味微苦、涩。以完整、色紫红、半开放、气清香者为佳。

主要药用部分

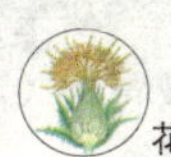

实用妙方

- **心痛难忍，月经不调、痛经、闭经及胸胁胀痛：** 单用开水泡服，也可与玫瑰花、当归、香附同用。
- **跌打损伤、瘀肿疼痛：** 捣碎外敷或研末冲服。

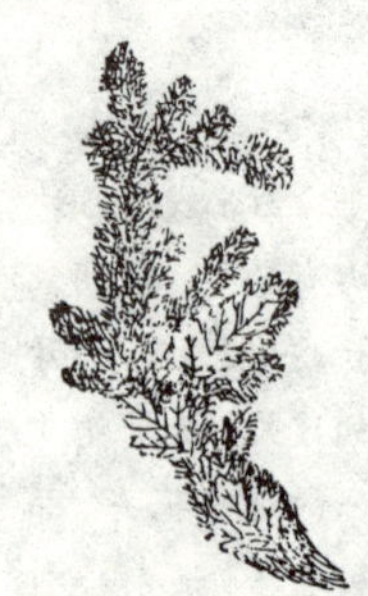

【功效】补肾强骨，续伤活血。

长在石头上的跌打损伤药

骨碎补

又名：猴姜、猢狲姜、石毛姜、石庵。唐代皇帝以其主伤折，补骨碎，所以命名骨碎补。江西人叫它胡孙姜，是因为它的外形。

草部 · 石草类　活血疗伤药

药用部分

骨碎补根

［修治］采来骨碎补，用铜刀刮去黄赤毛，细切，用蜜拌润，入甑中蒸一日，晒干用。如急用只焙干，不蒸也可以。

［性味］味苦，性温，无毒。

［主治］破血止血，补伤折。（出自《开宝本草》）

主骨中毒气，风血疼痛，补五劳六极，疗足手不收，上热下冷。（甄权）

治恶疮，蚀烂肉，杀虫。（出自《日华子诸家本草》）

能不使郁结者留滞，不使流动者妄行，而补骨伤折，如未尝伤折也。（出自《本经续疏》）

疗骨中邪毒，风热疼痛，或外感风湿，以致两足痿弱疼痛。（出自《本草正》）

虽与补骨脂相似，然总不如补骨脂性专固肾通心，而无逐瘀破血之治也。（出自《本草求真》）

研末，夹猪肾中煨，空腹食，治耳鸣，及肾虚久泄、牙疼。（李时珍）

【发明】李时珍说：骨碎补是足少阴药，所以能入骨，治牙痛及久泻痢。因肾主二便，久泄必肾虚，不能单从脾胃来治疗。

医家名论

《本草纲目拾遗》载：骨碎补，本名猴姜，以其主伤折、补骨碎，故命此名。或作骨碎布，讹矣。江西人呼为胡姜，象形也。岭南虔、吉州亦有之。叶似石韦，而一根，余叶生于木。

李时珍说：骨碎补的根扁长，略像姜。它的叶有丫缺，很像贯众叶。说它像石韦叶是不对的。

苏颂说：现在淮、浙、陕西、夔路州郡都有骨碎补。它生长在木或石上，多在背阴处，引根成条，上有黄赤毛及短叶附着。又抽大叶成枝。叶面是青绿色，有青黄点；叶背面是青白色，有赤紫点。骨碎补春天生叶，到冬天则干黄。它没有花实，采根入药。

《日华子诸家本草》载：猴姜，是树上寄生草，苗似姜，细长。

《开宝本草》载：骨碎补，生江南。根着树石上，有毛，叶如庵闾。

使用禁忌

如血虚风燥，血虚有火，血虚挛痹者，俱禁用之。无瘀血者慎用。牙痛属实火者忌用。不宜与风燥药同用。忌羊肉、羊血、芸薹菜。

形态特征

为龙骨科植物槲蕨。根状茎肉质粗壮，长而横走，密被棕黄色、线状凿形鳞片。叶红棕色或灰褐色，卵形，边缘羽状浅裂，两面均无毛，叶脉显著。孢子囊群圆形，黄褐色。

产地分布

主要分布于辽宁、山东、江苏、四川、贵州及台湾等地。

成熟周期

植株：一年生蕨类植物
栽种：4~5 月
花期：7~8 月
采收：9~10 月（根、茎）

叶
[性味] 味苦，性温，无毒。
[主治] 主骨中毒气，风血疼痛。

成品选鉴

呈扁平长条状，多弯曲，有分枝。表面密被深棕色至暗棕色的小鳞片，柔软如毛，经火燎者呈棕褐色，两侧及上表面均具凸起或凹下的圆形叶痕。

根
[性味] 味苦，性温，无毒。
[主治] 破血止血，补伤折。

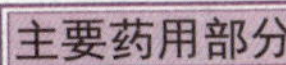

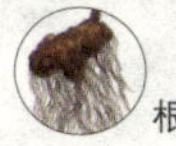
根茎

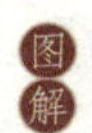

实用妙方

·**虚气攻牙，齿痛出血：**骨碎补二两，用铜刀锉细，入瓦锅中慢火炒黑，研为末，常用来擦齿，吐出或咽下均可。

·**肠风失血：**骨碎补烧存性五钱，用酒或米汤送服。

中药趣味文化

神农氏与『猴姜』

一天，神农氏在悬崖上采药，不慎从崖上掉下来，摔成了骨折。尽管神农氏会采药治病，但此时却是『医家难医己』。凄凉之际，一群猴子来到神农氏身边，面带怜悯，每只猴子都拿着一块药根，药根上长着金黄色的绒毛。猴子将药根送给神农氏，他接过一尝，吞咽了一些药汁，又将嚼烂的药渣敷在伤口处。顿时，伤腿疼止肿消，骨骼恢复了原形，便将其命名为『骨碎补』，又因是猴子献的灵药，别名『猴姜』。

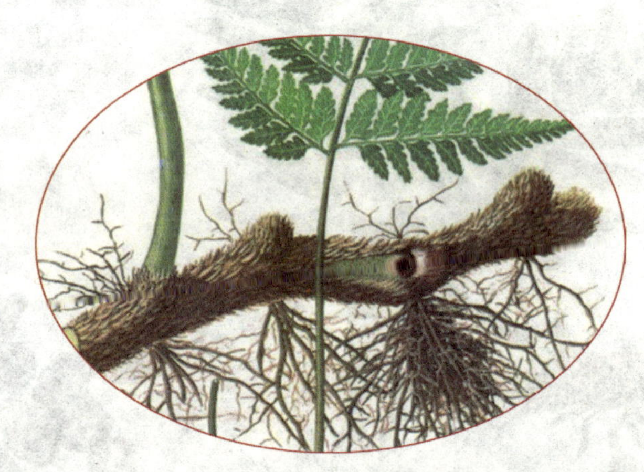

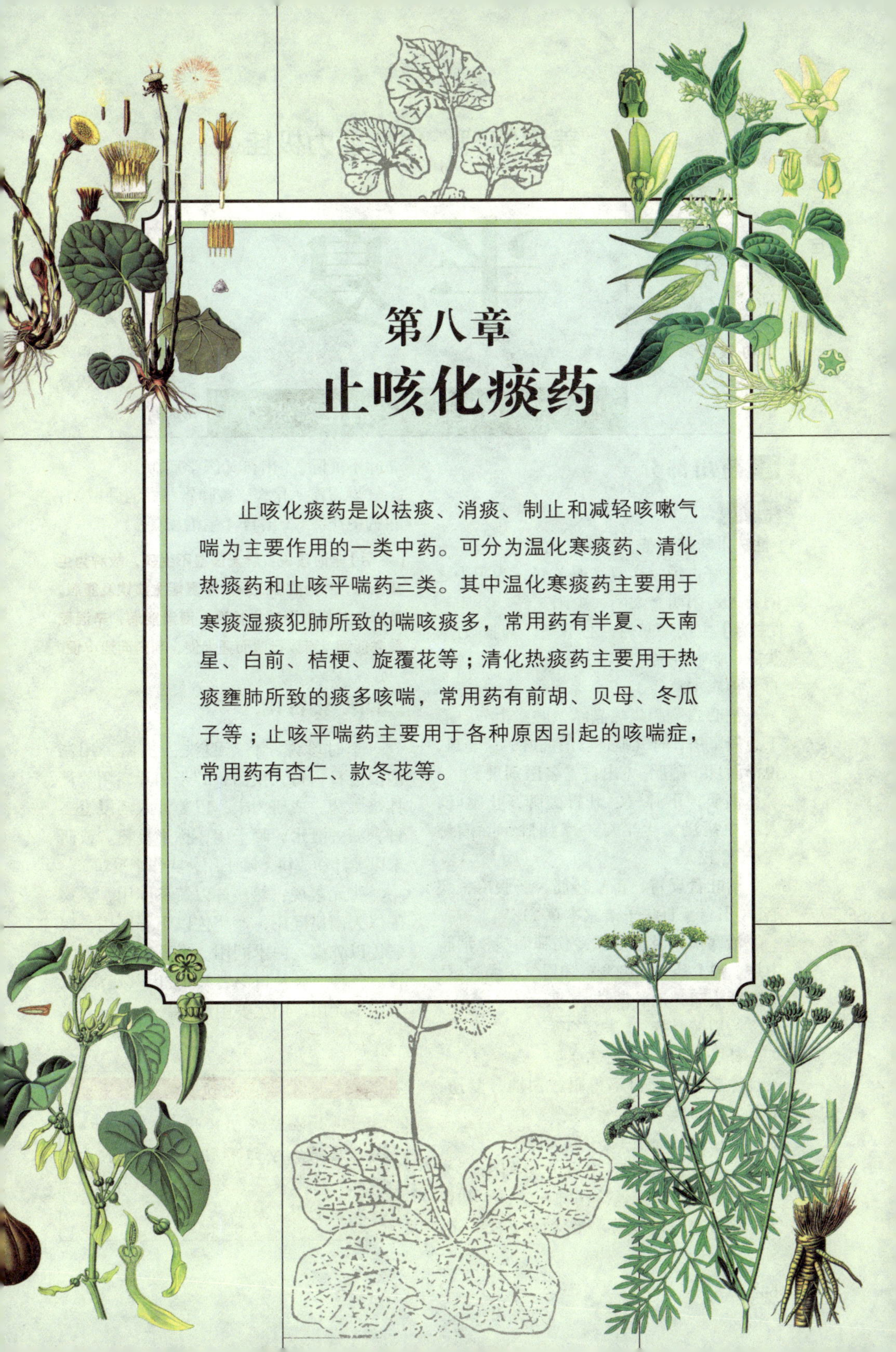

第八章
止咳化痰药

止咳化痰药是以祛痰、消痰、制止和减轻咳嗽气喘为主要作用的一类中药。可分为温化寒痰药、清化热痰药和止咳平喘药三类。其中温化寒痰药主要用于寒痰湿痰犯肺所致的喘咳痰多，常用药有半夏、天南星、白前、桔梗、旋覆花等；清化热痰药主要用于热痰壅肺所致的痰多咳喘，常用药有前胡、贝母、冬瓜子等；止咳平喘药主要用于各种原因引起的咳喘症，常用药有杏仁、款冬花等。

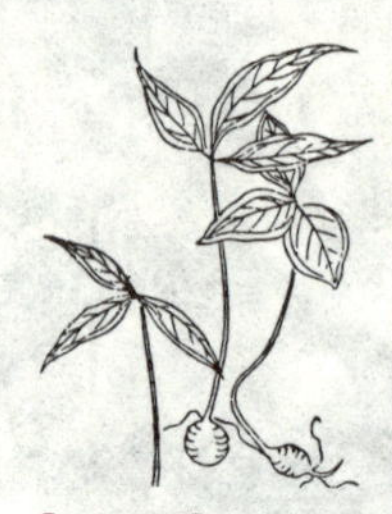

【功效】燥湿化痰，降逆止呕，消痞散结。

养胃健脾，化痰能力极佳

半夏

草部·毒草类　温化寒痰药

又名：守田、水玉、地文、和姑。《礼记·月令》中说，五月半夏生。正值夏天过半，故名。守田是会意，水玉是因外形而得名。

药用部分

半夏根

[性味] 味辛而苦，性平，有毒。

王好古说：半夏辛厚苦轻，为阳中之阴，入足阳明、太阴、少阳三经。

[主治] 主伤寒寒热，心下坚，胸胀咳逆，头眩，咽喉肿痛，肠鸣，能下气止汗。(出自《神农本草经》)

消心腹胸膈痰热满结，咳嗽上气，心下急痛坚痞，时气呕逆，消痈肿，疗萎黄，悦泽面目，堕胎。(出自《名医别录》)

消痰，下肺气，开胃健脾，止呕吐，去胸中痰满。生半夏：摩痈肿，除瘤瘿气。(甄权)

治吐食反胃，霍乱转筋，肠腹冷，痰疟。(出自《日华子诸家本草》)

治寒痰，及形寒饮冷伤肺而咳，消胸中痞、膈上痰，除胸寒，和胃气，燥脾湿，治痰厥头痛，消肿散结。(张元素)

治眉棱骨痛。(朱震亨)

补肝风虚。(王好古)

除腹胀，疗目不得瞑，白浊，梦遗，带下。(李时珍)

散逆气，除烦呕。(成无己)

主胃冷，呕哕。(出自《本草图经》)

治寒痰及形寒饮冷伤肺而咳，大和胃气，除胃寒，进饮食。治太阴痰厥头痛，非此不能除。(出自《医学启源》)

燥胃湿，化痰，益脾胃气，消肿散结，除胸中痰涎。(出自《主治秘要》)

【发明】李时珍说：脾无留湿不生痰，故脾为生痰之源，肺为贮痰之器。半夏能主痰饮及腹胀，是因为其体滑而味辛性温。涎滑能润，辛温能散亦能润，所以行湿而通大便，利窍而泄小便。

医家名论

李时珍说：将半夏洗去皮垢，用汤泡浸七日，每天换汤，晾干切片，用姜汁拌焙入药。或研为末，以姜汁入汤浸澄三日，沥去涎水，晒干用，称半夏粉。或研末以姜汁和成饼，晒干用，叫作半夏饼。

张元素说：热痰佐以黄芩同用，风痰佐以天南星同用，寒痰佐以干姜同用，痰痞佐以陈皮、白术同用。半夏多用则泻脾胃。各种血证及口渴者禁用，因其燥津液。孕妇不能用，用生姜则无害。

使用禁忌

一切血证及阴虚燥咳，伤津口渴者忌服。孕妇禁用。半夏与射干相使。恶皂荚。畏雄黄、生姜、干姜、秦皮、龟甲。反乌头。

形态特征

地下块茎球形，叶基生，叶片掌状三出，在叶柄或小叶分枝处着生珠芽，可作繁殖材料。由块茎生出的植株可抽出花茎。肉穗花序，外具有佛焰苞。浆果，嫩时绿色，熟时红色。

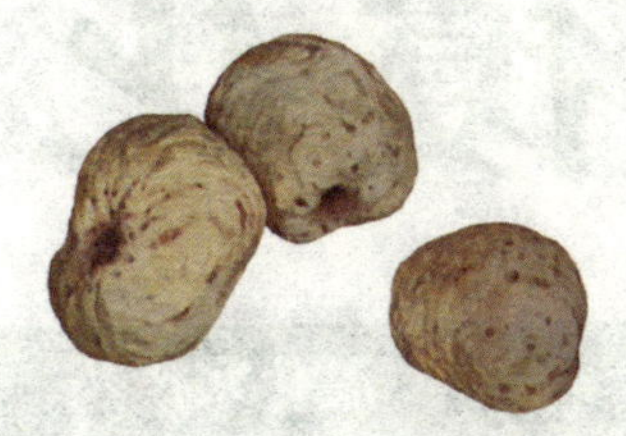

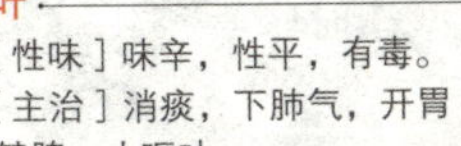

叶

［性味］味辛，性平，有毒。

［主治］消痰，下肺气，开胃健脾，止呕吐。

根

［性味］味辛而苦，性平，有毒。

［主治］主伤寒寒热，心下坚，胸胀咳逆。

产地分布
除内蒙古、新疆、青海、西藏尚未发现野生植株外，全国各地均有分布。
成熟周期
植株：多年生草本 栽种：3~4月 花期：5~7月 采收：9~10月（块根）

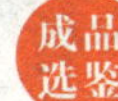

成品选鉴

略呈五角状扁球形，表面暗黄绿色至褐色，粗糙，内有5颗种子。质硬而脆，气芳香浓郁，味辛辣而苦。

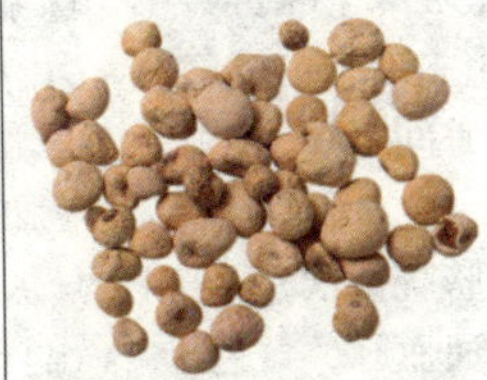

主要药用部分

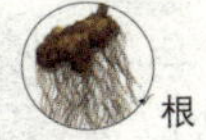

根

实用妙方

• **风痰湿痰，用青壶丸：**半夏一斤，天南星半两，分别泡汤，晒干研为末，用汁和成饼，焙干，再加入神曲半两、白术末四两、枳实末二两，用姜汁、面调末糊成梧桐子大的丸子。每服五十丸，姜汤下。

中药趣味文化

酷似小蒜的半夏

很久以前，有个姓胡的樵夫，一日砍柴回家吃晚饭，谁知一碗饭尚未下肚，突然口吐白沫，倒地而亡。知县认为是其妻胡氏下的毒，把她投进了大牢。王知府觉得疑点很多，决定重审此案。由于胡樵夫家里很穷，那天吃的是小女儿挖来的『野小蒜』。于是，王知府要小女孩再挖来一篮，却发现是比野小蒜叶子稍宽、根茎略大的野草。一个犯了死罪的囚犯吃下后当场丧命。王知府根据这种野草的生长季节，将它取名为『半夏』。

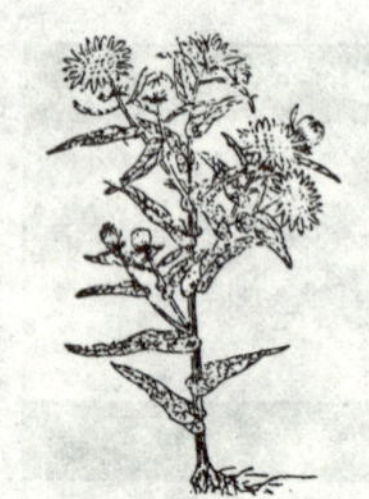

【功效】补中下气，通利血脉，祛风除痰，治疗水肿。

清除寒痰止呕逆

旋覆花

草部 · 隰草类　温化寒痰药

又名：金佛草、金钱花、滴滴金、盗庚、夏菊、戴葚。它的花缘繁茂，圆而覆下，所以叫旋覆。其各种名称都是以花的形状而命名。

药用部分

花

[修治] 雷敩说：采得花，去蕊并壳皮及蒂子，蒸后晒干用。

[性味] 味苦、咸，性温，有小毒。

[主治] 主结气胁下满，惊悸，除水，祛五脏间寒热，补中下气。（出自《神农本草经》）

消胸上痰结，唾如胶漆，心胁痰水，膀胱留饮，风气湿痹，皮间死肉。利大肠，通血脉，益色泽。（出自《名医别录》）

主水肿，逐大腹，开胃，止呕逆不下食。（甄权）

行痰水，去头目风。（寇宗奭）

消坚软痞，治噫气。（王好古）

行痰水，去头目风，亦走散之药也。（出自《本草衍义》）

消痰导饮、散结利气。除惊悸，去心下水饮。治目中翳头风。（出自《本草发明》）

消痰逐水，利气下行之药也。主心肺结气、胁下虚满、胸中结痰、痞坚噫气，或心脾伏饮、膀胱留饮、宿水等症。（出自《本草汇言》）

开结气，降痰涎，通水道，消肿满，凡湿热者宜之。（出自《本草正》）

明目，治头风，通血脉。（出自《日华子诸家本草》）

叶

[主治] 敷金疮，止血。（出自《日华子诸家本草》）

治疗疮肿毒。（李时珍）

根

[主治] 风湿。（出自《名医别录》）

【发明】李时珍说：旋覆是手太阴肺、手阳明大肠经之药。它所治的各种病，功用不外乎行水下气，通血脉。李卫公说闻其花能损目。

医家名论

《名医别录》载：旋覆生长在平泽川谷。五月采花，晒干，二十天成。

韩保昇说：旋覆的叶像水苏，花黄如菊，六月至九月采花。

李时珍说：此草的花像金钱菊。生长在水泽边的，花小瓣单；人们栽种的，花大蕊簇，这大概是土壤的贫瘠与肥沃造成的。它的根细白。

使用禁忌

阴虚劳嗽，津伤燥咳者忌用；又因该品有绒毛，易刺激咽喉作痒而致呛咳呕吐，故须布包入煎。

形态特征

多年生草本，高30～80厘米。根状茎短，茎单生或簇生，绿色或紫色。基部叶花期枯萎，中部叶长圆形或长圆状披针形，全缘或有疏齿。头状花序，舌状花黄色。瘦果圆柱形，被疏短毛。

花

[性味]味苦、咸，性温，有小毒。

[主治]主结气胁下满，惊悸，除水。

叶

[主治]敷金疮，止血。

产地分布

主要分布于东北以及中东部地区，在四川、贵州、福建、广东也可见到。

成熟周期

植株：多年生草本

栽种：4~5月

花期：7~9月

采收：7~9月(花)

成品选鉴

呈扁球形，底部有4层(线叶旋覆花3层)浅灰绿色、膜质的总苞片，外缘1层舌状花，黄色，质柔软，手捻易散，气微弱，味微苦、咸。以朵大、金黄色、有白绒毛、无枝梗者为佳。

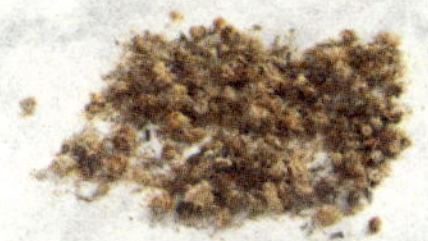

主要药用部分

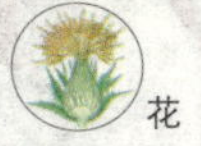

花

实用妙方

• **中风壅滞：**旋覆花洗净，焙过，研细，加炼蜜和成梧桐子大的丸子，睡前用茶汤送下五至十丸。

• **小儿眉癣，小儿眉毛眼睫因生癣后不复生：**旋覆花、天麻苗、防风等份，同研末，洗净患处，用油调涂。

中药趣味文化

诸花皆升，旋覆花独降

牡丹之雍容，莲之清雅，百花皆有妖娆之姿，清香之味，因此备受人们的喜爱，地位趋升。而旋覆花孤标傲世，不愿随众意，不愿看着人们的脸色行事，地位日降。后来，百花封神之时，花王因欣赏旋覆花的品格，成全了它的意志，诸花皆升，而独让它显示出降的效能。旋覆花行水、下气、降逆止呕的效用与其他花类具有的轻扬、发散、清热之效是明显不同的。

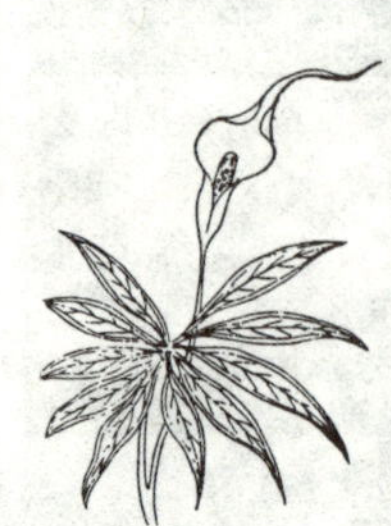

半身不遂患者的救星

天南星

【功效】祛风止痉，化痰散结。

草部·毒草类　温化寒痰药

又名：虎膏、鬼蒟蒻。古方多用虎掌，没有说到天南星。南星之名出自唐人治中风痰毒的方中，后人遂采用此名。称虎掌，是因叶的形状像虎掌。称南星，因根圆白，形如老人星。

形态特征

根如豆大，一茎作穗，直上如鼠尾，中间生一叶如匙，裹茎作房，旁开一口，中有花，微青褐色，结实如麻子大，熟后即变为白色。

叶
[性味]味苦，性温，有大毒。
[主治]主中风麻痹，能除痰下气。
子
[性味]味苦，性温，有大毒。
[主治]治心痛，寒热结气。

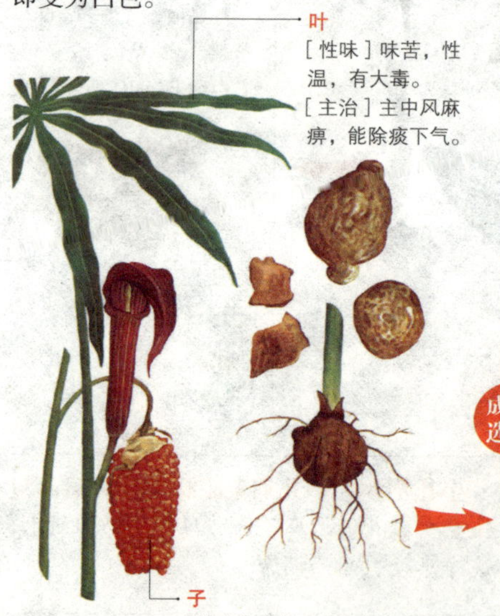

药用部分

天南星块茎

[性味]味苦，性温，有大毒。

《日华子诸家本草》载：畏附子、干姜、生姜。

李时珍说：虎掌得防风则不麻，得牛胆则不燥，得火炮则不毒。生能伏雄黄、丹砂、焰硝。

[主治]治心痛，寒热结气，积聚伏梁，伤筋痿拘缓，能利水道。（出自《神农本草经》）

除阴部湿，止风眩。（出自《名医别录》）

主治疝气肿块、肠痛，伤寒时疾，能强阴。（甄权）

主中风麻痹，能除痰下气，利胸膈，攻坚积，消痈肿，散血堕胎。（出自《开宝本草》）

成品选鉴

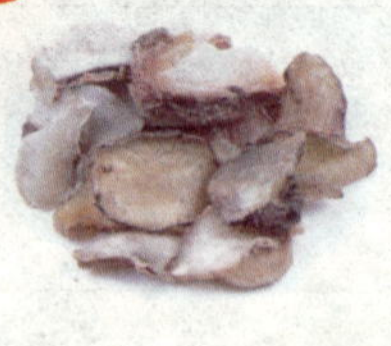

呈扁平而不规则的类圆形，表面淡黄色或淡棕色，每一块茎中心都有一茎痕，周围有点状须根痕。质坚实而重，断面不平坦，色白，粉性。气微，味苦，有麻舌感。

主要药用部分

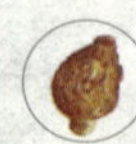

块茎

实用妙方

· **口眼歪斜：** 天南星（生）研为末，用自然姜汁调匀。病在左侧，敷右侧；病在右侧，敷左侧。

· **风痰咳嗽：** 大天南星一枚，炮裂研成末。每取一钱，加水一盏，姜三片，煎成五分，温服，早、中、晚各一次。

止咳平喘，寒证热证都适用

白前

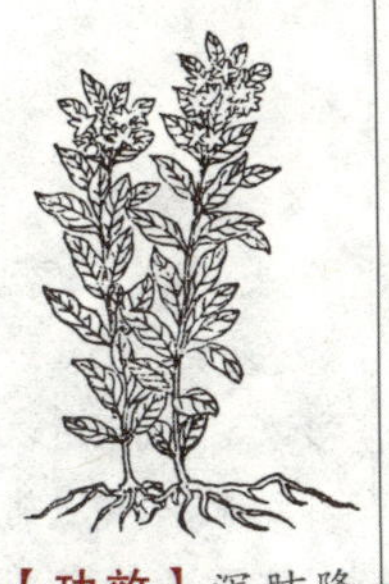

【功效】泻肺降气，下痰止嗽。

草部 · 山草类　温化寒痰药

又名：石蓝、嗽药。主产于浙江、安徽。一般八月挖其根阴干入药。它与白薇很像，但白薇柔软能弯曲，白前则坚硬且直，容易折断，可以用这个区别来判断二者。

形态特征

多年生草本，根茎匍匐，茎直立，下部木质化，单叶对生，具短柄。

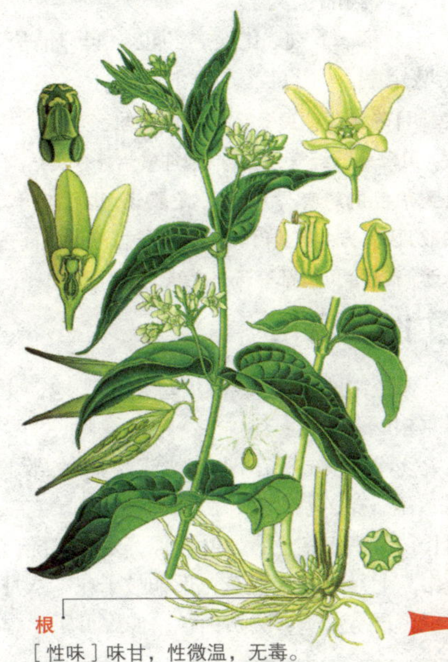

根

[性味] 味甘，性微温，无毒。

[主治] 治胸胁满闷、咳嗽上气，呼吸欲绝。

药用部分

白前根

[性味] 味甘，性微温，无毒。

[主治] 治胸胁满闷，咳嗽上气，呼吸欲绝。（出自《名医别录》）

治一切气分疾病，肺气烦闷，贲豚肾气。（出自《日华子诸家本草》）

能降气祛痰。（李时珍）

主上气冲喉中，呼吸欲绝。（出自《新修本草》）

泻肺。（出自《本草备要》）

【发明】寇宗奭说：白前能降肺气，治咳嗽多用，以温性药相佐同用效果更好。

李时珍说：白前色白而味微辛甘，为手太阴经之药。它长于降气，肺气壅塞有痰的人适宜使用。如果是肺虚而长叹气者，不可用。

成品选鉴

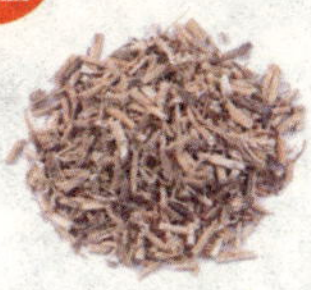

圆柱形，有分枝，表面黄白色至黄棕色，具细纵皱纹，节明显，顶端有数个残茎，质脆易断，断面中空或有膜质髓，质脆，断面白色。气微，味甘。

主要药用部分

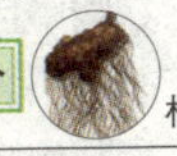

根

实用妙方

· **久嗽咳血：** 用白前、桔梗、桑白皮各三两（炒过），炙甘草一两，加水六升，煮成一升，分三次服。忌食猪肉、白菜。

· **久咳喉中有声，不能安睡：** 取白前焙干捣为末，每次用温酒送服二钱。

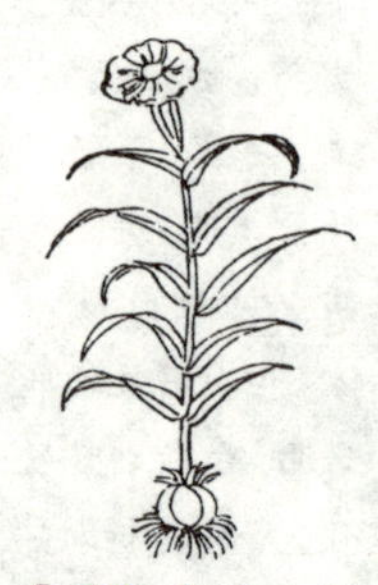

【功效】清热润肺，化痰止咳。

止咳消痰的药中之宝

贝母

草部·山草类　清热化痰药

又名：勤母、苦菜、苦花、空草、药实。此草外形像聚贝子，所以名贝母。苦菜、药实与野苦荬、黄药子同名。

药用部分

贝母根

[性味] 味辛，性平，无毒。

徐之才说：与厚朴、白微相使，恶桃花，畏秦艽、莽草，反乌头。

[主治] 主伤寒烦热，小便淋沥，邪气疝瘕，喉痹乳难，破伤风。(出自《神农本草经》)

疗腹中结实，心下满，洗邪恶风寒，目眩项直，咳嗽，能止烦热渴，发汗，安五脏，利骨髓。(出自《名医别录》)

能消痰，润心肺。将其研末与砂糖做成丸，含服，能止咳。烧灰用油调敷，疗人畜恶疮，有敛疮口的作用。(出自《日华子诸家本草》)

主胸胁逆气，时疾黄疸。研成末用来点眼，可去翳障。以七枚贝母研末用酒送服，治难产及胞衣不出。与连翘同服，主项下瘤瘿。(甄权)

能散心胸郁结之气。(出自《本草别说》)

治虚劳咳嗽，吐血咯血，肺痿肺痈，妇人乳痈、痈疽及诸郁之证。(出自《本草会编》)

降胸中因热结脚及乳痈流痰结核。(出自《本草正》)

疗肿瘤疡，可以托里护心，收敛解毒。(出自《本草述》)

桔梗、贝母之苦辛，用以下气。(成无己)

主治郁痰、虚痰、热痰及痰中带血，虚劳咳嗽，胸膈逆气，烦渴热甚。用疗肺痿、肺痈、瘿瘤痰核、痈疽疮毒。善调脾气，治胃火上炎，冲逼肺金，致痰嗽不止。(出自《药品化义》)

开郁、下气、化痰之药也。润肺消痰，止咳定喘。(出自《本草汇言》)

【发明】陈承说：贝母能散心胸郁结之气。王好古说：贝母是肺经气分之药。张仲景治疗寒实结胸，外无热症的患者，用三物小陷胸汤，也可以用泻白散，因其方中有贝母。成无己说过，辛味散而苦味泄，桔梗、贝母都有苦辛之味，用来下气。

医家名论

《名医别录》载：贝母生于晋地，十月采根晒干。

苏颂说：现在河中、江陵府、郢、寿、随、郑、蔡、润、滁州都有贝母。它二月长苗，茎细，色青。叶青像荞麦叶，随苗长出。七月开碧绿色花，形如鼓子花。八月采根，根有瓣子，为黄白色，像聚贝子。

使用禁忌

寒湿痰及食积痰火作嗽，湿痰在胃恶心欲吐，痰饮作寒热，脾胃湿痰作眩晕及痰厥头痛，中恶呕吐，胃寒作泄并禁用。恶桃花。畏秦艽、矾石、莽草。反乌头。

形态特征

多年生草本，鳞茎球形或圆锥形，茎直立，单一，无毛。叶条形或条状披针形，先端急尖，不卷曲。花单生于茎顶，深黄色，有黄褐色小方格。蒴果长圆形，具六棱，棱上的翅很窄。

叶

［性味］味辛，性平，无毒。

［主治］主伤寒烦热，邪气疝瘕。

花

［性味］味辛，性平，无毒。

［主治］主喉痹乳难，破伤风。

产地分布

主要分布于四川、甘肃、青海、西藏等高海拔地区。其中，以青海、甘肃所产者最为道地。

成熟周期

植株：多年生草本

栽种：6~7月（提前4~5年）

花期：5~7月

采收：6~7月（块根）

成品选鉴

类圆锥形或心脏形，表面类白色。顶端较尖，中间微凹入，光滑。质硬而脆，断面白色，粉性。气微，味微辛。

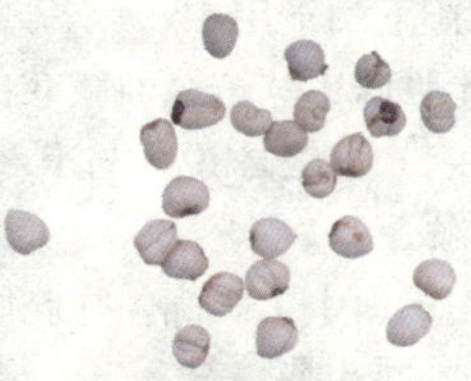

主要药用部分

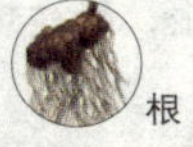

根

实用妙方

- **化痰止咳，消食除胀：** 贝母去心一两，姜制厚朴半两，共研末，蜜调做成如梧桐子大的丸子，每次用白开水送服五十丸。
- **小儿百日咳：** 贝母五钱、甘草（半生半炙）二钱，研为末，加砂糖做成芡子大的丸子，每次用米汤化服一丸。
- **孕妇咳嗽：** 贝母去心，用麸炒黄研成末，加砂糖搅拌做成芡子大的药丸，每次含咽一丸。
- **小儿鹅口疮：** 贝母去心研成细末，每取半钱，加水五分、蜜少许，煎三沸，用药汁涂抹患处。

中药趣味文化

贝母的由来

从前有个身体虚弱的妇人，孩子刚生下来时她就晕了过去。孩子生下来不久就夭折了，连生两胎，都是这样，一直都没有大夫能治好她的病。后来有个大夫给开了一味药，让妇人每天煎汤喝。喝了三个月，妇人再次怀孕生下一个健康的婴儿。这次孩子没有死，产妇也很安全，家人把这个孩子当宝贝一样，而且生产后母子平安，所以人们据此就把这味药叫作『贝母』了。

降气散风邪，化痰通五脏

前胡

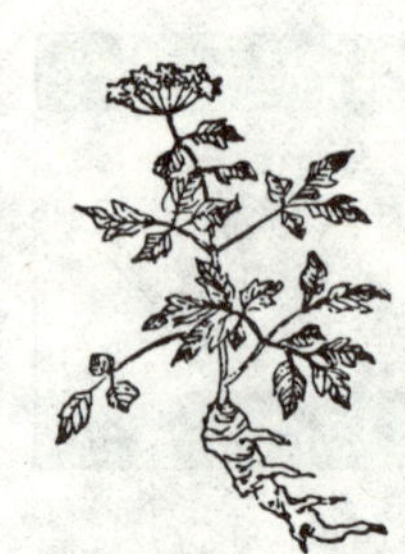

【功效】散风清热，降气化痰。

草部·山草类　清热化痰药

前胡苗高二尺，色似斜蒿，叶如野菊而细瘦，嫩时可食，秋月开黪白花，其根皮黑肉白，有香气。二月、八月采根晒干。

药用部分

前胡根

[修治]先用刀刮去表面苍黑的皮和髭土，细锉，用甜竹沥浸泡，使其润，然后放太阳下晒干用。

[性味]味苦，性微寒，无毒。

徐之才说：与半夏相使，恶皂荚，畏藜芦。

[主治]主痰满，疗胸胁痞塞，心腹气滞，风邪头痛，祛痰实，下气，治伤寒寒热，能推陈致新，明目益精。（出自《名医别录》）

单独煮服，能祛热实及时行邪气所致的内外俱热。（甄权）

治一切气，破癥结，开胃下食，通五脏，主霍乱转筋，骨节烦闷，反胃呕逆，气喘咳嗽，能安胎，疗小儿一切疳气。（出自《日华子诸家本草》）

能清肺热，化痰热，散风邪。（李时珍）

散风寒，净表邪，温肺气，消痰嗽。（出自《本草汇言》）

散风驱热，消痰下气，开胃化食，止呕定喘，除嗽安胎，止小儿夜啼。（出自《本草通玄》）

主疗痰满胸胁中痞，心腹结气，风头痛，祛痰实，下气。治伤寒寒热，推陈致新，明目益精。（出自《名医别录》）

【发明】李时珍说：前胡味甘、辛，性微平，为阳中之阴药，主降。它是手足太阴、阳阴经主药，与柴胡纯阳上升入少阳、厥阴经不同。前胡的作用长于降气，所以能治痰热喘咳、痞满呕逆等证。气降则火降，痰亦降，故有推陈致新的作用，为治痰气要药。陶弘景说，前胡与柴胡功效相同，这是不对的。它们治疗的病症虽然相同，但归经、主治则不同。

医家名论

苏颂说：它春天生苗，青白色像斜蒿。初生时有白茅，长三四寸，味道很香美，又像芸蒿。前胡七月里开白花，与葱花相似，八月结实，根为青紫色。前胡与柴胡相似，但柴胡赤色而脆，前胡黄而柔软，这是两者不同的地方。

李时珍说：前胡有好几种，但只以苗高一二尺，色似斜蒿，叶如野菊而细瘦，嫩时可食，秋季开黪白色花，像蛇床子花，其根皮黑，肉白，有香气的为真品。一般以北方所产的为好，故方书中称北前胡。

使用禁忌

气虚血少之病不可用。凡阴虚火炽，煎熬真阴，凝结为痰而发咳喘；真气虚而气不归元，以致胸胁逆满；因阴血虚而头痛，内热心烦，外现寒热等症状都禁用。

形态特征

主根棕褐色，有浓郁的香气。茎圆柱状，具纵条纹，下部紫色，光滑，上部被毛。叶片厚纸质，卵圆形，边缘有规则的锯齿，叶脉明显。花秋季开放，深紫色，细小，复伞形花序。

叶

[性味]味苦，性微寒，无毒。

[主治]治一切气，破症结，开胃下食，通五脏。

根

[性味]味苦，性微寒，无毒。

[主治]主痰满，疗胸胁痞塞，心腹气滞。

产地分布

主要分布于山东、安徽、江苏、浙江、江西、福建、广西、湖南、湖北、四川、陕西等地。

成熟周期

植株：一年生草本

栽种：11~12月

花期：8~9月(次年)

采收：10~11月(根)

成品选鉴

表面黑褐色或灰黄色，质较柔软，干者质硬，断面不整齐，淡黄白色，皮部散有多数棕黄色油点。气芳香，味微苦。

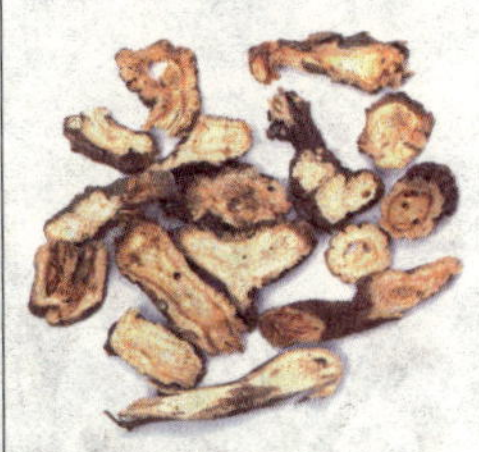

主要药用部分

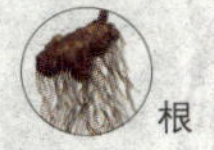

根

实用妙方

- **小儿夜啼：** 取前胡捣碎过筛，用蜜调做成如小豆大的药丸，每天用温水送服一丸，服至五六丸，以病愈为止。
- **治肺热咳嗽，气喘不安：** 前胡一两半，贝母、白前各一两，麦门冬一两半，枳壳一两，芍药、麻黄各一两半，大黄一两。细切，如麻豆。每服三钱，以水一盏，煎取七分，去滓，食后温服，每日两次。

中药趣味文化

前胡的品类考证

柴胡赤色而脆，前胡黄而柔软不同尔。一说今诸方所用前胡皆不同京师北地者，色黄白枯脆，绝无气味。江东乃有三四种，一种类当归，皮斑黑，肌黄面脂润，气味浓烈；一种色理黄白似人参而细短，香味都微；又有如草乌头，肤黑而坚，有两三歧为一本者，食之亦戟人咽喉，中破以姜汁渍捣服之，甚下膈解痰实，然皆非真前胡也。今最上者出吴中。又寿春生者皆类柴胡而大，气芳烈，味亦浓苦，疗痰下气最要，都胜诸道者。

久咳不愈用款冬

款冬花

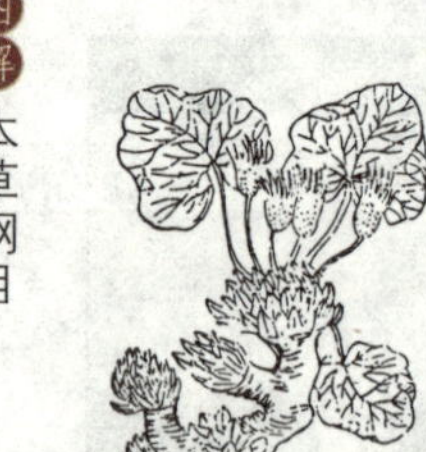

【功效】润肺下气，止咳化痰。

草部·隰草类　止咳平喘药

又名：款冻、颗冻、氐冬、钻冻、菟奚、橐吾、虎须。百草中只有它不畏冰雪，最先发芽，春天人们采来代替蔬菜。

形态特征

根是紫色，叶像萆薢，丛生。花出根下，十二月开黄花，则长出来时像菊花萼，离地一二寸，萼通直而肥，实无子。

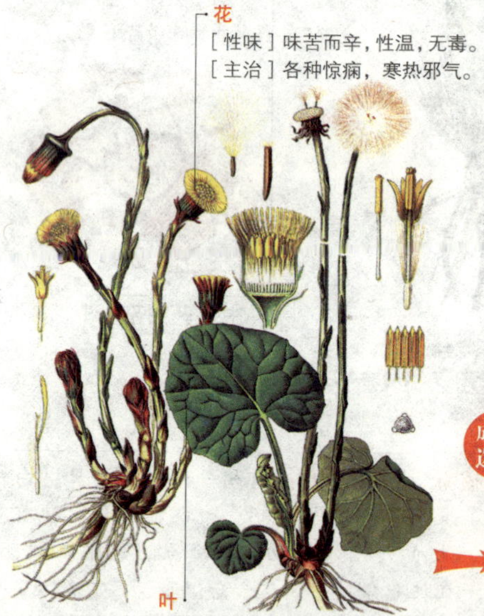

药用部分

花蕾

[修治] 寇宗奭说：如果入药用，须用微见花的为好。如果已经开花芬芳，则无药力。

[性味] 味苦而辛，性温，无毒。

[主治] 主咳嗽上气，哮喘，喉痹，及各种惊痫寒热邪气。（出自《神农本草经》）

治消渴，喘息呼吸。（出自《名医别录》）

疗肺气心促急，热劳咳、咳声不断、涕唾稠黏，肺痿肺痈，吐脓血。（甄权）

润心肺，益五脏，除烦消痰，清肝明目，治中风等疾病。（出自《日华子诸家本草》）

【发明】苏颂说：《神农本草经》载主治咳逆，古今方中多用来温肺治嗽。

成品选鉴

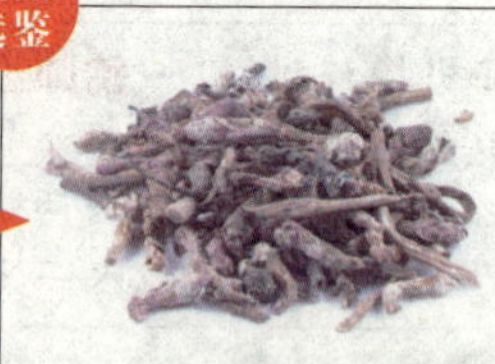

本品呈长圆棒状，外被紫红色或淡红色鱼鳞状苞片，内为白色絮状茸毛。体轻，气香，味微苦而辛。

主要药用部分

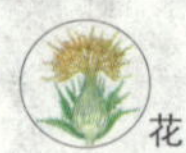

实用妙方

· **咳嗽痰中带血**：款冬花、百合，蒸后焙，等份为末，加蜜做成龙眼大的丸子，每天临睡时嚼服一丸，姜汤送下。

· **治久嗽不止**：紫菀三两，款冬花三两。上药粗捣罗为散，每服三钱，以水一中盏，入生姜半分，煎至六分，去滓温服，每日服用三四次。